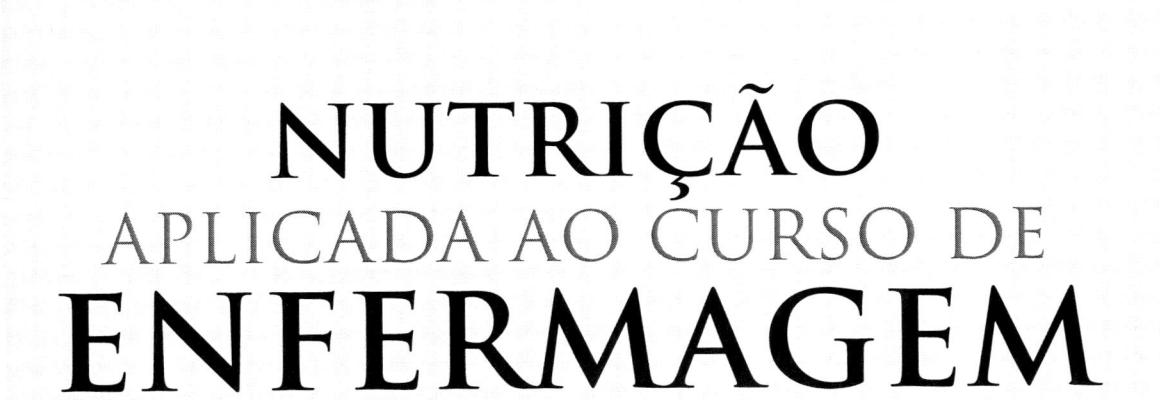

NUTRIÇÃO
APLICADA AO CURSO DE
ENFERMAGEM

CB004845

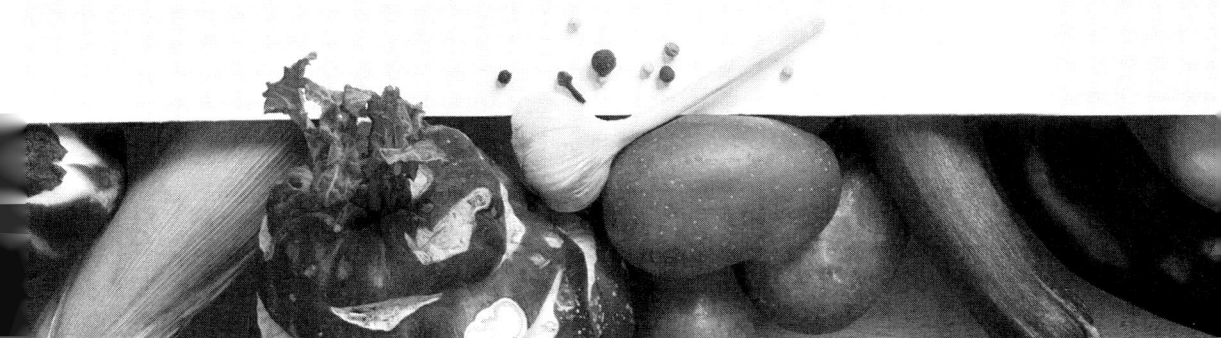

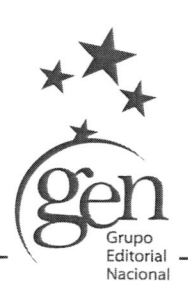

Grupo
Editorial
Nacional

O GEN | Grupo Editorial Nacional – maior plataforma editorial brasileira no segmento científico, técnico e profissional – publica conteúdos nas áreas de ciências da saúde, exatas, humanas, jurídicas e sociais aplicadas, além de prover serviços direcionados à educação continuada e à preparação para concursos.

As editoras que integram o GEN, das mais respeitadas no mercado editorial, construíram catálogos inigualáveis, com obras decisivas para a formação acadêmica e o aperfeiçoamento de várias gerações de profissionais e estudantes, tendo se tornado sinônimo de qualidade e seriedade.

A missão do GEN e dos núcleos de conteúdo que o compõem é prover a melhor informação científica e distribuí-la de maneira flexível e conveniente, a preços justos, gerando benefícios e servindo a autores, docentes, livreiros, funcionários, colaboradores e acionistas.

Nosso comportamento ético incondicional e nossa responsabilidade social e ambiental são reforçados pela natureza educacional de nossa atividade e dão sustentabilidade ao crescimento contínuo e à rentabilidade do grupo.

NUTRIÇÃO
APLICADA AO CURSO DE
ENFERMAGEM

Themis Maria Dresch da Silveira Dovera

Enfermeira pela Universidade Federal do Rio Grande do Sul (UFRGS).
Nutricionista pelo Instituto Metodista de Educação e Cultura (IMEC).
Especialista em Nutrição Clínica pelo IMEC, em Metodologia do Ensino
Superior pela Pontifícia Universidade Católica do Rio Grande do Sul
(PUCRS), em Nutrição Ortomolecular pela Fundação de Apoio à Pesquisa e
Estudo na Área de Saúde (Fapes) e em Nutrição Funcional pela Universidade
Cruzeiro do Sul (UNICSUL). Mestre em Administração da Assistência
de Enfermagem pela Universidade Federal de Santa Catarina (UFSC).
Doutoranda em Química da Vida da UFRGS. Coordenadora do
Programa Universidade na Rua da Pró-Reitoria de Extensão da UFRGS –
responsável pela Alimentação e Saúde na Cozinha Terapêutica.

2ª edição

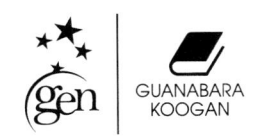

- **Atendimento ao cliente: (11) 5080-0751 | faleconosco@grupogen.com.br**

- Direitos exclusivos para a língua portuguesa
  Copyright ©2017 by
  Editora Guanabara Koogan Ltda.
  Uma editora integrante do GEN | Grupo Editorial Nacional

- Travessa do Ouvidor, 11
  Rio de Janeiro – RJ – CEP 20040-040
  www.grupogen.com.br

- Capa: Editorial Saúde

- Editoração eletrônica: Lira Editorial

D775n
2. ed.

Dovera, Themis Maria Dresch da Silveira
  Nutrição aplicada ao curso de enfermagem/Themis Maria Dresch da Silveira Dovera. – 2.ed. – Rio de Janeiro: Guanabara Koogan, 2022.
  232 p.: il.; 24 cm.

Inclui bibliografia e índice
ISBN 978-85-277-3090-7

1. Nutrição – Aspectos fisiológicos. 2. Enfermagem. I. Título.

17-43752

CDD: 612.3
CDU: 612.3

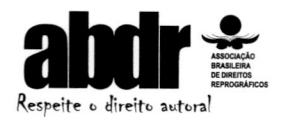

Respeite o direito autoral

Colaboradores

Julia Silveira Dovera
Nutricionista e Gastrônoma pelo Centro Universitário de Brasília (UniCEUB). Especialista em Nutrição Esportiva e em Nutrição Funcional pelo Instituto Valéria Paschoal.

Uronal Zancan
Ortopedista, Traumatologista e Médico do Esporte. Especialista em Gestão Empresarial pela Universidade Federal do Rio Grande do Sul (UFRGS) e em Psicologia Transpessoal pela Universidade Internacional da Paz (Unipaz-Sul).

Agradecimentos

Agradeço à minha mãe e grande amiga, Ilse Maria Dresch da Silveira (*in memoriam*), enfermeira e filósofa que, com sua paixão pela Enfermagem, me impulsionou para o conhecimento do cuidado.

Agradeço ao meu pai, José Néri da Silveira, porque soube seguir minhas orientações nutricionais na visão da cozinha terapêutica.

Agradeço aos meus filhos, Rachel, Rafael, Julia e Lorenzo, e ao meu esposo, Luiz Marcelo, pela paciência e pelo amor de cada dia.

Themis Maria Dresch da Silveira Dovera

Apresentação

Nesta segunda edição, sempre tive em mente o desejo de instrumentalizar os enfermeiros com o objeto da saúde integral: o alimento. Como enfermeira-nutricionista, entendo o alimento como uma terapêutica para o tratamento dos maiores problemas nutricionais atuais: a disbiose intestinal e a consequente má absorção de nutrientes. Como os enfermeiros têm contato diário com pacientes internados e, semanalmente, com clientes da Estratégia de Saúde da Família, este livro foi escrito e pensado para eles.

Os Capítulos 1 e 2 apresentam o conceito de nutrição básica e a fisiologia digestória, fundamental na absorção dos macro e micronutrientes. No Capítulo 3, descreve-se cada macro e micronutriente, suas funções bioquímicas e fontes alimentares. Já os desequilíbrios alimentares são apresentados no Capítulo 4, ressaltando-se a importância do equilíbrio entre corpo e mente, obtido por meio de nutrição adequada e atividade física.

Esta nova edição também atualiza os conceitos dos alimentos funcionais, parte importante do bem-estar, que exige, além de uma dieta equilibrada, a prática de exercícios. O Capítulo 5 auxilia os enfermeiros que militam na área da saúde comunitária ou hospitalar a avaliar os alimentos funcionais, para que possam apresentá-los como recurso preventivo na saúde integral.

Já o Capítulo 6 trata das dietas hospitalares, mantendo o raciocínio básico de formulação apresentado na edição anterior, pois, embora as dietas hospitalares variem bastante, suas nomenclaturas se mantêm (dieta leve, branda, pastosa e livre). É importante que o enfermeiro conheça a cozinha terapêutica a partir de uma abordagem que desenvolva preparações com determinados alimentos em substituição a outros.

O Capítulo 7 aborda principalmente o conceito de cura quântica baseado em estudos sistemáticos sobre a receptividade do organismo a determinadas doenças. Esse conceito pode ser aplicado por enfermeiros e profissionais da área da saúde mental, uma vez que não se restringe apenas aos aspectos biológicos do sofrimento psíquico; ao contrário, aumenta seu campo de visão ao abordar o que o paciente necessita e o que é suscitado na anamnese e no processo terapêutico, ou seja, por meio de uma consulta de Enfermagem centrada no paciente.

Já o Capítulo 8 apresenta informações essenciais para a orientação alimentar de diversos períodos do desenvolvimento humano e em casos de doenças, descrevendo dietas como a geriátrica, a vegetariana, a vegana (com receitas) e a do adolescente com diabetes melito.

No Capítulo 9, a biodisponibilidade dos alimentos esclarece por que uma dieta rica em nutrientes não é necessariamente considerada uma nutrição adequada. O organismo é nutrido daquilo que é digerido e absorvido, e não apenas do que é ingerido. A biodisponibilidade de um nutriente, portanto, representa a medida quantitativa de sua utilização, e devem ser considerados os aspectos que influenciam a absorção dos nutrientes, sua distribuição para os tecidos, as transformações metabólicas e a excreção renal.

Como conteúdo complementar e por ser uma rica fonte de consulta, o Programa de Otimização da Saúde Integral apresentado no Apêndice 1, desenvolvido em parceria com o médico ortopedista Dr. Uronal Zancan, pode ser usado em extensões universitárias e grupos das unidades de saúde.

Por fim, no Apêndice 2, apresentam-se exemplos da Gastronomia aplicada à Enfermagem, em colaboração da nutricionista e gastrônoma Julia Silveira Dovera, com receitas sem glúten ou sem lactose, em uma linha mais funcional.

Espero que esta obra colabore com as disciplinas de Nutrição dos cursos de graduação e especialização em Enfermagem e que também possa ser empregada nas graduações de Educação Física, Gastronomia, Estética, Fisioterapia, Medicina e Biomedicina.

Themis Maria Dresch da Silveira Dovera

Prefácio

É com alegria e grande satisfação que recebi o convite para prefaciar esta nova edição, uma das mais recentes pesquisas sobre o nosso "bem viver". Trata-se de uma obra que preza a nutrição humana em todo seu ciclo, desde a importância da alimentação, por meio de uma dieta adequada, até a conscientização sobre os alimentos funcionais, seu efeito preventivo e auxílio nos mais variados contextos clínicos. Aborda-se, ainda, o hábito salutar da ingestão de líquidos, como sucos de baixas calorias, chás e principalmente água, no sentido de melhorar fisiologia do organismo e prevenir a desidratação.

Os capítulos pontuam sobre a compreensão da Nutrição em três diferentes momentos: a ingestão de alimentos (fornecimento de matéria orgânica), a partir de uma boa seleção, até sua absorção pelo intestino; a utilização dos nutrientes como fonte de energia ou como reserva energética das células; e, por fim, a eliminação dos dejetos, o que não foi utilizado pelo organismo.

Em síntese, este livro trata de elementos atuais comumente discutidos no que se refere à nutrição humana, mas, de maneira inédita, propõe uma reflexão bastante densa e profícua sobre questões que podem parecer periféricas, mas são importantes para promover a saúde e prevenir doenças. Questões como o aumento da variedade de alimentos em detrimento da qualidade nutricional e as mutações que o organismo humano vem sofrendo, resultando na exigência de maiores quantidades de nutrientes para alcançar o equilíbrio necessário para enfrentar os desafios contemporâneos do cotidiano.

A cientificidade garante a universalidade da obra em sua utilização por profissionais da saúde ou de outras áreas, assim como acontece em diferentes culturas, possibilitando um aprofundamento consistente nas questões propostas, razão pela qual sugiro sua tradução para outros idiomas.

Prof. Dr. Fabio Rychecki Hecktheuer
Especialista em Educação. Mestre em Antropologia Filosófica pela PUCRS. Doutor em Psicologia do Desenvolvimento e Pós-doutorado em Psicologia da Aprendizagem pela Universidad Autónoma de Madrid. Reitor da Faculdade Católica de Rondônia (FCR). Professor Colaborador do Programa de Pós-graduação *Stricto Sensu* em Ciências Políticas da UFRGS. Licenciado em Educação Física e Filosofia.

Sumário

1 Conceitos Básicos de Nutrição e Alimentação

Introdução

Um dos fatores comportamentais que mais influenciam na qualidade de vida é a alimentação. Os alimentos, além de serem um recurso natural capaz de saciar a fome, também previnem doenças por deficiências minerais e de vitaminas – ou energia pelos lipídios e carboidratos – e integram estruturas celulares, como as proteínas e os lipídios. Os alimentos devem ser consumidos como promotores da saúde e do bem-estar, desempenhando a função de modular uma ou mais funções do corpo, relevantes para a saúde e os fatores de prevenção de complicações como câncer, doenças degenerativas (Alzheimer e Parkinson, entre outras) e cardiovasculares. Dessa maneira, a ingestão de alimentos deve priorizar o consumo de compostos que afetem uma ou várias funções organismo.

Os hábitos de vida e o cotidiano do ser humano em sociedade sofreram profundas alterações nos últimos 30 a 40 anos. Hoje, o homem, bem diferente do que foi outrora, alimenta-se de modo distinto, respira um ar diferente e está em contato com substâncias sintéticas que nem existiam havia alguns anos, além de se movimentar cada vez menos, ser sedentário, e, ainda, ser obrigado a absorver cada vez mais informações e lidar com emoções e desafios constantes do dia a dia. Manter e melhorar o estado de saúde e reduzir os riscos de doença são efeitos positivos de um alimento funcional.

Com todas essas mudanças vigorando de modo célere, o organismo não teve tempo suficiente para se adaptar de maneira adequada a tais transformações, causando demasiada sobrecarga a dois sistemas, em especial, o digestório e o imunológico. A qualidade da alimentação tem causado problemas funcionais porque, diversas vezes, o organismo precisa lidar com excessos de substâncias estranhas; entre elas, o glifosato, chamado pela população rural de mata-mato, que age sobre uma enzima da célula vegetal, levando à interrupção da produção de triptofano, fenilalanina e tirosina, três aminoácidos essenciais a plantas, bactérias e fungos, envolvidos na vida desses vegetais. O organismo, além de se adaptar rapidamente às transformações das três últimas décadas, também sofre da carência de nutrientes essenciais para executar funções de defesa. Assim, este capítulo visa a demonstrar a importância que o alimento e o processo alimentar exercem na promoção do equilíbrio mental, físico e emocional. Afinal, é o conjunto de órgãos saudáveis que proporciona saúde ao indivíduo; saúde como vitalidade positiva, o grande objetivo da saúde integral.

Mecanismo de nutrição

É por meio dos elementos que constituem o protoplasma que ocorre a organização física e química da matéria viva, do organismo. Tais elementos são substâncias orgânicas e inorgânicas, por intermédio das quais é mantido o equilíbrio celular, mesmo em face da instabilidade que caracteriza os processos metabólicos celulares. Entretanto, apesar do aspecto incessantemente mutável e cambial, como forte característica dos fenômenos vitais, observa-se uma assombrosa estabilidade na constituição da matéria viva, do organismo. Alcança-se o equilíbrio celular mediante a harmonia dos processos físicos, químicos e fisiológicos, os quais, por sua vez, dependem, em última instância, de causas intrínsecas (celulares) e extrínsecas (meio interno).

As causas intrínsecas referem-se à atividade metabólica, por meio dos processos de maior ou menor intensidade, de acordo com o tipo de células e as funções que lhe são próprias, mas definitivas, empregados para promover reações biológicas, liberando energia (reações exotérmicas) e retendo e sintetizando material orgânico (reações endotérmicas). A manifestação dessas reações, que se desenvolvem *in vivo* com extraordinária facilidade, depende de enzimas, os quais desempenham papel de catalisadores e estão presentes em todos os organismos vivos. Do contrário, não seria possível explicar como o organismo sofre as mais variadas e complicadas reações a uma temperatura de 37°C, por exemplo, a transformação da glicose em CO_2 e H_2O, a qual, biologicamente, realiza-se sem dificuldade; *in vitro*, porém, nunca seria processada.

Esses fermentos ou enzimas são substâncias encontradas exclusivamente na matéria viva, e não podem ser produzidos por outro tipo de matéria. Lang[1] admite que todas as proteínas contidas nas células, que não interferem na formação da estrutura celular ou que não são elementos de construção celular, são proteínas enzimáticas. Aproximadamente dois terços das proteínas de uma célula hepática são enzimáticas, a quantidade de enzimas existente nas células, às quais se atribui à vida celular.

As enzimas também estão vinculadas às chamadas mutações. A teoria das mutações está baseada no fato de que cada gene produz alguma "novidade", altera "algo" de uma enzima ou ainda altera uma posição da cadeia de aminoácidos de uma enzima, além de, em geral, atuar com os produtos de atividades de outros genes. Tal variedade de ações determina a pleiotropia, produção de efeitos múltiplos.

O conteúdo e a atividade das enzimas são influenciados por fatores endógenos (retenção e sintetização de energia) e exógenos (liberação de energia) e das alterações anatomopatológicas dos demais órgãos. A alimentação e as condições por meio das quais é desenvolvida a vida dos órgãos e tecidos (temperatura, pH do meio em que se encontra, hidratação e equilíbrio eletrolítico) são atores fundamentais que atuam como estimulantes e inibidores das enzimas, determinando, em certas circunstâncias, alterações importantes e até a morte de uma célula.

As causas extrínsecas dependem da ação do líquido intersticial. Este conduz as substâncias em solução necessárias para a vida celular, as quais, por sua vez, agem como meio receptor dos produtos de secreção e excreção das células. O líquido intersticial e outros circulantes (sangue e linfa) constituem o meio interno, o qual deve permanecer constante em sua composição, concentração, reação atual (pH) e temperatura, com as menores oscilações possíveis dentro de limites estreitos, constância mantida graças aos mecanismos nervoso, humoral e de coordenação, que, de modo mecânico, compensam todas as alterações ocorridas até que seja restabelecido e assegurado o equilíbrio fisiológico entre órgãos e meio interno (homeostase de Cannon).

As quatro constantes que devem ser mantidas são:

- Composição da matéria viva (células e tecidos)
- Composição, concentração e reação do meio interno
- Temperatura
- Quantidade das substâncias de reserva (hidratos de carbono, proteínas, gorduras, minerais e vitaminas).

Quantidade de probióticos intestinais

Para que o processo seja bem-sucedido, é preciso que a alimentação compreenda todas as substâncias necessárias para a vida do protoplasma. Assim, as células retiram nutrientes das substâncias alimentícias dissolvidas no meio interno – os nutrientes são o produto necessário para as células, o que é denominado de alimentação celular. Logo, no interior das células, as substâncias absorvidas sofrem muitas transformações, em virtude da função denominada de metabolismo, com a finalidade de sintetizar outras substâncias (quimiossíntese) ou liberar energia em potencial armazenada nessas substâncias alimentícias a fim de produzir calor e energia.

Na última etapa desse processo, as células transferem ao meio interno, ou meio circundante, os produtos não utilizados ou resíduos: função de excreção, dispensa. Essas funções constituem, por analogia, o fundamento fisiológico da vida do indivíduo, dependendo delas a normalidade da nutrição (Tabela 1.1).

Processos da nutrição

Sabe-se, atualmente, que, modificando os hábitos alimentares, é possível alterar as características fenotípicas de um indivíduo. Estas características são determinadas pelo meio, ou seja, a expressão de um

Tabela 1.1 Formação e eliminação dos produtos finais do metabolismo.

De utilização	
Processos formativos (síntese ou anabolismo)	Crescimento
	Reparação de tecidos
	Formação de reservas
	Reposição de reservas
Processos energéticos (análise)	Liberação de energia e trabalho
De regulação	
Manutenção da homeostase	Concentração de íon de hidrogênio
	Concentração osmótica

gene depende de 70 a 75% da influência do meio ambiente (denominada epigenética). Os nutrientes presentes nos alimentos são a fonte natural de matéria-prima para a formação, manutenção e reestruturação celular. As alterações epigenéticas induzidas por uma dieta pobre fazem parte do DNA.

Sob o aspecto celular, O organismo humano é formado por 100 trilhões de células; destas, 50 milhões são substituídas diariamente; é fundamental, portanto, haver matéria-prima de qualidade para suprir esse processo de substituição.

Um dos hábitos mais arraigados do ser humano, o alimentar, pode ser influenciado por cultura, crenças e modismos, muitas vezes, sem respaldos científicos atualizados. Com o intuito de prevenir doenças e promover a saúde e uma melhor qualidade de vida, deve-se nutrir o organismo adequadamente, promovendo a ingestão correta de alimentos, em quantidade e qualidade, a fim de que o organismo receba todos os nutrientes essenciais ao seu bom funcionamento, a saber: carboidratos, proteínas, lipídios, vitaminas, sais minerais, fibras e água. Deve-se, ainda, por meio do hábito alimentar correto, garantir que os alimentos sejam bem digeridos, absorvidos e utilizados.

Profissionais de saúde e da imprensa e as pessoas comuns tecem muitos comentários sobre alimentação. Contudo, há uma grande diferença entre "se alimentar" e "promover o processo alimentar para efetivamente nutrir".

Definição de nutrição

Não se trata de uma função, mas da resultante do conjunto de funções harmônicas e solidárias entre si, com o objetivo de manter a integridade normal da matéria e assegurar a manutenção da vida.

A nutrição compreende três momentos distintos:

- Alimentação: abrange desde o momento em que se escolhe um alimento até a sua absorção pelas vilosidades intestinais
- Metabolismo, ou retroca de matéria e energia: inicia com a absorção dos nutrientes até sua utilização, como fonte de energia para produzir materiais construtivos das células ou para depositá-los sob a forma de reservas
- Excreção: a eliminação do que não foi utilizado e de parte do que foi utilizado. Essa eliminação (excreção) é efetuada pelo tubo digestivo, rins, pele e pulmões.

O Dr. Pedro Escudero, médico nutricionista argentino, denominou como alimento toda substância que, absorvida ou não pelo organismo, desempenha uma função de nutrição, como proteínas, hidratos de carbono e gorduras, que, depois de digeridos, fornecem substâncias que integram o organismo: aminoácidos, glicogênio, ácidos graxos e glicerol.[2] Claude Bernard, médico e fisiologista francês, denomina essas substâncias de nutrientes, uma vez que são absorvidas diretamente.[3]

No dias atuais, segundo a comunidade médico-nutricionista, entendem-se como nutrientes todas as substâncias químicas indispensáveis para a saúde e a atividade do organismo humano, e como alimentos as substâncias naturais dotadas de qualidades sensoriais (aroma, paladar, visão) e tônus emocional, que despertam o apetite e encerram uma variedade de nutrientes, segundo sua composição química.

Existem nutrientes que são absorvidos pelo organismo e outros não, como a celulose, que, apesar de não ser incorporada, pois não é absorvida pelo intestino, desempenha uma função de nutrição, estimulando o peristaltismo intestinal. Do ponto de vista fisiológico, o álcool é um alimento, porque fornece energia mediante processo de oxidação, apesar de não ser absorvido pelo organismo como um nutriente.

Embora individual, há uma demanda mínima de consumo de energia para a manutenção das funções vitais do organismo em repouso (circulação sanguínea, batimento cardíaco, respiração, trabalho cerebral etc.). O consumo mínimo de energia, para 24 h em repouso, é cerca de 1.200 a 1.400 calorias para mulheres e 1.500 a 1.800 calorias para homens, sendo um pouco menor para os idosos. Proporcionalmente, crianças e adolescentes são carentes de uma dose energética maior que os adultos.

Como a necessidade energética precede todas as outras, sendo mais urgente, principalmente para a manutenção de energia no cérebro, com um consumo de calorias menor do que o mínimo necessário, o organismo dispõe de um sistema de segurança que poupa o principal estoque de energia (a gordura), diminuindo seu consumo, e utiliza mais os outros nutrientes, como glicogênio e proteína muscular, transformando-os em glicose enviada para o sistema nervoso central.

Fica fácil entender por que não é eficaz manter um consumo muito baixo de calorias em um processo de emagrecimento; não é inteligente, pois a perda de peso na balança corresponde, proporcionalmente, à perda de músculos e água maior do que à de gordura. Os músculos consomem mais energia do que os tecidos de gordura; portanto, ao diminuir mais massa magra além do que deveria, o indivíduo passa a gastar menos energia. Ao retornar para uma alimentação normal e gastar menos energia, engorda-se com mais facilidade, formando mais gordura do que o acumulado anteriormente. Por isso, está comprovado cientificamente que "o que mais engorda é fazer regime"; sobretudo, em caso de restrições radicais na qualidade e na quantidade de alimentos. A ingestão de energia deve ser equivalente a seu gasto para não haver desequilíbrio corpóreo.

É importante ressaltar que o maior consumo de energia ocorre durante o dia; portanto, à noite, mesmo com atividade física, existe uma diminuição do consumo energético, sendo mais interessante manter um consumo de 75% do total calórico entre o café da manhã e o lanche da tarde e apenas 25% no jantar ou na ceia, antes de dormir.

Há um complexo sistema de mecanismos neurais, hormonais e químicos, que mantêm o equilíbrio entre a ingestão e o gasto de energia dentro dos limites razoavelmente precisos. Entretanto, existe uma individualidade bioquímica que determina, por exemplo, por que, em indivíduos diferentes, teoricamente com as mesmas necessidades energéticas e o mesmo consumo de alimentos, um deles engorda e outro não.

Qualidade | O que comer

Como mencionado, não existe um único alimento com todos os nutrientes necessários para o organismo. Uma alimentação saudável deve ser bem equilibrada, com um cardápio que forneça a quantidade regular de nutrientes necessários para o bom funcionamento e o consequente equilíbrio do organismo.

A proporção mais adequada entre os nutrientes, para melhor balanceamento da alimentação, é de:

- 50 a 60% de carboidratos
- 20 a 30% de lipídios
- 10 a 20% de proteínas.

Essa proporção deve ser respeitada independentemente da quantidade total de calorias, a fim de se alcançar a melhor absorção e utilização dos nutrientes ingeridos.

É importante escolher bem os alimentos e diversificá-los a fim de se evitar a monotonia e o desequilíbrio de nutrientes, além de selecioná-los levando-se em conta sua contribuição quanto à qualidade nutricional, visando a ter pelo menos um alimento de cada grupo nas refeições [cereal (arroz), leguminosa (feijão), proteína animal (bife grande), hortaliças (salada de alface) e frutas (uma banana e uma laranja, ao menos; ricas em potássio e vitamina C, respectivamente, são digestivas e fazem bem para os ossos)].

Outro fator importante é selecionar o alimento, aproximando-o, o máximo possível, de seu estado natural, de modo que se devem evitar alimentos industrializados, diminuindo, assim, a ingestão de produtos químicos, que, além de não contribuírem para o funcionamento do organismo, podem prejudicá-lo, por concorrerem com os nutrientes nas células.

É importante ingerir de 5 a 6 frutas por dia, aproximadamente, uma a cada 3 h, de preferência com casca e bagaço – as mais práticas são: ameixa, banana, cerejas, figo, goiaba, pera, pêssego, maçã, mexerica, morangos e uvas. A ingestão de frutas, legumes e verduras *in natura*, além de fornecer mais vitaminas, minerais, fibras e enzimas digestivas, também contribui para uma saciedade prolongada, mantendo um fluxo de energia constante para o cérebro, evitando a fome e a ingestão de alimentos inadequados em horários inapropriados, evitando também tanto o pico de energia quanto sua queda brusca. As frutas também auxiliam o fígado na eliminação de toxinas do organismo.

A maior parte dos legumes e verduras absorve o sabor dos temperos. O uso de temperos naturais, como ervas aromáticas, alho e cebola, além de deixar o alimento saboroso, também proporciona valor terapêutico. Os temperos industrializados, ao contrário, são ricos em produtos químicos, não valorizam e mascaram o sabor dos alimentos.

Como comer

O tempo dedicado para a alimentação é o tempo que se investe em saúde. Logo, é preciso alimentar-se com calma, prestando atenção ao que se ingere e saboreando bem os alimentos.

O estado emocional, de relaxamento ou estresse, na hora da alimentação, interfere na liberação hormonal, facilitando ou prejudicando a absorção, a digestão e a utilização dos nutrientes pelo organismo. É fácil perceber que, ao se alimentar agitado, estressado ou até com medo de engordar, o alimento parece "parar" no estômago, "pesando" nele e tornando sua digestão mais lenta. A explicação biológica para isso é que os hormônios, que acompanham esse estado (p. ex., adrenalina), inibem a liberação adequada de enzimas digestivas, dificultando a passagem do alimento pelo trato gastrintestinal. Portanto, os horários das refeições devem ser valorizados como a única forma de ingerir "matéria-prima" para obtenção e manutenção de um equilíbrio físico e mental, aproveitando esse momento, ainda, para relaxar e obter o máximo proveito de uma ingestão adequada de nutrientes.

A língua é o órgão responsável pela sensação de sabor. Quando se mastiga devagar, proporcionando à língua sentir o sabor dos alimentos, diversas são as sensações enviadas para o sistema nervoso central (SNC), incluindo as de satisfação e prazer. Daí, a importância de se ingerir o que se gosta.

A digestão do alimento inicia-se na boca, no ato da mastigação. Mastigar depressa, sem a dissipação ideal das tensões, leva à ingestão errônea do alimento, sob pedaços grandes, com ingestão de ar, podendo aumentar a flatulência, emissão de gases estomacais, como arrotos e traques. O alimento chega muito rápido ao estômago e não há tempo suficiente de avisar o SNC de que o órgão já está satisfeito; assim, o indivíduo come mais do que necessário, o que leva ao "empachamento", sensação de estufamento, pelo excesso ingerido. O simples ato de mastigar com calma, sem estresse, sentindo o sabor dos alimentos, ajuda a ingerir uma quantidade suficiente de comida, evitando excessos, muito prejudiciais ao equilíbrio do organismo, aliando a melhoria no processo da digestão e absorção dos nutrientes ingeridos e o prazer de saborear os alimentos.

Evitar a ingestão de líquidos durante a refeição, e até 1 h após seu término, facilita o processo de digestão e absorção dos nutrientes. O meio ácido do estômago é extremamente necessário, uma vez que promove a ação das enzimas digestivas. Com a ingestão de líquidos, dilui-se o meio ácido, e as enzimas, por sua vez, têm mais dificuldade de agir, o que atrapalha a digestão final e o melhor aproveitamento dos nutrientes.

O líquido é fundamental para o bom metabolismo, mas há de se ter disciplina para ingeri-lo; o melhor momento para se ingerir líquidos é entre as refeições, e nunca durante.

Quando comer

O organismo necessita de um fornecimento contínuo de matéria-prima e energia, obtido única e exclusivamente por meio da alimentação. Como visto, a glicose obtida por meio da ingestão dos alimentos é a única fonte de energia para o SNC; por isso, ficar longos períodos sem ingerir alimentos faz o organismo trabalhar ainda mais para suprir as necessidades energéticas. O organismo sinaliza essa carência, em um primeiro momento, despertando no indivíduo a sensação de fome. Se o indivíduo insistir em não se alimentar ao sentir a fome, o organismo cuida para que o fornecimento de glicose seja mantido por meio dos "mecanismos de segurança". Assim, o ideal, para a manutenção do equilíbrio físico e emocional, é estabelecer horários para as refeições, mantendo um intervalo de 2 a 3 h entre elas (café, almoço, lanche e jantar, no mínimo). Mesmo que, nesses horários, não haja um consumo adequado em relação à quantidade de cada nutriente, o importante é manter a qualidade do que é ingerido.

Regularidade alimentar

O equilíbrio físico e emocional do organismo é determinado pela regularidade no fornecimento de matéria-prima e energia. Essa regularidade tem a função de evitar compulsões ou as "vontades irascíveis de comer", além de promover o uso da gordura acumulada como energia (quando necessário) e maximizar a incorporação da proteína no músculo. Esse processo favorece a utilização da proteína nos lugares adequados, além de promover fortalecimento muscular e melhorar a formação dos neurotransmissores, dos hormônios, das imunoglobulinas (responsáveis pela defesa do organismo), das enzimas digestivas e de tudo o que a proteína constrói e reestrutura no organismo.

O organismo humano tem atividade diurna; portanto, biologicamente, à noite, gasta-se menos energia, pois o período é reservado para o repouso e descanso. Por uma questão de defesa, o metabolismo diminui e o excesso de calorias ingerido é acumulado em energia, aumentando a quantidade de gordura corpórea.

Por isso, o ideal é não ingerir grandes quantidades de alimentos durante a noite, ao jantar ou à ceia. Devem-se evitar alimentos gordurosos e que contenham álcool e açúcar refinado em demasia, pois esses nutrientes, se não forem utilizados pelo organismo, têm maior facilidade de se acumular em forma de gordura (concentração de energia).

O principal causador do aumento de insulina no organismo, além dos níveis normais e necessários, é a alta ingestão que ocorre de três formas: alta ingestão de alimentos à noite, alta ingestão de carboidratos (incluindo os complexos) e alta ingestão de açúcares simples ou de produtos que os contenham. Por esse motivo, as refeições da noite (jantar e ceia) devem ser as menores do dia, mas com a melhor qualidade, a fim de fornecer excelente matéria-prima, sem prejudicar sua utilização durante o sono noturno.

Durante o sono noturno, ocorre o pico de liberação do hormônio do crescimento (GH), caracterizado por usar gordura como energia para manutenção de funções vitais, preservando a massa magra. O GH é antagônico à insulina, ou seja, se a insulina estiver alta no sangue, a liberação do GH sofre queda.

Considerações finais

Nas últimas décadas, houve uma redução na qualidade nutricional cujos principais motivos são:

- Empobrecimento biológico do solo, com diminuição da quantidade de nutrientes
- Presença de produtos químicos nas lavouras como o glifosato
- Contaminação das águas, tanto para irrigação quanto para consumo

- Redução nutricional dos alimentos causada por armazenamento, transporte e manuseio impróprios
- Perda de nutrientes e contaminação química em decorrência da industrialização dos alimentos.

São fatores que modificam o organismo causando desequilíbrios:

- Poluição ambiental
- Estresse físico e emocional
- Consumo exagerado de alimentos com fatores antinutricionais
- Consumo rotineiro de alimentos industrializados.

Referências bibliográficas

1. Balhesteros H, Mazzon RR, Silva CAPT da, Lang EAS, Marques MV. CspC and CspD are essential for Caulobacter crescentus stationary phase survival. Archives of Microbiology. 2010;192(9):747-58.
2. Mahan LK, Escott-Stump S. Krause – alimentos, nutrição e dietoterapia. São Paulo: Roca; 2005.
3. Cooper SJ. From Claude Bernard to Walter Cannon. Emergence of the concept of homeostasis. Appetite. 2008;51(3):419-27.

2 Fisiologia do Trato Gastrintestinal

Introdução

É por meio do tubo digestivo que o suprimento contínuo de água, eletrólitos e nutrientes é fornecido ao organismo. Para isso, são necessárias etapas distintas: o movimento do alimento ao longo do tubo digestivo; a secreção de sucos digestivos e a digestão do alimento; a absorção dos produtos digestivos, da água e dos vários eletrólitos; e, por fim, a circulação do sangue para transportar as substâncias absorvidas e promover todas as funções anteriores, realizadas por um controle nervoso e hormonal. Este capítulo tem como objetivo estudar todas essas etapas.

O trato gastrintestinal tem seu próprio sistema nervoso, o sistema nervoso entérico (Figura 2.1), localizado na parede intestinal, inicia-se no esôfago e estende-se até o ânus. É organizado por dois plexos: o externo, denominado mioentérico ou de Auerbach (Figura 2.2), e o interno, denominado submucoso ou plexo de Meissner.

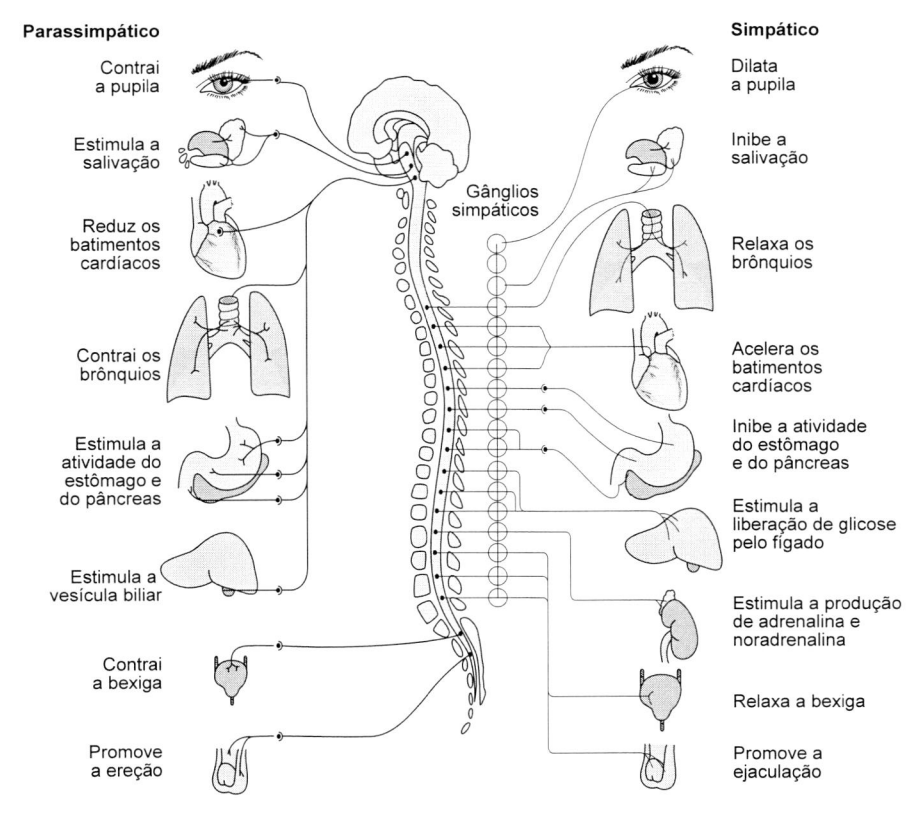

Parassimpático

Contrai a pupila

Estimula a salivação

Reduz os batimentos cardíacos

Contrai os brônquios

Estimula a atividade do estômago e do pâncreas

Estimula a vesícula biliar

Contrai a bexiga

Promove a ereção

Gânglios simpáticos

Simpático

Dilata a pupila

Inibe a salivação

Relaxa os brônquios

Acelera os batimentos cardíacos

Inibe a atividade do estômago e do pâncreas

Estimula a liberação de glicose pelo fígado

Estimula a produção de adrenalina e noradrenalina

Relaxa a bexiga

Promove a ejaculação

Figura 2.1 Sistema nervoso entérico.

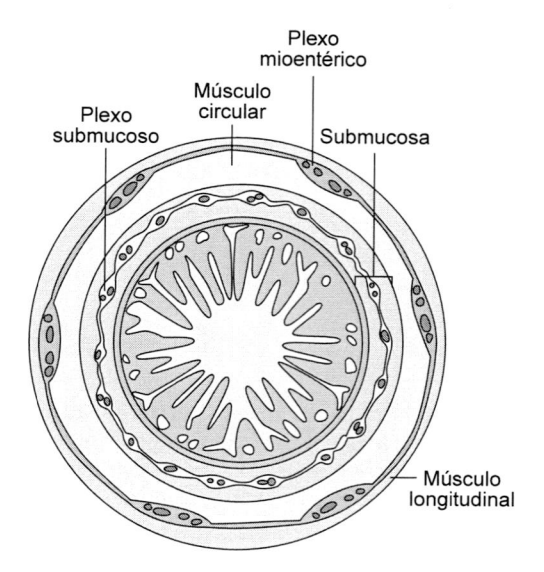

Figura 2.2 Plexo mioentérico de Auerbach.

O plexo mioentérico está localizado entre as camadas musculares, e sua estimulação provoca aumento do tônus da parede intestinal e maior intensidade e frequência das contrações rítmicas, além de maior velocidade de condução. O plexo mioentérico inibe o esfíncter pilórico e o da válvula ileocecal.

O plexo submucoso ou plexo de Meissner é um plexo interno, situado na submucosa, submetido ao controle da função no interior da parede interna dos segmentos do intestino.

Os sinais sensitivos, originados no epitélio gastrintestinal, são integrados no plexo submucoso e auxiliam no controle da secreção intestinal local, absorção e contração.

Sistema digestivo

Segundo cérebro | Resumo da ação

O sistema digestivo é muito importante para a manutenção de todas as funções do organismo, dispondo de um sistema nervoso autônomo, denominado sistema nervoso entérico (chamado de "segundo cérebro"), que começa no esôfago e se estende até o ânus.

O intestino é o único órgão do corpo humano que contém um sistema nervoso capaz de medir reflexos na total ausência de informações do cérebro ou da medula espinal, daí o denominado "segundo cérebro". É também o sistema mais exposto ao meio ambiente e, consequentemente, o mais suscetível a substâncias agressivas, sendo dotado de uma enorme capacidade para selecionar os nutrientes necessários ao funcionamento do organismo, na tentativa de impedir a absorção de substâncias agressivas. Por isso a importância da integridade fisiológica e funcional desse sistema.

Órgãos e funções

Boca

Recebe os alimentos, reduz seu tamanho por meio da mastigação (esmagamento e trituração) e os mistura com a saliva. Em seguida, através da faringe, o alimento reduzido em fragmentos é enviado para o esôfago.

Esôfago

Através desse órgão os alimentos e os líquidos da faringe são enviados ao estômago.

Estômago

Recebe os alimentos do esôfago, os armazena e mistura com enzimas gástricas e ácido clorídrico (produzindo uma ação antibacteriana), dando início a uma mistura semilíquida denominada quimo. Já, no estômago, tem-se o início da absorção de alguns nutrientes, como água, álcool e parte da glicose. A capacidade do estômago adulto é de 1,5 ℓ. Em seguida, ocorre uma passagem cadenciada do alimento para o intestino delgado, em velocidade adequada para que este realize a digestão e a absorção em tempo suficiente.

Intestino

Principal responsável pela absorção de nutrientes, o intestino delgado é dividido em três partes: duodeno, jejuno e íleo. É caracterizado por sua enorme área absortiva, com 250 m². Tão logo o intestino dá início ao recebimento do quimo enviado pelo estômago, o pâncreas, o fígado e a vesícula biliar, por sua vez, enviam enzimas digestivas, bicarbonatos (neutralizantes do ácido clorídrico) e bile, a fim de proporcionar a quebra e a liberação dos nutrientes. Uma vez liberados, ocorre a absorção destes pela mucosa do intestino, enviando-os para o sangue.

O intestino grosso também é dividido em três partes: ceco, cólon e reto. Sua principal ação é a absorção de água, eletrólitos e, em quantidades reduzidas, alguns dos produtos finais da digestão, além de algumas vitaminas produzidas pela flora intestinal. É também o responsável pela formação e pelo armazenamento do bolo fecal. Já o reto e o ânus, por sua vez, controlam a eliminação do resíduo da digestão por meio da defecação.

Fígado

Tem a função mais variada e extensiva de todos os órgãos, sendo um dos mais importantes para o metabolismo e o armazenamento de nutrientes, pois executa funções primariamente metabólicas.

Nem todas as substâncias absorvidas pelo estômago e intestino podem ser diretamente utilizadas pelas células. Dessa forma, o fígado altera a composição química de muitas delas, transformando-as em nutrientes mais biodisponíveis, além de armazená-las para quando forem necessárias, também exercendo a função de destoxificação do organismo ao preparar toxinas, drogas, metais tóxicos e substâncias descartadas pelo metabolismo para serem eliminadas por urina (rins), fezes (reto) e/ou suor (pele).

Nem todas as substâncias destoxificadas pelo fígado são absorvidas pelo intestino. O fígado também destoxifica as substâncias produzidas pelo metabolismo do organismo ou substâncias que penetram no organismo por meio da respiração.

Vesícula biliar

A principal função da vesícula biliar é concentrar, armazenar e excretar bile (produzida pelo fígado) para o intestino delgado. A bile é fundamental para a fragmentação da gordura em gorduras menores, capazes de ser digeridas pelas enzimas pancreáticas, que, por sua vez, as transformam em unidades capazes de ser absorvidas pela mucosa intestinal.

Pâncreas

Está localizado paralelamente ao estômago e abaixo dele. É uma glândula com a função de produzir substâncias para auxílio do sistema digestivo e o controle da glicose no sangue.

Os ácinos e ductos pancreáticos produzem o suco digestivo, composto de enzimas e bicarbonato de sódio, enviado para o duodeno sempre que este recebe o quimo do estômago (função exócrina). As ilhotas de Langerhans produzem insulina, glucagon e somatostatina, os quais são enviados diretamente para o sangue (função endócrina) e têm como principal função o controle da glicose no sangue.

Rins

Embora não sejam classificados como componentes do sistema digestivo, os rins exercem funções vitais para a manutenção do meio ambiente interno adequado para o metabolismo. Suas principais funções são: controlar e regular a quantidade de líquidos no organismo; e filtrar o sangue, eliminando as substâncias não necessárias às células. Estas incluem, de modo especial, diferentes produtos finais do metabolismo celular, como a ureia e o ácido úrico, bem como os excessos de eletrólitos (sódio, cloreto e potássio) e de água que poderiam se acumular no líquido extracelular.

Além disso, os rins reabsorvem para o sangue as substâncias necessárias ao organismo, como a glicose e os aminoácidos, quantidades adequadas de água e muitos dos eletrólitos.

Movimentação do alimento | Controle nervoso e fluxo sanguíneo

O contato do alimento com o epitélio estimula a secreção de sucos digestivos pelas glândulas locais. Os tipos de estímulos envolvidos são: estimulação tátil, irritação química e distensão da parede abdominal.

As fibras parassimpáticas cranianas inervam por meio dos nervos vagos: esôfago, estômago, pâncreas e a primeira metade do intestino grosso. As fibras parassimpáticas sacras inervam, por meio dos nervos pélvicos, as regiões sigmoide, retal e anal, e funcionam nos reflexos das defecções. Embora o sistema nervoso entérico possa funcionar sozinho, a estimulação dos sistemas parassimpático e simpático pode causar ativação ou inibição adicional das funções gastrintestinais (Figura 2.3). A acetilcolina, na maioria das vezes, excita a atividade gastrintestinal. Já a noradrenalina, por outro lado, praticamente inibe a atividade gastrintestinal.

Quase todas as fibras parassimpáticas, que se dirigem ao trato gastrintestinal, fazem parte dos nervos vagos. Quando estimuladas, aumentam a atividade de todo o sistema nervoso entérico, o que significa aumento da atividade da maioria das funções gastrintestinais. As fibras simpáticas, que inervam o trato gastrintestinal, originam-se na medula espinal, entre os segmentos T5 e L2. Em geral, a estimulação do sistema nervoso simpático inibe a atividade do trato gastrintestinal, causando efeitos essencialmente opostos aos do sistema parassimpático.

No trato gastrintestinal, ocorrem dois tipos básicos de movimento: o propulsivo e o de mistura. O movimento propulsivo é caracterizado pelo peristaltismo, no qual um anel contrátil surge ao redor do intestino e, posteriormente, move-se adiante. Os movimentos de mistura são diferentes nas diversas partes do tubo alimentar. É sobretudo por meio da mastigação que se dá o processamento do alimento na boca. O ramo mandibular do trigêmeo inerva quase todos os músculos da mastigação que auxilia na digestão do alimento. Sua velocidade depende muito da área total da superfície exposta às enzimas no estímulo alimentar.

Durante a deglutição, o alimento passa para a faringe e, desta, para o esôfago; o palato mole é empurrado para cima, fechando a parte posterior das narinas, e a epiglote movimenta-se para baixo, fechando a laringe. Posteriormente, surge uma onda peristáltica rápida que se origina na faringe, força o bolo alimentar para a porção superior do

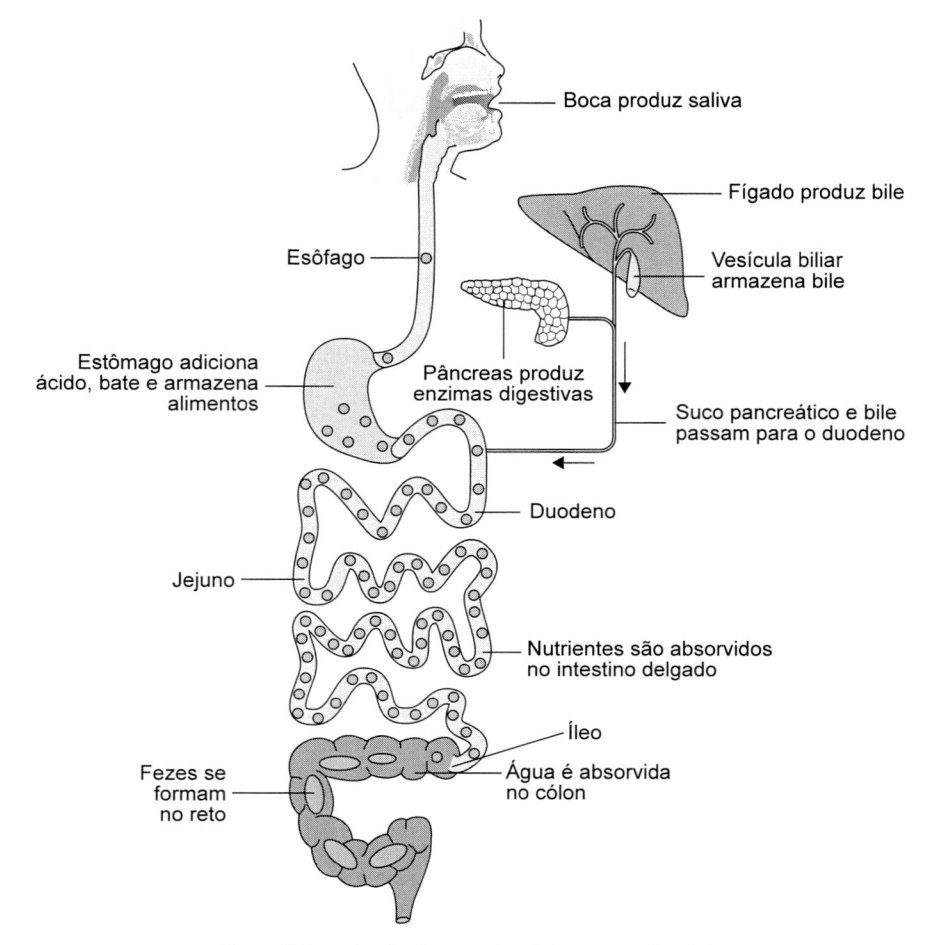

Figura 2.3 Ações do sistema simpático e parassimpático.

esôfago, produzindo, então, dois tipos de movimento: o peristaltismo primário e o secundário.

Os sucos digestivos do estômago são secretados pelas glândulas gástricas; estas, por sua vez, recobrem quase toda a parede do corpo do estômago. Os vasos sanguíneos do sistema gastrintestinal fazem parte de um sistema amplo, denominado circulação esplâncnica. Por meio da veia porta, o que flui pela circulação esplâncnica chega imediatamente ao fígado. O sistema gastrintestinal está disposto de modo que todo o sangue que passa por intestino, baço e pâncreas flui, imediatamente em seguida, para o fígado através da veia porta.

No fígado, o sangue passa pelos milhões de finos sinusoides hepáticos e sai pelas veias hepáticas, que chegam à veia cava inferior. Esse fluxo sanguíneo secundário pelo fígado possibilita que as células reticuloendoteliais, que fazem parte dos sinusoides hepáticos, removam bactérias e outras partículas provenientes do trato gastrintestinal que possam ter entrado no sangue, evitando que agentes potencialmente prejudiciais tenham acesso direto ao restante do organismo.

Em condições normais, o fluxo sanguíneo, em cada área do trato gastrintestinal, está relacionado, mesmo que indiretamente, com o nível da atividade local; após uma refeição, por exemplo, há aumento das atividades motora, secretora e de absorção.

Enervação simpática | Efeito contrário

A estimulação dos nervos parassimpáticos aumenta a secreção glandular, que se dirige ao estômago e à porção inferior do cólon, para aumentar o fluxo sanguíneo local.

A estimulação simpática diminui o fluxo sanguíneo e causa redilatação das arteríolas, ocorrendo após alguns minutos de vasoconstrição, induzida pela estimulação simpática, no mecanismo de escape autorregulador.

Funções secretoras do trato digestivo

Em todo o trato gastrintestinal, as glândulas têm duas funções básicas: secreção de enzimas digestivas e produção de muco para lubrificação e proteção de todas as partes do trato digestivo. As secreções digestivas são formadas em reação à presença de alimentos no trato digestivo na sua maioria.

As células mucosas enviam seu muco para a superfície epitelial, são lubrificantes e protegem as superfícies contra escoriações e autodigestão. As criptas de Lieberkühn, no intestino delgado, contêm células secretoras especializadas. As glândulas salivares, o pâncreas e o fígado, entre outros órgãos, também estão associados ao trato digestivo.

A saliva contém secreção serosa e mucosa. A ptialina (alfa-amilase), uma enzima para a digestão dos amidos, é uma secreção serosa.

As parótidas, as submandibulares e as sublinguais são as principais glândulas salivares. A saliva contém dois tipos principais de secreção proteica – a ptialina, ou amilase salivar, e a mucina, com funções de lubrificação e proteção – e tem pH entre 6,0 e 7,4. As glândulas salivares são controladas principalmente por sinais nervosos parassimpáticos provenientes dos núcleos salivares no tronco encefálico, estimulados pelo paladar e pela estimulação tátil da língua e de outras áreas da boca. As secreções esofágicas são de caráter inteiramente mucoide com a função de proporcionar lubrificação para a deglutição.

No estômago, as glândulas oxínticas secretam ácido clorídrico, pepsinogênio, fator intrínseco de Castle e muco. No antro, as glândulas pilóricas secretam o hormônio gastrina. As glândulas oxínticas são compostas de células mucosas, que secretam principalmente muco; células pépticas ou principais, que secretam grandes quantidades de pepsinogênio, precursor da pepsina; e células parietais ou oxínticas, que secretam o ácido clorídrico e o fator intrínseco de Castle.

Para a melhor absorção de vitamina B_{12} no íleo, é essencial a ação do fator intrínseco de Castle. Quando as células gástricas produtoras de ácido são destruídas, o que ocorre frequentemente na gastrite crônica, o indivíduo não apenas desenvolve acloridria, mas também anemia perniciosa, em razão da não maturação das hemácias na ausência de estimulação da medula óssea pela vitamina B_{12}.

Cerca de metade dos sinais nervosos chegam ao estômago, onde estimulam a secreção gástrica nos núcleos motores dorsais, passando primeiro para o sistema nervoso entérico da parede gástrica e, dali, para as glândulas gástricas. A outra metade dos sinais nervosos estimuladores da secreção é produzida por reflexos locais no estômago, envolvendo o sistema nervoso entérico.

A acetilcolina, liberada pela maioria dos nervos secretores em suas terminações nas células glandulares, estimula a atividade dessas células. Os sinais provenientes dos nervos vagos e os oriundos dos reflexos entéricos locais, além de causarem a estimulação direta da secreção glandular de sucos gástricos, faz a mucosa do antro gástrico secretar o hormônio gastrina, que, do sangue, é transportado para as glândulas oxínticas, nas quais estimula as células parietais de maneira muito intensa. A histamina atua também sobre a secreção de ácido pela estimulação dos receptores H_2 das células parietais, sendo cofator necessário para uma produção de ácido efetiva.

Quando a ação da histamina é bloqueada, nem a acetilcolina nem a gastrina conseguem causar secreção de quantidades significativas de ácido por causa da ação de substância anti-histamínica apropriada, como a cimetidina. O pepsinogênio é produzido pela estimulação das células pépticas pela acetilcolina liberada pelos nervos vagos ou outros nervos entéricos ou pela estimulação da presença de ácido no estômago.

A inibição da secreção gástrica por mecanismo de *feedback* negativo é causada pelo excesso de ácido. O produto pancreático exócrino é transportado pelo ducto pancreático até a ampola de Vater, por meio da qual é lançado no duodeno. A tripsina é proteolítica, e a amilase pancreática hidrolisa o amido, o glicogênio e a maioria dos outros carboidratos. A lipase pancreática é capaz de hidrolisar as gorduras neutras em ácidos graxos. A digestão do pâncreas é impedida pela secreção do inibidor da tripsina, de modo que o efeito do inibidor da tripsina, quando superado, causa pancreatite aguda. Três estimulantes básicos são importantes para a indução da secreção pancreática: acetilcolina, colecistocinina e secretina.

A secretina estimula a secreção de grande quantidade de bicarbonato, que neutraliza a acidez do quimo. Uma das muitas funções do fígado é a secreção de bile; esta, por sua vez, tem duas importantes funções: facilitar a digestão e a absorção de gorduras por meio da emulsificação das partículas grandes e servir como meio de excreção de vários importantes produtos de degradação presentes no sangue, como a bilirrubina, um produto final da destruição da hemoglobina.

As células hepáticas também formam, diariamente, sais biliares, cujo precursor é o colesterol. Os sais biliares têm função emulsificadora e ajudam na absorção de ácidos graxos, colesterol e outros lipídios do tubo intestinal. Em condições anormais, o colesterol pode se precipitar, resultando na formação de cálculos biliares de colesterol.

Os cálculos comumente bloqueiam os ductos biliares e impedem a entrada das secreções hepáticas no intestino, além de causar fortes dores na região da vesícula biliar. Na parede dos primeiros centímetros do duodeno, estão fixadas as glândulas de Brunner, que produzem muco responsável pela proteção e manutenção da mucosa contra a ação do suco gástrico durante a digestão.

O líquido aquoso produzido pelas células caliciformes das glândulas nas criptas de Lieberkühn constitui-se um veículo para a absorção de substâncias do quimo à medida que este entra em contato com as vilosidades. A mucosa do intestino grosso também apresenta muitas criptas de Lieberkühn, mas sem vilosidades. O muco é a secreção preponderante no intestino grosso.

Sempre que um segmento do intestino grosso sofre irritação intensa, por exemplo, quando a infecção bacteriana se intensifica durante uma enterite, a mucosa secreta grande quantidade de água e eletrólitos. Isso causa diarreia, que promove uma recuperação mais precoce da doença, purgando o organismo.

Processos de digestão e absorção

A participação dos sistemas respiratório e digestivo é fundamental para o bom funcionamento do organismo. Já o sistema respiratório é menos complexo, uma vez que a ação de respirar oxigênio ocorre o tempo todo, sem que para isso precise haver uma estrutura tão complicada quanto a do sistema digestivo, com seus mecanismos de transformação e armazenamento.

Alimentos como carboidratos, gorduras e proteínas são fundamentais para o bom funcionamento do organismo, mediante exceção de pequenas quantidades de substâncias como vitaminas e minerais. Carboidratos, gorduras e vitaminas são digeridos, produzindo substâncias suficientemente pequenas, a fim de serem absorvidas.

Quase todos os carboidratos da dieta são polissacarídeos de grande porte ou dissacarídeos, ambos associações de monossacarídeos ligados entre si. Os carboidratos são digeridos até seus monossacarídeos serem constituintes por hidrólise. Quase toda a gordura da dieta consiste em triglicerídeos, isto é, combinações de três moléculas de ácidos graxos e uma única de glicerol.

É por meio de um processo de hidrólise por enzimas que ocorre a digestão dos triglicerídeos. As proteínas são formadas por aminoácidos, unidos por meio de ligações peptídicas, e decompostas também em aminoácidos por hidrólise. Todas as enzimas digestivas são proteínas. As três principais fontes de carboidratos na dieta humana são:

- Sacarose, do açúcar
- Lactose, do leite
- Amidos, principalmente de grãos.

Os carboidratos são hidrolisados até os monossacarídeos glicose, galactose e frutose. A hidrólise do amido inicia-se na boca sob a influência da enzima ptialina, secretada principalmente na saliva e produzida pela glândula parótida. Ocorre ainda a produção de pequena quantidade adicional de hidrólise, em virtude da ação do ácido clorídrico do estômago. Finalmente, a maior parte da hidrólise é produzida na porção superior do intestino delgado, sob influência da enzima amilase pancreática.

A digestão da gordura, em quase toda sua totalidade, ocorre no intestino delgado, pela ação da lipase pancreática, apesar de que uma pequena quantidade de gordura possa ser digerida no estômago, sob influência da lipase gástrica. A emulsificação decorrente da ação dos sais biliares secretados na bile pelo fígado é a primeira etapa na digestão das gorduras, enquanto os sais biliares atuam como detergente, fragmentando as partículas de gordura. A maior parte da gordura, sob a influência da lipase pancreática, é decomposta em ácidos graxos e monoglicerídeos.

As proteínas da dieta são quase todas provenientes de carnes e vegetais, sendo digeridas, principalmente, no estômago e na parte superior do intestino delgado. Uma pequena parte da digestão proteica ocorre no estômago, por meio da enzima pepsina, que atua melhor em pH ácido; portanto, a ação do ácido clorídrico é essencial para o processo de digestão.

Posteriormente, as proteínas são digeridas no trecho superior do intestino delgado, pela ação de enzimas pancreáticas, como a tripsina. O estômago é área em que se dá pouca absorção no trato digestivo. É no intestino delgado, com vilosidades na mucosa, que ocorre a maior parte da absorção.

As células epiteliais na superfície das vilosidades são percebidas por sua borda em escova, que caracteriza as microvilosidades. A absorção através da mucosa gastrintestinal ocorre por transporte ativo e difusão. O intestino grosso pode absorver água e íons, embora não possa absorver quase nenhum nutriente.

Numerosas bactérias, principalmente os bacilos colônicos, habitam o cólon absortivo.

Ingestão de alimentos

O prazer de comer e a alimentação saudável podem e devem estar aliados, e não serem antagônicos, como será visto mais adiante. Existe um complexo sistema de mecanismos neurais, hormonais e químicos que mantém o equilíbrio entre a ingestão e o gasto de energia dentro de limites precisos.

Principais nutrientes dos alimentos

Para que o alimento possa ser utilizado pelo organismo, deve passar antes por vários processos, a fim de serem quebrados até suas unidades menores, bem como absorvidos pela parede gastrintestinal e utilizados como matéria-prima.

Os nutrientes que fazem parte dos alimentos e são considerados sua matéria-prima são:

- Carboidratos: precisam ser quebrados até suas unidades menores (frutose, galactose e glicose), denominadas monossacarídeos
- Gorduras: precisam ser quebradas até suas unidades menores, os ácidos graxos e os monoglicerídeos
- Proteínas: precisam ser quebradas nas suas menores unidades, denominadas aminoácidos
- Vitaminas, sais minerais e água: não precisam ser quebrados para serem absorvidos
- Fibras: são parte de um processo que ajusta a absorção dos nutrientes.

Cada etapa do processo envolvido na nutrição celular, desde a ingestão até a excreção, é inteiramente dependente das anteriores.

De todas elas, a escolha do alimento e a mastigação estão totalmente sob o controle voluntário do indivíduo. A partir daí, o sistema digestivo assume o controle dos processos.

Digestão

Mastigação | Prazer pelo sabor

Mastigar é um recurso de fracionamento do alimento desempenhado pelos dentes, a trituração. Quanto menores os pedaços e quanto mais tempo permanecerem em contato com a língua, maior a sensação de sabor e prazer. Na boca, ocorre a ação de células de defesa, entre elas a imunoglobulina (IgA), que proporcionam maior tolerância aos alimentos e promovem a neutralização de vírus, bactérias, agrotóxicos, toxinas etc.

No processo de mastigação também ocorre a liberação de saliva, a qual contém uma enzima digestiva (ptialina, responsável pela primeira digestão de amidos) e uma secreção mucosa (a mucina) que têm como funções a lubrificação e a proteção de superfícies do canal digestivo. A saliva também tem uma importante função na higiene oral por ação mecânica (lavagem) e antibactericida (as lisozimas).

A mastigação adequada estimula a continuidade da digestão pelo estômago, pois a chegada dos alimentos mais fracionados e esmagados facilita a ação das enzimas gástricas. Um tempo maior entre a entrada do alimento na boca e a chegada deste ao estômago proporciona melhor retorno de sinais ao sistema nervoso central (SNC), promovendo a sensação de saciedade na hora certa. Enquanto o alimento permanecer tempo suficiente na boca, sendo mastigado, os processos importantes de defesa do organismo são estimulados a agir.

Por esses motivos, é fundamental evitar a ingestão dos alimentos sem uma mastigação adequada e que esse alimento seja empurrado por líquidos ingeridos junto com a refeição.

Após a mastigação, o alimento é engolido e transportado, através da faringe e do esôfago, para o estômago, onde ocorrem o processo de armazenamento e o início da digestão. O alimento, recebido pelo estômago, fica armazenado até ser processado pelo intestino delgado (cerca de 1 h).

Além de conter o alimento, o estômago tem glândulas que produzem substâncias para sua autoproteção, como o muco (a mucosa), que protege toda a superfície interna do estômago contra o ácido clorídrico, também produzido pelo próprio estômago. Esse meio ácido é necessário para a melhor ação das enzimas digestivas que vão propiciar a quebra das proteínas, bem como o preparo para a absorção de vitaminas e minerais dos alimentos ingeridos, além de agir como bactericida, eliminando bactérias.

Secreção gástrica é a denominação do conjunto de substâncias produzidas pelas glândulas do estômago. Além de muco, ácido clorídrico e enzimas digestivas, as glândulas do estômago também produzem hormônios (a gastrina) e o fator intrínseco de Castle, substância responsável pela absorção da vitamina B_{12}. O fator intrínseco é condição essencial para o aproveitamento dessa vitamina; sem sua participação, o organismo entra em carência desse importante nutriente, podendo causar anemias e problemas no sistema nervoso (central e periférico). A combinação do alimento com a secreção gástrica produz uma mistura semilíquida chamada quimo. Assim, deve-se evitar o consumo de líquidos durante as refeições e durante a primeira hora após seu término.

A ingestão de alimentos em conjunto com líquidos dilui o meio ácido necessário a fim de que ocorram as demais reações, prejudicando toda a continuidade do processo de digestão e absorção, além de favorecer o aumento de bactérias prejudiciais ao intestino.

O intestino recebe lentamente o quimo enviado pelo estômago, e é por meio dele que ocorre o principal processo de quebra do alimento e absorção dos nutrientes. O intestino delgado (assim como o estômago) tem glândulas que produzem, entre outras substâncias, o muco necessário para a proteção de sua parede (a mucosa).

Absorção dos nutrientes

Posteriormente a todo o processo de preparo já mencionado, o intestino delgado inicia um processo ainda mais complexo: a absorção dos nutrientes. O sangue recebe os nutrientes por meio da absorção destes pela mucosa da parede gastrintestinal.

O intestino delgado mede aproximadamente 7 m. As paredes do tubo intestinal têm milhões de vilosidades, e cada uma delas com milhares de microvilosidades. São essas vilosidades em forma de dedos que ampliam substancialmente a área superficial do intestino. Há cerca de 250 m^2 de área gastrintestinal, exposta ao meio ambiente por meio do sistema digestivo.

A parede intestinal (mucosa) também exerce função seletiva com relação ao que deve ou não ser enviado para o sangue. Por causa de sua importância, as células dessa parede (os enterócitos) são substituídas com maior velocidade. Após a absorção dos nutrientes pelas vilosidades, eles passam para o interior das células da parede intestinal, sendo enviados para a corrente sanguínea.

A flora bacteriana intestinal desempenha papel fundamental na manutenção da integridade da parede intestinal. Presente em todo o intestino, ela desempenha papel essencial na fermentação de carboidratos e fibras, formando os ácidos graxos de cadeia curta (SCFA), os quais ajudam a manter a mucosa do cólon normal e intensificar a absorção do sódio e da água.

A flora bacteriana intestinal é um complexo ecossistema de cerca de 400 espécies de bactérias que habitam o intestino, principalmente o cólon. Há mais bactérias no intestino do que células no corpo humano, e a flora intestinal desempenha maior atividade metabólica que todo o organismo.

Há boas e más bactérias; as boas, em maior quantidade sempre quando o organismo está saudável, habitam o intestino em constante disputa por espaço e alimento. Assim, quando a flora bacteriana está sadia e adequada, há menor risco de aumento das colônias de más bactérias e menores chances de que novas colônias se estabeleçam.

Entre as principais funções da flora intestinal, estão:

- Combate às más bactérias por competição por alimentos e produção de antibióticos naturais
- Manutenção da integridade da parede intestinal, a qual, por consequência, favorece a absorção dos nutrientes e rejeita as substâncias estranhas ao organismo
- Produção das vitaminas K, D e B$_{12}$ e ácido fólico no cólon.

A manutenção de uma flora intestinal saudável também assegura as defesas naturais do organismo e o controle do colesterol, além de desempenhar ação anticancerígena, auxiliando no processo digestivo e no tratamento das alergias alimentares. Entre os principais fatores que podem alterar a qualidade da flora intestinal, destacam-se alimentação desequilibrada (principalmente o baixo consumo de vegetais e maior consumo de açúcar refinado, laticínios e produtos industrializados), ingestão de antibióticos, laxantes e anti-inflamatórios e tratamento sob quimioterapia; além de má digestão, jejum prolongado e constante e estresse físico-emocional etc.

Quanto maior a absorção de substâncias não nutrientes pelo intestino, que as envia para o sangue, maior será o trabalho do fígado, uma vez que deverá fazer a eliminação das substâncias estranhas ao organismo, que não as reconhece como nutrientes.

Preparo dos nutrientes para absorção

No interior do intestino, os nutrientes no quimo ainda não têm o tamanho ideal para serem absorvidos, necessitando ser fracionados em moléculas menores. Para tanto, tais nutrientes recebem uma sofisticada combinação de:

- Bicarbonato de sódio, enviado pelo pâncreas: neutraliza a acidez do quimo, originada do estômago
- Enzimas pancreáticas: que fracionam as moléculas dos alimentos em:
  - Amilase pancreática, para digerir os carboidratos
  - Tripsina (em maior quantidade), a quimiotripsina e a carboxipolipeptidase, para a digestão das proteínas
  - Lipase pancreática, para digerir as gorduras neutras em ácidos graxos e monoglicerídeos
  - Esterase de colesterol, para hidrolisar os ésteres de colesterol
  - Fosfolipase, para remover ácidos graxos dos fosfolipídios
- Bile (ácidos biliares): produzida pelo fígado e armazenada pela vesícula biliar, tem a função de romper a tensão superficial das gorduras, transformando-as em partículas menores, sendo trabalhadas pela lipase (enzima pancreática), resultando em ácidos graxos e monoglicerídeos.

Os ácidos biliares (a bile) também auxiliam no transporte até a mucosa intestinal e na posterior absorção dos ácidos graxos e dos monoglicerídeos. A ação de todo esse sofisticado processo químico é regulada por um conjunto de hormônios produzidos pelo intestino, com várias funções de controle do processo, inclusive a regulação da motilidade (velocidade de movimentação do alimento pelo tubo gastrintestinal) e da produção de substâncias em outros órgãos do sistema digestivo.

A diminuição dos ácidos biliares acarreta uma perda de até 40% na absorção das gorduras, o que causa uma carência nutricional e funcional decorrente desse prejuízo (tanto de ácidos graxos essenciais quanto das vitaminas solúveis em gordura).

Metabolismo

O cérebro controla todo o sistema de produção, distribuição e utilização de energia, como também a construção, manutenção e reparação do organismo. Esse processo é denominado metabolismo. O processo metabólico é o mais essencial do organismo, sendo o primeiro e último dispositivo a ser desativado. Mesmo em estado de coma, o organismo continua captando oxigênio e energia.

O modo pelo qual os nutrientes tornam-se parte integrante do organismo, contribuindo para seu pleno funcionamento, depende dos processos bioquímicos e fisiológicos que determinam suas ações. Apenas a ingestão do alimento não garante que seus nutrientes sejam biodisponíveis, ou seja, que estejam à disposição para serem utilizados pelas células. Para que isso ocorra, é fundamental que, além da quantidade e qualidade ideais de matéria-prima, também ocorram as melhores condições químicas e fisiológicas para o alimento ser quebrado, e os nutrientes resultantes dessa quebra absorvidos, transportados e utilizados pelas células do organismo. É necessário, ainda, que as substâncias resultantes de todo esse processo, as quais não serão utilizadas pelo organismo, sejam excretadas, como também os eventuais produtos tóxicos, ingeridos com o alimento.

Carências nutricionais e funcionais surgem com a falta de matéria-prima, mesmo com uma alimentação adequada, porque uma das etapas do metabolismo do alimento não é bem assimilada. A utilização do alimento pelo organismo depende de um processo que envolve seis etapas: ingestão, digestão, absorção, transporte, utilização e excreção (Tabela 2.1).

O alimento deve ser processado para que o organismo absorva o resultado e utilize seus nutrientes. Ele passa através do organismo e é transformado em seus componentes básicos por enzimas. O excesso não digerido é excretado.

Excreção fecal

O intestino grosso, como já mencionado, é a parte do organismo onde ocorre a absorção de água, sais minerais e vitaminas, sintetizados nesse órgão pela ação bacteriana. Mede aproximadamente 2 m, sendo constituído pelo ceco, cólon e reto.

Tabela 2.1 Enzimas, órgãos de origem e substrato ou produto.

Enzimas	Origem	Substrato → produto
Ptialina, ou amilase salivar	Boca	Amido em maltose
Pepsina	Estômago	Proteínas em peptonas
Amilase pancreática	Pâncreas	Amido em maltose
Lipase pancreática	Pâncreas	Gorduras em ácidos graxos + glicerol
Tripsina	Pâncreas	Proteínas em peptonas
Quimiotripsina	Pâncreas	Proteínas em peptonas
Nucleases	Pâncreas	Ácidos nucleicos em nucleotídeos
Aminopeptidases	Duodeno	Peptonas em aminoácidos
Dipeptidases	Duodeno	Dipeptídeos em aminoácidos
Maltase	Duodeno	Maltose em glicose
Lactase	Duodeno	Lactose em galactose e glicose
Sacarase	Duodeno	Sacarose em frutose e glicose
Lipase intestinal	Duodeno	Gorduras em ácidos graxos + glicerol
Nucleotidases	Duodeno	Nucleotídeos em fosfato, pentose e base nitrogenada

Dos 500 a 1.000 m ℓ de água do quimo, que entram no cólon a cada dia, a maior parte é absorvida, restando 50 a 200 m ℓ para serem excretados nas fezes. Normalmente, à medida que os conteúdos colônicos se movem lentamente, a uma velocidade de 5 cm/h, quase tudo de valor nutricional é absorvido.

Diferentemente do intestino delgado, a parede do intestino grosso não contém vilosidades, sendo revestida quase totalmente por células mucosas que produzem apenas muco. Suas células epiteliais quase não contêm enzimas. O muco protege a parede do intestino grosso contra lesões; além disso, proporciona o meio aderente para manter unida a matéria fecal, preservando a parede intestinal da grande atividade bacteriana que ocorre nas fezes.

Alguns fatores, como distúrbios emocionais e irritação local intensa, fazem a mucosa secretar grande quantidade de água e eletrólitos, provocando o aumento da solução viscosa de muco, o que dilui os fatores irritantes (para que ocorra a recuperação), mas causa diarreia.

As fezes são constituídas de 75% de água e 25% de substâncias sólidas, sendo cerca de um terço destas bactérias mortas. Os materiais inorgânicos e as gorduras constituem de 20 a 40%, e as proteínas aproximadamente de 2 a 3%. O remanescente inclui fibras dietéticas não digeridas, células epiteliais esfoliadas e componentes secos de sucos digestivos, bem como os pigmentos da bile, que dão cor às fezes.

A defecação, eliminação das fezes através do ânus, ocorre com frequência variada, de 1 vez a cada 3 dias a 3 vezes/dia; o ideal, porém, é que seja de 1 a 2 vezes/dia.

Distúrbios gastrintestinais

Gastrite
Trata-se de uma inflamação da mucosa gástrica cuja afecção é muito comum na população, em geral, principalmente, nos anos mais avançados da vida adulta. Em alguns casos, a gastrite pode ser muito aguda ou grave, com lesão ulcerativa da mucosa gástrica pelas secreções pépticas do estômago.

Pesquisas sugerem que grande parte dos casos de gastrite tem como causa a infecção bacteriana crônica por *Helicobacter pylori* na mucosa gástrica, cujo tratamento bem-sucedido ocorre por meio da administração de um esquema intensivo de medicamentos antibacterianos, como o metronidazol e o bismuto. Algumas substâncias, mais comumente o álcool e o ácido acetilsalicílico, têm efeito irritativo sobre a mucosa gástrica, causando gastrite aguda ou crônica.

Atrofia gástrica
Na gastrite crônica, a mucosa se atrofia gradualmente até restar pouca ou nenhuma atividade das glândulas gástricas. A perda das secreções gástricas na atrofia do estômago causa acloridria e, menos comumente, anemia perniciosa.

Em geral, quando o ácido não é produzido, a pepsina também não é secretada, e, ainda que o seja, a ausência de ácido impede seu funcionamento, uma vez que a pepsina exige um meio ácido para sua atividade. Assim, quando há acloridria, em decorrência, ocorre a perda de quase toda a função digestiva do estômago.

Anemia perniciosa na acloridria e na atrofia gástrica
A anemia perniciosa comumente acompanha a acloridria e a atrofia gástrica.

São dois os atores causadores desse tipo de anemia: a deficiência do fator intrínseco de Castle e a incapacidade de utilização da vitamina B_{12}, que provocam insuficiência na maturação das hemácias na medula óssea, acarretando em anemia perniciosa.

Úlcera péptica
Causada pela ação digestiva do suco gástrico, é uma área escoriada da mucosa. A parte mais afetada é a primeira porção do duodeno, além da pequena curvatura na extremidade antral do estômago. Não muito comumente, pode se manifestar também em outros locais.

Bibliografia

Guyton AC, Hall JE. Fisiologia humana e mecanismos das doenças. Rio de Janeiro: Guanabara Koogan; 2015.

Hendler SS. A Enciclopédia de vitaminas e minerais. Rio de Janeiro: Campus; 2014.

Lefever GB, Dawson KV, Morrow AL. The extent of drug therapy for attention deficit-hyperactivity disorder among children in public schools. Am J Pub Health. 1999;1359-64.

Murray MT, Pizzorno JE. Enciclopédia da medicina natural. São Paulo: Andrei Editora; 2006.

3 Composição de Alimentos | Nutrientes

Necessidades nutricionais

São definidas como a quantidade de energia e nutrientes biodisponíveis nos alimentos que um indivíduo sadio deve ingerir a fim de satisfazer todas as suas necessidades fisiológicas. Substâncias biodisponíveis são aquelas digeridas, absorvidas e utilizadas pelo organismo. Já as recomendações nutricionais são baseadas nas cifras das necessidades, corrigidas pela biodisponibilidade, às quais adiciona-se a quantidade necessária para cobrir a variabilidade individual. No caso de alguns nutrientes, é acrescentada também uma quantidade adicional como margem de segurança.

Os nutrientes são substâncias que atuam no corpo humano como material energético, para construção ou como fator de regulação das reações químicas, denominado metabolismo. São agrupados como proteínas, carboidratos, lipídios, vitaminas, sais minerais e água. Nos últimos anos, ocorreram várias mudanças em relação às recomendações nutricionais. Atualmente, sobre as proteínas, por exemplo, essas recomendações são bem menores que em anos anteriores. Deve-se reconhecer que as taxas recomendadas de nutrientes são estimativas e, assim como foram alteradas em relação ao passado, podem ser sempre modificadas à medida que a ciência se aperfeiçoa. Em razão das limitações científicas, algumas recomendações são extrapolações ou, ainda, não são definidas, como alguns minerais recentemente pesquisados.

O objetivo deste capítulo é avaliar todos os aspectos que influenciam as necessidades nutricionais, a fim de proporcionar uma visão mais abrangente da interação do alimento com o corpo humano. Fatores como estilo de vida, individualidade bioquímica, qualidade dos alimentos, transmutação biológica e biodisponibilidade são importantes para a composição do valor nutricional do alimento.

Macronutrientes

Proteínas

São macromoléculas constituídas de partículas menores denominadas aminoácidos. Há dois tipos de aminoácidos: os essenciais, produzidos no organismo, e os não essenciais em número de oito, que necessitam ser introduzidos no organismo por meio dos alimentos.

A qualidade da proteína (valor biológico) é determinada pela quantidade satisfatória dos aminoácidos essenciais. Quando um alimento os contém, costuma-se dizer que ele tem a proteína completa (de alto valor biológico).

Vigora uma falsa crença de que somente os produtos de origem animal contêm a proteína completa, uma vez que, no reino vegetal, há também grande profusão de proteínas de alto valor biológico, como as sementes oleaginosas (nozes, castanhas, amêndoas etc.), e os cereais integrais; estes, embora contenham pouca quantidade de proteína, são de alto valor biológico, e até mesmo as proteínas vegetais incompletas em si, quando combinadas com outros vegetais, resultam na proteína completa.

As proteínas desempenham diversas funções importantes no organismo, como: no crescimento e na reparação dos tecidos; no sistema de defesa, por meio da produção de anticorpos; na produção de enzimas e hormônios; na transmissão da rede nervosa; na formação do sangue; e na síntese de DNA. A alimentação moderna caracteriza-se por privilegiar o consumo exagerado de proteínas, procedimento que vem sendo relacionado com a origem de diversas doenças, como o câncer, inclusive. As recomendações atuais diárias são cerca de 0,8 g/kg de peso corporal do adulto, sendo essas necessidades bem maiores durante a infância, a adolescência, a gravidez e a lactação.

As proteínas são chamadas de construtoras, pois a construção é sua principal função; construir e conservar o organismo. Elas formam os músculos, o esqueleto, a pele, o cabelo etc., e são constituintes básicos de órgãos como coração, pulmão e rins, e também do sangue. Além disso, as proteínas refortalecem os tecidos de seu desgaste natural, constituindo substâncias vitais ao organismo, como hormônios, enzimas, neurotransmissores e anticorpos, tanto para seu funcionamento como para defesa contra enfermidades. Os aminoácidos são a menor unidade da proteína. Cada grama de proteína fornece aproximadamente 4 calorias.

Proteínas completas

Também denominadas proteínas de alto valor biológico. As proteínas completas são aquelas que contêm os aminoácidos essenciais em quantidades suficientes e na proporção correta para o crescimento e a manutenção do organismo. São proteínas de alimentos: carne bovina, de peixe e de aves, além de ovos, leite materno e outras de origem animal.

Os aminoácidos essenciais ao organismo são:

- Lisina
- Leucina
- Isoleucina
- Valina
- Metionina
- Histidina
- Triptofano
- Treonina
- Fenilalanina.

Há também os aminoácidos condicionalmente essenciais, que, em certas situações do organismo, podem se tornar essenciais, como:

- Taurina
- Cisteína
- Tirosina (possivelmente).

Proteínas incompletas

São denominadas incompletas porque não fornecem todos os aminoácidos essenciais em quantidades apropriadas para o crescimento e a manutenção do organismo. São as proteínas de origem vegetal, encontradas em cereais, leguminosas e hortaliças.

Proteínas complementares

Uma dieta rica em proteína animal fornecerá aminoácidos essenciais adequados para garantir uma síntese proteica eficiente. Entretanto, ocorrem situações em certas regiões, como na Ásia e na África, nas quais fatores culturais, religiosos ou econômicos proíbem o abatimento de animais, restringindo a quantidade de proteína animal disponível para o consumo humano. Nessas situações, é determinante

aplicar o princípio das proteínas complementares, adotando-se uma dieta rica nessas substâncias. A combinação das proteínas vegetais presentes nos cereais e nas leguminosas resulta em uma mistura adequada para a síntese proteica, pois o aminoácido pobre no cereal (lisina) encontra-se em quantidade suficiente na leguminosa, e o aminoácido pobre na leguminosa (metionina) vigora em quantidade suficiente no cereal. Por isso diz-se que o arroz e o feijão "salvam" o brasileiro, pois essa mistura sadia melhora a qualidade das proteínas ingeridas.

Há 20 aminoácidos comuns e proteicos; entre eles, alguns conhecidos como essenciais. Além disso, em torno de 300 aminoácidos têm sido encontrados como componentes de alguns tipos de proteína, e cerca de 300 aminoácidos adicionais foram encontrados em células com grande variedade de funções. Esses aminoácidos têm um potencial de ação maior (independentemente da via metabólica pretendida), quando usados em suplementação, sendo um potencializador da forma energética provinda de outros macronutrientes.

Todos os suplementos proteicos ou de aminoácidos devem ser tomados longe do horário das principais refeições do dia (desjejum, almoço e jantar), pois, quando absorvidos com outros aminoácidos dietéticos, esses suplementos são direcionados para a rota de síntese e transaminação, em razão dos hormônios liberados pela ação dos carboidratos e lipídios dietéticos, perdendo, assim, suas funções como precursores e/ou cofatores de reações metabólicas. Se o intuito for suprir o organismo com proteína, o ideal é que esta venha acompanhada de um carboidrato, porque provoca resposta insulínica para melhorar a entrada dos aminoácidos nos tecidos. Aminoácidos como leucina e isoleucina ativam o uso da glicose muscular e os estoques de glicogênio independentemente de insulina. É importante lembrar que a adição de carboidrato no suplemento pode aumentar a razão de síntese de glicogênio muscular.

O processo de digestão e absorção de suplementos de proteína e aminoácidos depende de modificações físicas, como mastigação e peristaltismos, e químicas, por meio de enzimas e ácido clorídrico. Além dessas modificações, um estado de disbiose intestinal interfere no processo de digestão e absorção, mesmo de aminoácidos livres.

A absorção é realizada por meio de transportadores basolaterais e na borda em escova. O processo transcelular sódio dependente faz absorção de aminoácidos como glutamina, glicina e aminoácidos neutros. Já os aminoácidos sódio independentes transportam aminoácidos ramificados, lisina, alanina, serina e cisteína.

No uso de suplementos proteicos e aminoácidos, deve-se ter maior cuidado, uma vez que essa prática pode acarretar uma sobrecarga de nitrogênio. Isso porque, no processo de degradação oxidativa de aminoácidos, dá-se início ao esqueleto carbônico, que é redirecionado para o ciclo do óxido nítrico, e a produção de amônia pelo processo de degradação, a qual, por ser muito tóxica, precisa ser destoxificada no fígado pelo ciclo da ureia para, só depois, ser eliminada via renal. Dessa maneira, os suplementos proteicos e de aminoácidos são contraindicados em pacientes com doenças renais, e o uso desse tipo de suplemento deve ser contabilizado com o montante proteico fornecido pela dieta ao longo do dia. No entanto, estudos têm demonstrado que a suplementação com os aminoácidos de cadeia ramificada (BCAA) é importante para prevenir a progressão da cirrose hepática e outros distúrbios do fígado.

Fontes
➢ Leite e derivados, ovos e carnes. Embora os produtos de origem animal sejam ricos em proteínas, também são ricos em gorduras, hormônios e outros fatores indesejáveis, que levam à fermentação de substâncias, ao acúmulo de toxinas e ao desgaste dos órgãos. Os mais saudáveis são: iogurte, peixes e ovos caipiras.
➢ Leguminosas (feijões, lentilha, ervilha, soja, grão-de-bico, amendoim etc.). Têm um total de proteínas superior ao da carne; no entanto, são deficientes em alguns aminoácidos essenciais e apresentam fatores antinutricionais que necessitam ser desativados por meio de uma preparação adequada.
➢ Oleaginosas (castanha-do-pará, amêndoas, nozes, gergelim, avelãs etc.) e algas marinhas. Ricas em quantidade e com alto valor biológico.
➢ Cereais integrais, frutas e hortaliças. Mesmo não contendo proteína em alta concentração, auxiliam na complementação da cota diária dessa substância.

Fenilalanina
Trata-se de um aminoácido muito empregado na Medicina Ortomolecular.

Na forma L-fenilalanina, é estimulante da colecistoquinina, inibidor da fome, sendo, por isso, usado no tratamento da obesidade. Também é estimulante da gordura marrom.

A forma DL-fenilalanina é utilizada como analgésico, com efeito opiáceo, no tratamento da dor de diferentes patologias de base.

As doses variam de 100 a 500 mg, 3 vezes/dia, em ambas as formas, L ou DL-fenilalanina.

Histidina
Não é muito empregada na Medicina Ortomolecular, pois seu uso é tido como placebo nos casos de fadiga crônica, no combate ao estresse e nas alterações de libido.

As doses variam de 100 a 500 mg, 3 vezes/dia.

Isoleucina
Também faz parte dos aminoácidos de cadeia curta. Em geral, é indicada em associação com a leucina e a valina, como suplemento em polineuropatias e patologias degenerativas, comprometendo a bainha de mielina.

As doses variam de 100 a 500 mg, 3 vezes/dia.

Leucina
É também um aminoácido de cadeia curta, sendo indicada, principalmente, nas doenças desmielinizantes, uma vez que faz parte da estrutura proteica da bainha de mielina.

Trabalhos recentes têm sugerido sua administração como suplemento em pacientes com esclerose amiotrófica lateral, associada com valina e isoleucina.

As doses variam de 100 a 500 mg, 3 vezes/dia.

Lisina
Trata-se de um dos aminoácidos que faz parte da estrutura do hormônio do crescimento (GH). Sua indicação preferencial é na profilaxia do herpes simples, em especial, do tipo 1 ou genital.

As doses médias variam de 100 a 500 mg, 3 vezes/dia. Na profilaxia do herpes, são recomendadas 500 mg em dose única/dia, por períodos prolongados.

Metionina
É um importante aminoácido, por ser o principal fator na formação de cisteína, com efeito antioxidante. A metionina, por apresentar grupos sulfidrila na composição, tem efeito antioxidante e quelante.

As doses variam de 100 a 300 mg, 3 vezes/dia.

Triptofano
Também é um dos aminoácidos mais utilizados na Medicina Ortomolecular, sendo muito indicado nas seguintes situações:

- Para tomar parte do metabolismo das vitaminas do complexo B, principalmente do ácido nicotínico e do cloridrato de piridoxina
- Como substrato formador do neurotransmissor serotonina, motivo pelo qual são utilizadas altas doses em pacientes com insônia ou depressão; nestes últimos, é associado a inibidores da recaptação de serotonina
- Para formar a melatonina, na forma L-triptofano, via serotonina, que regula o ciclo do sono.

As doses sugeridas variam de 200 a 2.000 mg, 1 a 2 vezes/dia.

Valina

Forma o triângulo dos aminoácidos de cadeia curta ao lado da leucina e a isoleucina, sendo indicada como suplemento em pacientes com processo desmielinizante de diferentes origens.

As doses sugeridas variam de 100 a 500 mg, 3 vezes/dia.

Aminoácidos não essenciais

São os principais aminoácidos não essenciais: ácido aspártico, ácido glutâmico, alanina, arginina, asparagina, carnitina, cisteína, citrulina, glicina, glutamina, ornitina, prolina, serina e tirosina.

Devem ser utilizados como suplemento alimentar, mas administrados, de preferência, em jejum ou, pelo menos, 30 min antes das três principais refeições do dia.

A seguir, serão apresentados alguns aminoácidos não essenciais.

Arginina

Trata-se de um dos aminoácidos mais utilizados na Medicina Ortomolecular, pois faz parte da cadeia do GH.

Sintetiza o óxido nítrico, ou o denominado fator de relaxamento endotelial, podendo ser utilizado como vasodilatador ou para diminuir a pós-carga no trabalho do coração nos pacientes hipertensos.

Também sintetiza a espermidina, importante para a maturação dos espermatozoides. Acredita-se que exerça função na proteção da atividade cerebral por ter sido encontrada espermidina no cérebro.

A arginina deve ser administrada com cautela em pacientes portadores de herpes e que sejam suplementados simultaneamente com lisina (o fator pró-herpético da arginina se deve à sua capacidade de inibir a absorção da lisina).

As doses variam de 100 a 500 mg, 3 vezes/dia.

Cisteína

É um dos aminoácidos mais importantes da Medicina Ortomolecular dados os seguintes motivos:

- É parte do núcleo ativo da enzima glutationa peroxidase, que inibe a formação dos peróxidos lipídicos
- Sua formação deficitária, por deficiência clínica ou subclínica de vitamina B_6, vitamina B_{12} ou de ácido fólico, favorece a formação da homocisteína, fator de risco importante para doença cardiovascular.

A cisteína é indicada, associada ou não a hipocolesterolemiantes, principalmente, a pacientes com hipercolesterolemia, associada a níveis elevados de apolipoproteína B (Apo B) ou lipoproteína A, indicativos da oxidação do colesterol.

As doses médias variam de 600 a 1.200 mg, até 3 vezes/dia VO, nas formas efervescente ou parenteral.

Tirosina

Apesar de ser uma substância intermediária do metabolismo da fenilalanina, pode ser utilizada isoladamente, como estimulador da atividade tireoidiana e suplemento para pacientes com fadiga crônica.

As doses variam de 100 a 500 mg, 3 vezes/dia.

Carnitina

É uma substância do metabolismo da lisina em presença de S-adenosil-metionina.

Com base nos conceitos da Medicina Ortomolecular, é indicada como suplemento nos seguintes casos:

- Patologias cardiovasculares: por manter a atividade da musculatura lisa periférica e da musculatura estriada não voluntária do coração. Por este último fenômeno, tem sido empregada concomitantemente ao tratamento habitual em pacientes com insuficiência cardíaca, associada à ubiquinona ou à coenzima Q10
- Na formação da gordura marrom, que, além de efeito termogênico, atua como uma placa protetora dos tecidos contra o estresse oxidativo.

As doses de carnitina variam de 100 a 500 mg, 3 vezes/dia.

Citrulina

Mais comumente empregada com outros aminoácidos na suplementação do esqueleto proteico.

Sugere propriedades semelhantes às da histidina no combate ao estresse e à fadiga, e na melhora da libido. Contudo, essas ações ainda não têm base científica.

Ornitina

A ornitina, com a arginina e a lisina, forma o esqueleto proteico do GH. Pode ser administrada com a arginina, contanto que em dias diferentes da suplementação com lisina.

As doses variam de 200 a 500 mg, 2 a 3 vezes/dia.

Cabe destacar que a administração de arginina, lisina e ornitina, não provoca o aumento dos níveis plasmáticos do GH, e esses aminoácidos, por sua vez, não podem ser utilizados como substitutos desse hormônio em pacientes com insuficiência hormonal plasmática; contudo, devem ser usados como suplementos alimentares para sua manutenção.

Estudos demonstram que a suplementação com aminoácidos de cadeia ramificada (BCAA) é importante contra as doenças do fígado, como a cirrose hepática, evitando sua progressão.

Glicídios (carboidratos)

São considerados glicídios, ou carboidratos:

- Monossacarídeos (açúcar simples, não pode ser desdobrado):
  - Glicose (açúcar comum), galactose e frutose (frutas)
- Dissacarídeos (desdobrados em dois monossacarídeos para serem absorvidos):
  - Sacarose (cana-de-açúcar), lactose (açúcar do leite) e maltose (açúcar da cevada)
- Polissacarídeos (moléculas de açúcares):
  - Glicogênio (forma de armazenamento do açúcar nos animais), digerido em açúcar simples e absorvido
  - Amido (forma de armazenamento do açúcar nos vegetais), digestão feita em etapas: dextrina → maltose → glicose
  - Polissacarídeos que não são digeridos, como celulose, hemicelulose, ágar e pectina (rica na maçã).

Os carboidratos são denominados energéticos, pois sua principal função é fornecer energia para o organismo, e também poupadores de proteínas, porque, se os carboidratos ingeridos forem insuficientes, o organismo usará as proteínas para produzir energia (convertendo proteína em carboidrato), uma vez que a necessidade energética do corpo precede todas as demais. Portanto, o consumo adequado de carboidratos auxilia as proteínas em seu papel vital na estruturação e manutenção do organismo.

A presença de carboidratos também é necessária para um metabolismo normal das gorduras, facilitando sua completa utilização nos processos de liberação de energia. Os carboidratos fornecem suprimento contínuo de "combustível" para o funcionamento apropriado do sistema nervoso central (SNC).

A glicose é a única fonte de energia para o cérebro; assim, entre os sintomas de queda da glicose sanguínea (hipoglicemia) estão fome, fraqueza, suor frio, tontura, dor de cabeça, irritação e ansiedade, esta podendo levar à compulsão.

Existem os carboidratos simples, absorvidos rapidamente pelo organismo, e os complexos, que precisam ser quebrados, em unidades menores, para serem mais bem absorvidos, causando maior lentidão nesse processo de absorção pelo organismo.

Os carboidratos são as substâncias básicas das plantas, e nelas se formam por meio da fotossíntese.

A água, o gás carbônico (CO_2) e a luz solar são absorvidos pela planta, para que esta possa produzir o carboidrato e o oxigênio essenciais à respiração e à vida. São a principal fonte de energia do organismo, utilizados pelos músculos e armazenados no fígado; e, quando em excesso, transformam-se em gordura.

O nível de glicose no sangue (glicemia) está relacionado com o nível de consciência e a produção de energia e calor. As alterações da glicemia (hipoglicemia ou hiperglicemia, no diabético), se forem muito altas, podem levar ao estado de coma, com perda de consciência.

Alguns glicídios, como as fibras (lignina, celulose, pectina), não são absorvidos pelo organismo, porém são extremamente importantes para o peristaltismo, favorecendo a eliminação intestinal. Além de evitarem a prisão de ventre, as fibras auxiliam na prevenção e no tratamento de algumas doenças degenerativas, pois impedem a absorção excessiva de gorduras e açúcar, substâncias que contribuem para a degeneração do organismo.

➤ **Fontes.** Os monossacarídeos (glicose e frutose) são encontrados nas frutas e absorvidos diretamente nos intestinos; dissacarídeos (lactose do leite); sacarose (açúcar da cana e da beterraba); e os polissacarídeos (amido) são encontrados em cereais e tubérculos (batata, aipim, cará etc.) e absorvidos somente depois de transformados pela digestão.

Lipídios (gorduras)

São nutrientes distribuídos em vários alimentos de fontes animal e vegetal, constituindo as células do corpo. Estão nos nervos e no cérebro, ajudam na formação de hormônios, transportam vitaminas lipossolúveis, protegem os órgãos e, nas proporções corretas, fornecem calorias com menor volume de alimento. Também protegem contra variações de temperatura e excessiva perda de água pela transpiração.

Para serem transportados pelo sangue, os lipídios se combinam com as proteínas, formando as lipoproteínas, classificadas em lipoproteína de baixa densidade (LDL) e de alta densidade (HDL). Enquanto as LDL favorecem o acúmulo de colesterol nas artérias, as HDL retiram as gorduras das artérias e as transportam para o fígado, para serem eliminadas. Por isso, popularmente, designa-se a HDL de "bom colesterol" e a LDL de "mau colesterol".

➤ **Fontes.** São encontrados nos alimentos naturais e integrais, como as oleaginosas, os cereais integrais, o azeite de oliva extravirgem e o abacate. Se utilizados em quantidade suficiente, dispensam o uso de outras fontes de óleos refinados e artificiais.

Óleo de prímula

É parte do grupo dos ácidos graxos ômega do tipo 6. Recentemente, tem sido muito utilizado como suplemento das seguintes maneiras:

- Como profilático em pacientes com cefaleia crônica ou nos casos de enxaqueca. Mas seu uso não é recomendado durante as crises
- Nas pacientes com síndrome de tensão pré-menstrual, por agir como intermediário no metabolismo das prostaglandinas. Seu uso é indicado durante todo o ciclo menstrual ou, pelo menos, 10 dias antes da provável data de menstruação
- Associado ao tratamento convencional em algumas patologias dermatológicas.

As doses variam de 100 a 500 mg, 2 a 3 vezes/dia.

Ômega-3 (ácido eicosapentanoico)

Um dos suplementos ortomoleculares mais convencionais, é indicado como suplemento em pacientes com hipercolesterolemia (não baixa o colesterol; suspeita-se que mantenha os níveis obtidos pela dieta e pelo uso de agentes que reduzem o colesterol).

É administrado em pacientes com hipertrigliceridemia. Em altas doses, reduz os níveis de triglicerídeos, devendo ser utilizado mais de 3 g/dia.

Nos pacientes com doenças autoimunes, como as doenças do colágeno (artrite reumatoide), o ômega-3 tem sido indicado, em associação ou não a imunossupressores e/ou anti-inflamatórios, pois inibe a formação dos leucotrienos, via lipo-oxigenase (fator de resposta inflamatória), em doses que variam de 6.000 a 9.000 mg/dia.

Tem importante efeito antiplaquetário e pode ser empregado como suplemento nutricional, associado ou não a outros antiplaquetários (ácido acetilsalicílico, dipiridamol, ticlopidina etc.).

As doses habituais variam de 500 a 3.000 mg, 3 vezes/dia.

Cabe destacar que, quando administrados ácidos ômega-3 ou 6, aumenta-se o potencial de peroxidação lipídica; assim, é sugerida a suplementação simultânea de antioxidantes, principalmente vitaminas C e E, cisteína e bioflavonoides.

Ácidos graxos são denominados energéticos, pois sua principal função é estocar e fornecer energia. As gorduras servem como fonte de energia concentrada, pois cada grama de gordura fornece, aproximadamente, 9 calorias, mais que o dobro da quantidade de energia obtida por meio de carboidratos.

Além disso, os lipídios atuam como transportadores de quatro vitaminas lipossolúveis: A, D, E e K. Quando a quantidade de lipídios consumida na dieta é muito reduzida, a eficácia e a utilização dessas vitaminas também diminuem.

Os lipídios desempenham ainda importante papel na manutenção, função e integridade das membranas celulares, no sistema imunológico, na formação de hormônios e na transmissão dos impulsos nervosos.

O tecido adiposo auxilia a manter os órgãos vitais (coração, rins, baço, cérebro e medula espinal) em posição ideal e protegê-los contra choques e lesões traumáticas (internas e externas).

A camada subcutânea de gordura isola o corpo e mantém o calor corpóreo e sua temperatura.

Tipos de gordura

Colesterol

Constitui a matéria-prima para a elaboração de sais biliares e hormônios esteroides (cortisol, estrógenos, progesterona etc.). É um componente essencial das membranas celulares de todos os tecidos animais e o principal componente do cérebro e das células nervosas.

Há dois tipos de colesterol, o endógeno, cerca de 70% produzido pelo organismo, a partir das gorduras saturadas ingeridas na alimentação, sendo sintetizado e estocado no fígado; e o exógeno, cerca de 30% consumido por meio da alimentação. A fração LDL-colesterol, ao ser oxidada, contribui para obstruir veias e artérias. Já a fração HDL-colesterol ajuda a defender o organismo.

O colesterol está presente apenas em alimentos de origem animal. Os únicos alimentos que contêm colesterol e não são classificados como de origem animal nem vegetal são os cogumelos.

Gordura saturada

Apresenta-se sólida à temperatura ambiente, como em manteiga e carnes. Quanto maior a ingestão de gordura saturada (além do necessário), maior pode ser a quantidade de colesterol no sangue. Como o colesterol é essencial para o organismo, tanto seu excesso quanto sua falta podem ser extremamente prejudiciais para a manutenção da saúde física e mental. Um estudo recente mostrou que a falta de colesterol no organismo pode causar alguns tipos de depressão em idosos, relacionados com a carência de colesterol.

As gorduras saturadas são encontradas em maior quantidade em alimentos de origem animal, como laticínios (manteiga, nata e creme de leite) e carnes em geral, além de banha e toucinho.

Gordura insaturada

Apresenta-se líquida à temperatura ambiente, sendo mais encontrada em alimentos de origem vegetal. Há dois tipos de gorduras insaturadas: monoinsaturadas (ômega-9) e poli-insaturadas (ômega-3 e 6).

As gorduras insaturadas (principalmente o ômega-3) são encontradas em boa quantidade em peixes. Uma boa fonte dos três ácidos graxos essenciais (ômega-3, 6 e 9) é o óleo de linhaça, que pode ser utilizado em várias situações como suplementação nutricional, desde que bem indicado e administrado por um profissional devidamente habilitado.

Os triglicerídeos são a forma de armazenamento dos ácidos graxos no organismo, principalmente quando há excesso de ingestão de energia.

➤ **Fontes.** As gorduras insaturadas estão presentes nos óleos de soja, girassol, milho e canola, nas nozes (e outras oleaginosas), no gergelim, no azeite de oliva, no abacate, na semente de linhaça e na soja. Dos óleos vegetais, o azeite de oliva extravirgem (obtido da primeira extração a frio) é um dos que mais preserva as características químicas e, portanto, mantém o valor nutricional do ácido graxo essencial ômega-9, devendo ser consumido na temperatura do frasco, sem ser aquecido.

Ácidos graxos

Ácidos graxos essenciais

Entre as funções dos ácidos graxos essenciais, destacam-se:

- Auxiliam na manutenção das membranas celulares que circundam as células e as estruturas intracelulares (organelas)
- Determinam a fluidez e as reações químicas das membranas
- Aumentam a razão oxidativa e metabólica e os níveis de energia
- Servem de precursores para prostaglandinas (hormônios de grande influência na inflamação, dor e resposta alérgica)
- Carregam substâncias lipossolúveis tóxicas para eliminação
- Armazenam cargas elétricas que produzem correntes bioelétricas importantes para os nervos, músculos, funções das membranas celulares e transmissão de informações
- Ajudam na barreira que impede a absorção de moléculas estranhas, vírus, leveduras, fungos e bactérias, e mantém intactos proteínas, enzimas, material genético e organelas no meio intracelular
- Auxiliam na regulação do transporte para dentro e para fora da célula pelos canais proteicos, bombas e outros mecanismos
- Regulam o uso do oxigênio, o transporte de elétrons e a produção de energia
- Mantêm a atividade das glândulas endócrinas e exócrinas
- Mantêm a lubrificação das articulações

- Determinam a saúde do sistema cardiovascular
- Auxiliam no transporte de colesterol, e sua suplementação auxilia a diminuir os altos níveis de colesterol
- Auxiliam na prevenção do desenvolvimento de alergias.

Ácidos graxos *trans* (gorduras *trans*)

No processamento dos alimentos, os ácidos graxos *trans* são formados quando os fabricantes adicionam hidrogênio a óleos líquidos (vegetais) a fim de torná-los semissólidos e mais estáveis. São as gorduras hidrogenadas caracterizadas por alterar o lado do hidrogênio na molécula, mudando também sua função, de modo que a gordura insaturada, que deveria ser boa para o organismo, torna-se uma gordura prejudicial, aumentando ainda mais a necessidade do consumo dos ácidos graxos essenciais.

As fontes principais de ácidos graxos *trans* na dieta são margarinas, gordura vegetal hidrogenada, frituras comercializadas (salgados), produtos de panificação ricos em gorduras e lanches salgados (cachorro-quente, misto, hambúrgueres e frios). Os ácidos graxos *trans* inibem a utilização dos ácidos graxos essenciais (ômega-3 e 6) pelo organismo.

Vitaminas lipossolúveis

Vitamina A

A vitamina pré-formada, ou retinol, é encontrada nos produtos de origem animal; e a pró-vitamina A (betacaroteno, que se converte em vitamina A no corpo), principalmente nos vegetais verdes e amarelos.

A vitamina A é essencial à visão (em especial a noturna), regulação da divisão celular, reprodução e imunidade. Há inúmeras pesquisas apontando o betacaroteno como possível redutor da incidência de câncer, graças às suas propriedades antioxidantes. Outros estudos demonstraram, ainda, o enorme poder dessa vitamina na alta resistência a infecções. Também acelera a cicatrização e reverte o envelhecimento da pele. Contudo, a vitamina A, formada em doses altas, é tóxica, enquanto o betacaroteno tem uma toxicidade extremamente reduzida.

Em resumo, pode-se afirmar que:

1. Olhos e visão: a forma retinal é necessária para a transdução da luz em sinais neurais necessários para a visão. O ácido retinoico é imprescindível para a manutenção da diferenciação normal da córnea e das membranas conjuntivas, prevenindo a xeroftalmia, bem como para os fotorreceptores e as células em cone. Necessária para a visão noturna, a vitamina se combina com a proteína opsina para formar os

pigmentos fotossensíveis rodopsina e iodopsina nas hastes e nos cones dos olhos, necessários para essa visão.

2. Mucosa epitelial: responsável pela manutenção das células epiteliais de todo o organismo. Por meio da ativação de seus receptores (RAR e RXR), os ácidos retinoicos regulam a expressão de diversos genes que codificam as proteínas estruturais.
3. Sistema imune: é importante para a secreção e proliferação de linfócitos.
4. Crescimento e desenvolvimento ósseo: a vitamina A e seus metabólitos influenciam o crescimento longitudinal, por meio da promoção da diferenciação das células pituitárias secretoras de GH e da estimulação direta da secreção de GH.

Os sinais de toxicidade são: náuseas, vômitos, pele seca, unhas frágeis, perda de cabelo, dores de cabeça, vertigens, gengivites, dores musculares, aumento do tamanho do fígado e, com funcionamento alterado, anorexia e fadiga.

Os medicamentos capazes de reduzir a absorção de vitamina A são os sequestradores do ácido biliarcolestiramina, colestipol-neomicina e óleo mineral. A vitamina A pode sofrer interferência dos seguintes nutrientes: ferro (sua deficiência altera a distribuição de vitamina A) e zinco (sua deficiência influencia a mobilização da vitamina A do fígado e seu transporte pela circulação).

Betacaroteno (pró-vitamina A)

Apresenta efeito inibidor sobre oxigênio *singlet* e radicais superóxidos e efeito protetor sobre diferentes tecidos mucosos do organismo: pulmões, boca, bexiga, estômago etc. Em estudos recentes, evidências sugerem que o betacaroteno pode agravar o câncer de pulmão, o que indica a necessidade de precaução quanto a seu uso por pacientes fumantes e portadores dessa neoplasia.

As doses recomendadas por via oral oscilam de 30 a 100 mg/dia e têm efeito cumulativo, pois o betacaroteno é uma vitamina lipossolúvel (acúmulo hepático), cujo efeito colateral é o amarelamento da pele, que, por sua vez, desaparece quando sua administração é suspensa.

➤ **Fontes.** A vitamina A pré-formada é encontrada em leite e derivados, além de carnes e peixes. O betacaroteno é encontrado em grande profusão de vegetais, como cenoura, manga, mamão, folhosos verde-escuros, damasco, abóbora, brócolis, batata-doce, melancia etc.

Vitamina D

É a única vitamina cuja forma biologicamente ativa é um hormônio. Pode ser produzida na pele, a partir dos raios ultravioletas do sol, e também é encontrada nos alimentos, mas em pequenas quantidades. Desempenha papel importante no controle do metabolismo do cálcio e da proliferação e diferenciação celular, causando, portanto, enorme impacto na prevenção e no tratamento do câncer. A maior incidência tanto de câncer de cólon e reto quanto de mama encontra-se em regiões de menor exposição à luz natural, em decorrência da deficiência de vitamina D e, por consequência, de cálcio. O Japão é uma exceção, pois, embora haja pouca exposição aos raios solares, há alta ingestão de vitamina D pelo grande consumo de peixes.

A vitamina D é conhecida como vitamina antirraquítica e, graças à sua capacidade de reabsorver o cálcio que seria eliminado pelos rins, é utilizada na profilaxia da osteoporose.

As doses médias variam de 200 a 600 UI/dia, por via oral. Como se trata de uma vitamina lipossolúvel, as doses médias de 400 UI/dia devem ser suspensas a cada 30 dias, durante 7 dias, a fim de que se esgotem os excessos do organismo.

➤ **Fontes.** Peixes gordurosos, leite e derivados, gema de ovo, exposição ao sol.

Vitamina E

Importante antioxidante, protege o organismo contra os radicais livres, a poluição do ar e as substâncias tóxicas. Protege, também, contra transtornos neurológicos e cardiovasculares, estimula o sistema imunológico, reduz os sintomas da síndrome pré-menstrual e aumenta a fertilidade.

Apresenta as seguintes propriedades:

- Inibe a peroxidação lipídica, podendo ser utilizada em todas as circunstâncias em que houver acentuação do estresse oxidativo, utilizando o material graxo como substrato
- Inibe a agregação plaquetária em doses de 400 a 800 UI/dia
- Pode ser empregada, em altas doses, no tratamento de vasculopatias periféricas.

As doses de vitamina E variam de 100 a 1.200 UI/dia. Doses menores são empregadas de maneira profilática; e maiores, terapeuticamente.

É importante lembrar que a vitamina E sofre um processo de peroxidação quando age como antioxidante, necessitando da presença da vitamina C ou B_{12} para se recuperar. Essas vitaminas agem como catalisadoras da enzima glutationa redutase, que ajuda a refazer a glutationa peroxidase.

➤ **Fontes.** Cereais integrais, ovos, folhas verdes, azeite de oliva, nozes, castanhas e gergelim.

Vitamina K

Desempenha diversas funções, sendo a mais importante a síntese de fatores envolvidos na coagulação sanguínea. É importante na mineralização óssea, na cicatrização de fraturas, na prevenção e no tratamento da osteoporose e na prevenção de câncer. É produzida no intestino pela flora intestinal benéfica, composta predominantemente de lactobacilos, encontrados nos alimentos fermentados, como o iogurte e o missô (pasta de soja fermentada).

Trabalhos recentes determinam que o uso da vitamina K tem resultados benéficos no tratamento da osteoporose. Ela ajuda na conversão do ácido glutâmico em ácido carboxiglutâmico, compondo a matriz óssea denominada de osteocalcina.

O ácido carboxiglutâmico é responsável pela manutenção da integridade óssea e formação normal do osso, pois atua no processo de carboxilação de osteocalcina (proteína Gla do osso), que atua como matriz proteica para uma nova formação óssea. O ácido gama carboxiglutâmico (Gla) atua fazendo a osteocalcina se ligar aos íons de cálcio para prover a calcificação normal do osso. Portanto, na deficiência de vitamina K, a gamacarboxilação é suprimida, o que pode trazer prejuízos à calcificação óssea.

As doses médias de vitamina K se alteram de 0,25 a 1 mg/dia. Por ser uma vitamina lipossolúvel, nas doses diárias de 1 mg, é recomendável sua suspensão, a cada 45 dias, por um período de 7 dias.

➤ Fontes. Couve-flor, couve-manteiga, espinafre, repolho, alface e, em menor proporção, nos cereais, como trigo e aveia.

Vitaminas hidrossolúveis

Vitamina B₁ (cloridrato de tiamina)

Desempenha papel importante na conversão da glicose em energia biológica, participando de reações metabólicas fundamentais do sistema nervoso e do coração; na formação das células sanguíneas; na manutenção dos músculos; e na proteção contra envenenamento por chumbo, ação muito importante tendo em vista a toxicidade desse elemento químico nos sistemas de tratamento de água. A vitamina B₁ também ajuda a controlar o diabetes e é útil no tratamento de herpes e outras infecções da pele, assim como no tratamento da anemia.

A deficiência da vitamina B₁ pode ocorrer mediante alimentação desequilibrada, com cereais refinados e grande consumo de cafeinados, como café e chá, além de álcool.

A carência de vitamina B₁ provoca beri béri, podendo, inclusive, afetar o sistema nervoso, comprometendo seu funcionamento.

Assim como as demais vitaminas do grupo do complexo B, a vitamina B₁ é um importante cofator na síntese de trifosfato de adenosina (ATP), pelas vias metabólicas de carboidratos, lipídios e proteínas. Entre suas funções mais importantes destaca-se seu papel nas neuropatias, principalmente alcoólicas, e em certas patologias cardíacas, causadas pela deficiência de cloridrato de tiamina.

As doses habituais variam de 10 a 100 mg/dia.

➤ Fontes. Cereais integrais, vegetais [leguminosas; ervilhas, feijões (-carioca, -preto etc.), lentilhas], frutos do mar (lula, polvo etc.) e carnes em geral.

Vitamina B₂ (riboflavina)

É essencial tanto na respiração celular, na qual a energia é produzida, quanto na eliminação de resíduos tóxicos. Com suas propriedades antioxidantes, protege o organismo das lesões causadas pelos radicais livres. A vitamina B₂ protege, também, contra o câncer e a anemia.

A prática de exercícios vigorosos aumenta sua necessidade de ingestão.

A vitamina B₂ participa como elemento fundamental em atividades do dinucleotídeo de nicotinamida (NADH), do fostato de dinucleotídeo de nicotinamida e adenina (NADPH) e do metabolismo do ATP.

É um cofator importante na recuperação da glutationa peroxidase por participar diretamente no metabolismo da glutationa redutase, razão pela qual essa vitamina não pode ser esquecida nas fórmulas de tratamento dos níveis elevados de peroxidação lipídica (dos lipídios).

As doses habituais variam de 10 a 100 mg/dia.

➤ Fontes. Leite, queijo, iogurte, verduras de folhas verdes, frutas, cereais e carnes em geral.

Vitamina B₃ (ácido nicotínico)

Atua na prevenção e no tratamento da esquizofrenia e de outras doenças mentais; além de melhorar a artrite, reduzir a hipertensão e o colesterol, protegendo das doenças cardiovasculares, e colaborar na desintoxicação de poluentes, álcool e drogas, ainda aumenta a imunidade do organismo. Segundo os conceitos da Medicina Ortomolecular, a vitamina B₃ também é indicada no tratamento suplementar de hipercolesterolemia e da esquizofrenia.

Para surtirem efeito nessas duas patologias, as doses podem chegar a 3 g/dia. Contudo, podem despertar efeitos colaterais, como hepatite reversível, razão pela qual as doses devem ser ministradas de maneira progressiva, gradual.

As doses de vitamina B₃ variam de 30 a 2.000 mg/dia.

> Fontes. Carnes, peixes, vegetais (verduras verdes e leguminosas em geral), arroz integral e castanhas.

Vitamina B$_5$

Também denominada ácido pantotênico, participa de diferentes processos metabólicos no organismo; tem sido muito utilizada, porém, em pacientes com osteoporose, como suplemento na forma de pantotenato de cálcio. Com base em dados empíricos, mais que em científicos, a vitamina B$_5$ vem sendo usada como suplemento dietético em pacientes portadores de alopecia.

As doses recomendadas variam de 50 a 200 mg/dia.

Vitamina B$_6$ (piridoxina)

É importante no funcionamento das enzimas e essencial para a síntese proteica e do ácido nucleico, e também para a produção das hemácias. Entre todas as vitaminas do complexo B, é a mais vital para o sistema imunológico. Sua deficiência pode provocar problemas de pele, anemia e distúrbios mentais. A quantidade recomendada está associada ao nível de proteína da dieta. Quanto mais proteína se ingere, maior é a necessidade dessa vitamina.

A vitamina B$_6$ é utilizada como suplemento nos seguintes casos:

- Profilaxia da arteriosclerose, por agir como cofator na conversão da metionina em cisteína
- Em pacientes portadoras de tensão pré-menstrual, por participar no metabolismo das prostaglandinas
- Em pacientes com cefaleias de diferentes origens, pode ser empregada como complementação terapêutica
- Suplementação nutricional, em altas doses, para pacientes com síndrome do túnel de carpo e doença de Peyronie.

O uso prolongado de vitamina B$_6$, em altas doses, pode provocar neurite, sendo completamente reversível quando seu uso é suspenso.

As doses recomendadas variam de 10 a 300 mg/dia.

> Fontes. Cereais integrais, carnes em geral, aveia, banana, pescados, ovos.

Vitamina B$_{12}$ (hidroxicobalamina)

Essencial para o sistema nervoso, a vitamina B$_{12}$ exerce papel protetor contra as toxinas e os alérgenos. Há indícios de que possa ter efeitos anticancerígenos. Sua deficiência provoca anemia, perda de memória, fraqueza e distúrbios mentais.

Embora as maiores fontes de vitamina B$_{12}$ sejam encontradas nos alimentos de origem animal, também pode haver em menor quantidade em alguns alimentos de origem vegetal. A maior parte da necessidade humana é formada no intestino, a partir de outros nutrientes, mediante uma flora benéfica.

Na Medicina Ortomolecular, a vitamina B$_{12}$ é indicada principalmente para:

- Anemia macrocítica, pacientes com deficiência em vitamina B$_{12}$ ou do fator intrínseco
- Doenças desmielinizantes, por participar da síntese da mielina com aminoácidos de cadeia curta e ácidos graxos ômega-3 e 6
- Portadores de homocisteína elevada, fator independente de risco coronariano, associado a deficiências clínicas ou subclínicas de piridoxina, hidroxicobalamina ou ácido fólico.

A vitamina B$_{12}$ é muito bem tolerada, inclusive em altas doses. As doses variam de 10 a 100 mg/dia.

> Fontes. Peixes, carnes em geral, ovos, leite e derivados, banana, semente de girassol, algas marinhas e alimentos fermentados.

Ácido fólico

Atua na produção normal das hemácias e participa de vários processos metabólicos no organismo, sendo o ácido mais importante na síntese de DNA. Pesquisas recentes comprovaram os efeitos benéficos no combate ao câncer e no tratamento da arteriosclerose. As deficiências podem ser provocadas por dietas não balanceadas, problemas de absorção, gravidez, alcoolismo e deficiência de vitamina B$_{12}$.

O ácido fólico faz parte do grupo de vitaminas do complexo B e atua de maneira profilática em pacientes grávidas, evitando a lesão do tubo neural do feto. Além disso, tem ação de controle em pacientes com homocisteína elevada, um fator de risco cardiovascular independente, seja como ácido fólico isolado, seja associado a deficiências de vitamina B$_6$ ou vitamina B$_{12}$.

A deficiência de ácido fólico está relacionada com alterações na maturidade dos glóbulos vermelhos e provoca anemia macrocítica isolada ou associada à deficiência de vitamina B$_{12}$.

As doses ortomoleculares variam de 300 a 500 mg/dia.

> Fontes. Laranja, feijão, arroz e, principalmente, verduras folhosas verde-escuras (brócolis, espinafre, alface-romana etc.). É importante salientar que cozinhar os alimentos diminui seu teor em cerca de 50%.

Ácido pantotênico

Faz parte do complexo B e desempenha inúmeras funções metabólicas essenciais ao corpo humano, como as relacionadas com a produção de hormônios e energia. Há indícios de que reduz o colesterol sanguíneo, sendo útil na desintoxicação do álcool e como estimulante imunológico. Atua, ainda, na cicatrização de feridas e previne e alivia a artrite graças ao seu papel terapêutico no tratamento de distúrbios ósseos e articulares.

➤ **Fontes.** Cereais integrais, ovos, brócolis, leite, soja, feijões e cogumelos.

Vitamina H (biotina)

Vitamina do complexo B, é produzida no intestino pelas bactérias e obtida pela alimentação. É importante no metabolismo dos aminoácidos e na síntese de ácido graxo, melhorando o desempenho de atletas. A ingestão de clara de ovo crua em busca da vitamina H não é recomendável, pois ela contém uma antivitamina, a avidina, que impede a absorção da biotina.

A aplicação da biotina (também conhecida como coenzima R) na Medicina Ortomolecular ainda está em pesquisa visando aos seguintes aspectos:

• Fragilidade capilar
• Alterações dermatológicas
• Deficiências de biotina, principalmente por excesso de avidina, presente no ovo
• Participação da síntese de vitamina C em animais, uma vez que o homem não sintetiza essa vitamina e depende de sua absorção como suplemento ou por meio dos alimentos.

As doses de biotina variam de 25 a 300 mg/dia.

➤ **Fontes.** Nozes, grãos integrais, leite, vegetais. Ocorre também uma produção natural de biotina no intestino, por meio da flora intestinal.

Vitamina C (ácido ascórbico)

Importante na cicatrização de feridas, previne doenças de gengiva, graças ao seu papel na formação do colágeno (a substância proteica que une as células). A vitamina C protege contra poluentes em razão de seu poderoso efeito antioxidante. É benéfica na prevenção de doenças cardiovasculares e problemas de visão e no tratamento do câncer e de distúrbios mentais, sendo capaz de reduzir a gravidade de resfriados e outras infecções.

A vitamina C é um dos antioxidantes mais potentes. Trata-se de uma vitamina hidrossolúvel, bem tolerada pelo organismo. Entre suas funções mais importantes destacam-se:

• Aumento da absorção de ferro
• Participação na síntese de colágeno

• Forte efeito antioxidante
• Aumento da atividade fagocitária dos macrófagos, por meio do ascorbato leucocitário
• Recuperação da vitamina E oxidada.

A administração de vitamina C varia de 100 a 10.000 mg/dia. Em condições profiláticas, devem ser indicadas doses de 150 a 500 mg/dia, como antioxidante. Na presença de patologias, as doses variam de 500 a 2.000 mg/dia. Em doenças graves, como tratamento coadjuvante, as doses podem ultrapassar 10 g/dia.

➤ **Fontes.** Encontra-se em abundância no reino vegetal, como em frutas e frutos cítricos, vegetais verdes e legumes.

Minerais

Cerca de 5% do peso corpóreo é composto de minerais. São essenciais e classificados de acordo com a quantidade necessária para o organismo, divididos em macro e microminerais.

As recomendações diárias de minerais são apresentadas na Tabela 3.1.

Macrominerais

São minerais essenciais que devem ser fornecidos ao organismo diariamente, cerca de 100 mg ou mais. Os macrominerais são: cálcio, fósforo, sódio, magnésio, potássio, cloro e enxofre.

Cálcio

Além de ser um dos principais componentes de dentes e ossos, é crucial para condução nervosa, contração muscular, frequência cardíaca, coagulação sanguínea e manutenção da função imunológica. Sua deficiência pode ocorrer mesmo com uma alta ingestão de cálcio, visto que há outros fatores causadores dessa carência.

O cálcio é um dos elementos mais abundantes do organismo, em quantidade aproximada de 1 kg, distribuído principalmente nos dentes e ossos. Entre suas principais indicações ortomoleculares, podem-se citar:

• Suplementação de pacientes com osteoporose, na forma de carbonato, pantotenato, citrato, lactato ou na forma quelada
• Alguns casos de doença hipertensiva, com deficiência de cálcio, nas quais ele tem se mostrado eficaz como suplemento na terapia habitual.

As doses de cálcio variam de 300 a 1.200 mg/dia. Em caso de osteoporose grave, é possível chegar a doses de 2.000 mg/dia.

A quantidade de cálcio presente nos alimentos pode ser vista na Tabela 3.2.

Tabela 3.1 Recomendações diárias de minerais.

Idade	Peso (kg)	Sódio (mg)	Cloreto (mg)	Potássio (mg)
0 a 5 meses	4,5	120	180	500
6 a 11 meses	8,9	200	300	700
1 ano	11	225	350	1.000
2 a 5 anos	16	300	500	1.400
6 a 9 anos	25	400	600	1.600
10 a 18 anos	50	500	750	2.000
> 18 anos	70	500	750	2.000

Tabela 3.2 Quantidade de cálcio nos alimentos.

Alimento (100 g)	Cálcio (mg)
Açaí	110
Acelga	112
Agrião	168
Alga marinha	1.100
Amêndoa	254
Aveia	392
Brócolis (cozido)	130
Brócolis (cru)	400
Castanha-do-pará	198
Cenoura	56
Coco	108
Couve	330
Gergelim	417
Iogurte	120
Leite de vaca	123
Merluza	61
Nabo	72
Salsa	195

➤ Fontes. Amêndoa, coco, gergelim, leite e derivados e vegetais folhosos escuros.

Fósforo

Com a função de produzir energia e contribuir para a formação de ossos e dentes, sua absorção também é regulada pela vitamina D. Atualmente, em razão do uso de aditivos ricos em fósforo nas plantações, há maior probabilidade de ocorrer excesso dessa substância, podendo interferir na formação óssea e competir com manganês, zinco e magnésio.

➤ Fontes. Encontra-se em vários alimentos e em grande profusão, não havendo problema de carência, como é normal com outros nutrientes.

Magnésio

Atua como cardioprotetor e na síntese de proteínas e lipídios, formação óssea, transmissão da corrente nervosa, contração e relaxamento muscular, formação de anticorpos e reposição de cartilagem.

O excesso de gordura saturada na alimentação, como também de fósforo, cálcio e proteínas, de adubos ricos em potássio, de refrigerantes à base de cola, de álcool e de sal refinado, é fator fundamental de deficiência de magnésio, causando anorexia, insônia (e, por consequência, irritabilidade, apatia e confusão) e taquicardia, e outras alterações cardíacas. Além disso, a carência crônica de magnésio pode levar a reumatismo articular ou osteoartrose, uma vez que, para a síntese de colágeno (a proteína das articulações), é necessário ingerir, além de proteína e vitamina C, magnésio.

O magnésio é um dos elementos minerais mais importantes do corpo humano e, nos conceitos da Medicina Ortomolecular, é empregado como:

• Hipotensor, por inibir a entrada de cálcio dentro do sarcômero
• Agente para manter a passagem dos estímulos entre os neurônios
• Antiarrítmico, principalmente em pacientes com deficiência plasmática de magnésio
• Na profilaxia de enxaqueca, tensão pré-menstrual e hipertensão leve ou limítrofe.

As doses de magnésio variam de 30 a 300 mg/dia. Em doses muito elevadas, o efeito colateral mais frequente é a diarreia, que desaparece com a suspensão do medicamento.

➤ **Fontes.** As sementes são a parte das plantas mais rica em magnésio, que é encontrado em alguns legumes e cereais integrais e em vegetais folhosos, nestes em quantidade menos concentrada.

Sódio, cloro e potássio

Esses três nutrientes indispensáveis estão relacionados internamente no organismo. Do conteúdo total de minerais do organismo, o sódio constitui 2%, o cloro 3% e o potássio 5%. O sódio e o cloro são elementos essencialmente extracelulares, enquanto o potássio é principalmente intracelular; todos os três estão distribuídos por todos os líquidos e tecidos orgânicos.

Os três nutrientes estão envolvidos em pelo menos quatro funções fisiológicas importantes no organismo, a saber:

- Balanço e distribuição de água
- Equilíbrio osmótico
- Equilíbrio acidobase
- Irritabilidade muscular normal.

O sistema bomba Na/K/Ca/ATPase é importante na regulação do volume, na manutenção do potencial de membrana e no transporte de glicose e de alguns aminoácidos, incluindo a alanina, a prolina, a tirosina e o triptofano.

Esses três nutrientes são prontamente absorvidos por meio do trato intestinal e excretados por urina, fezes e suor. São amplamente encontrados na natureza e na alimentação diária e, por isso, há pouca chance de carência em uma pessoa saudável. Os excessos podem acontecer com mais facilidade, principalmente o de sódio. O alto consumo de cloreto de sódio (sal de cozinha) eleva a excreção urinária de cálcio, principalmente em mulheres na pós-menopausa.

Sódio

É o principal cátion no líquido extracelular e há somente uma quantidade pequena dentro das células; cerca de 30 a 45% é encontrado nos ossos. Regula a osmolaridade, o pH e o volume dos líquidos corpóreos.

É encontrado no sal de cozinha, nos frutos do mar e nos alimentos de origem animal, sendo abundante na maioria dos alimentos, exceto nas frutas. Os alimentos industrializados têm alta quantidade de sódio.

Sua carência é difícil de ocorrer, a não ser que haja alguma alteração clínica que leve a uma inadequação. A preocupação maior costuma ser com um consumo cronicamente alto de sódio, o qual pode levar a alterações cardiovasculares.

Cloro

É o principal ânion do líquido extracelular, sendo que menos de 15% está dentro da célula. Age em combinação com o sódio, funciona como tampão e ativador de enzimas e é componente do ácido clorídrico gástrico. É encontrado em sal de cozinha, frutos do mar, leite, carnes e ovos. É rara uma inadequação na ingestão alimentar. Sua deficiência só ocorre se houver algum transtorno clínico que envolva vômitos, sudorese excessiva ou diarreia.

Potássio

É um dos principais componentes das células, exercendo papel essencial em muitas funções, como contração muscular, condução nervosa, frequência cardíaca, produção de energia e síntese de ácidos nucleicos e proteínas. Auxilia na redução da pressão sanguínea e na eliminação das matérias dispensáveis do organismo.

É o principal cátion no líquido extracelular, com apenas pequenas quantidades no líquido intracelular. Com o sódio, está envolvido na manutenção do equilíbrio hídrico normal, do equilíbrio osmótico e do equilíbrio acidobase. Com o cálcio e o magnésio, atua na regulação da atividade neuromuscular. O potássio é necessário para o metabolismo de carboidratos e proteínas e também promove o crescimento celular. O conteúdo de potássio no músculo está relacionado com a massa muscular e o armazenamento de glicogênio; portanto, para a formação e a manutenção do músculo, um suprimento adequado de potássio é essencial.

É encontrado principalmente em frutas, vegetais, cereais, leguminosas e carnes.

É improvável uma inadequação alimentar, mas situações como doença renal, acidose diabética, uso de alguns diuréticos, vômitos, diarreia ou sudorese excessiva podem representar certo indício de uma deficiência condicionada. O excesso de potássio pode ser maléfico na insuficiência renal e na acidose grave.

O potássio é usado como suplementação em pacientes portadores de patologia cardíaca que são deficientes em potássio, principalmente quando tratados com diuréticos. Nesses casos, além do potássio, deve-se administrar, concomitantemente, o magnésio.

As doses variam de 25 a 100 mg/dia.

➤ **Fontes.** Frutas e vegetais frescos, principalmente crus.

Enxofre

Na realidade, a suplementação de enxofre é realizada por administração de aminoácidos com grupos sulfídrilas, como a metionina, a cisteína, a taurina etc.

No mineralograma de cabelo, níveis baixos de enxofre são indicadores de fatores de risco cardíaco independente, uma vez que mostram deficiência de certos aminoácidos, principalmente a cisteína, que modifica positivamente o perfil lipídico dos pacientes com risco cardíaco.

Os aminoácidos considerados fontes de enxofre são a cisteína, a cistina e o triptofano.

Microminerais

São os minerais essenciais que devem ser fornecidos ao organismo diariamente, em quantidades menores que 100 mg. Também são chamados de oligoelementos. Os microminerais são: ferro, zinco, manganês, selênio, molibdênio, boro, cromo, cobre, iodo, flúor, vanádio, silício, estanho, lítio e níquel.

A divisão entre macro e microminerais é feita apenas pelo aspecto quantitativo da ingestão diária, não por sua importância para o organismo.

Os minerais desempenham diversos papéis essenciais, fazendo parte de diferentes processos, como:

* Integração de hormônios, enzimas e vitaminas
* Formação de tecidos
* Funcionamento das glândulas e dos músculos
* Regulação dos ritmos cardíaco e respiratório e da comunicação neural
* Digestão e absorção dos alimentos.

➤ **Fontes.** Encontrados em quase todos os alimentos de origem animal e vegetal, principalmente em legumes, verduras e frutas. Alimentos muito processados e o açúcar contêm poucos ou quase nada de minerais.

Ferro

Essencial na produção de energia, participa do processo completo da respiração. A hemoglobina é a proteína que transporta grande parte do oxigênio nas hemácias, sua função e síntese dependem profundamente de ingestão do ferro.

O ferro foi reconhecido, pela primeira vez, como um nutriente essencial para os animais em 1860, considerado um mineral crítico para a vida humana. O organismo de um indivíduo adulto contém de 3 a 5 g de ferro, aproximadamente 2 g como hemoglobina e 8 mg como enzimas. As duas formas são determinantes para a função ótima do organismo de um indivíduo.

A hemoglobina, presente nas hemácias, combina com o oxigênio nos pulmões, transportando-o para os tecidos, e também combina com o dióxido de carbono, transportando-o dos tecidos para o pulmão. O ferro participa de várias enzimas-chave na produção de energia e no metabolismo, inclusive, na síntese de DNA (Tabela 3.3).

Tabela 3.3 Proteínas metabólicas.

Proteínas heme	
Hemoglobina	Transporte de oxigênio dos pulmões aos tecidos
Mioglobina	Transporte e armazenamento de oxigênio no músculo
Enzimas heme	
Citocromos	Transporte de elétron
Citocromo p-450	Degradação oxidativa de drogas
Catalase	Conversão de peróxido de hidrogênio em oxigênio e água
Enzimas não heme	
Ferro-enxofre	Metabolismo oxidativo
Metaloproteínas	
Enzimas dependentes de ferro	
Triptofano pirrolase	Oxidação de triptofano
Transporte e armazenamento de proteínas	
Transferrina	Transporte de ferro e outros minerais
Ferritina	Armazenamento
Hemossiderina	Armazenamento

Suspeita-se que o ferro também possa estar envolvido na função imunológica e no desempenho cognitivo. É bem conservado pelo organismo; cerca de 90% dele é recuperado e reutilizado de modo extensivo.

Do ponto de vista das reações químicas, é um elemento altamente reativo, que pode interagir com o oxigênio para formar intermediários capazes de danificar membranas celulares ou degradar o DNA, devendo estar firmemente ligado às proteínas para evitar efeitos destrutivos.

➤ **Fontes.** Carnes, vegetais verdes, feijão, açaí, damasco, coco, gergelim e sementes oleaginosas. A vitamina C é uma importante parceira do ferro, uma vez que sua presença aumenta a capacidade de absorção dessa substância pelo organismo.

Funções

Dependem de suas propriedades físicas e químicas, principalmente da habilidade de participar das reações de oxidação e redução. O ferro participa diretamente da composição de proteínas e enzimas, e suas funções são as dos compostos que os contêm no organismo.

Compostos de ferro no organismo

A hemoglobina é uma proteína presente nas hemácias e contém ferro heme. Ela combina com o oxigênio nos pulmões e o dióxido de carbono nos tecidos, sendo responsável pelo transporte respiratório. A mioglobina, outra proteína que também contém o ferro heme, serve como reserva de oxigênio dentro do músculo.

A produção oxidativa de ATP, dentro da mitocôndria, envolve muitas enzimas que contêm ferro, tanto heme como não heme. Os citocromos, presentes nas células, funcionam, na cadeia respiratória, na transferência de elétrons e no armazenamento de energia por meio de oxidação e redução alternadas de ferro (Fe^{2+}, Fe^{3+}). Muitos medicamentos não hidrossolúveis, e materiais produzidos endogenamente são transformados, pelo sistema do citocromo p-450, em componentes hidrossolúveis para que possam ser excretados, participando de maneira ativa no processo de destoxificação hepática. Apesar de essas enzimas vitais representarem apenas uma pequena parte do ferro total, uma queda na sua concentração celular pode ter efeito prejudicial de grande variação.

Para o funcionamento normal do sistema imunológico, é essencial a ingestão adequada de ferro, pois tanto a carência quanto a sobrecarga dessa substância resultam em mudanças na resposta imunológica. O ferro é exigido pelas bactérias; portanto, sua sobrecarga, principalmente intravenosa, pode resultar em maior risco de infecções. Por outro lado, a deficiência de ferro afeta a imunidade humoral e celular. Da mesma maneira, as concentrações de linfócitos T circulantes são reduzidas em pessoas com deficiência de ferro, prejudicando a resposta mitogênica. A atividade das células *natural killers* também fica aparentemente reduzida com a falta de ferro. Duas proteínas que se ligam ao ferro, a transferrina e a lactoferrina, parecem atuar na proteção contra infecções, por negar ferro aos microrganismos que necessitam desse mineral para sua proliferação.

A enzima antioxidante catalase, que também contém o ferro heme, é responsável por converter o peróxido de hidrogênio em oxigênio e água.

O ferro é crítico para a função cerebral normal em todas as idades, envolvido na função e na síntese dos neurotransmissores e, possivelmente, da mielina. Os efeitos de uma anemia prolongada pela falta de ferro em crianças persistem por anos. As consequências se manifestam no desempenho acadêmico, na competência sensoriomotora, no déficit de atenção, no aprendizado e na memória.

Metabolismo do ferro

Há dois tipos de ferro, o ferro heme, encontrado em alimentos de origem animal (na hemoglobina e na mioglobina), e o não heme, presente em alimentos de origem vegetal. O ferro heme representa apenas 5 a 10% do ferro da dieta, mas a absorção pode ser de 25% em comparação com os 5% do ferro não heme.

O ferro heme é absorvido nas células mucosas como um complexo de porfirina intacto. A absorção é muito pouco afetada pela composição da refeição e das secreções gastrintestinais. Já o não heme, para ser absorvido, tem que estar presente em uma forma solúvel no duodeno e no jejuno superior. O ferro não heme é ionizado pelo suco gástrico ácido, sendo reduzido ao estado ferroso, e quelado com substâncias solubilizantes, como ácido ascórbico, açúcares e os aminoácidos que contêm enxofre.

A adição de secreções duodenais aumenta o pH para 7,0 à medida que o quimo passa do estômago para o duodeno. O íon ferroso é bem mais solúvel em pH 7,0, ficando mais disponível para a absorção.

A taxa de absorção de ferro parece estar sob controle da mucosa intestinal, que aceita quantidades determinadas, estipuladas, pelas necessidades do organismo.

Absorção de ferro

Um dos fatores que mais interferem na absorção do ferro é o tipo de alimento que o contém. O ferro heme contido nas proteínas de origem animal, como as da carne bovina, de porco, cordeiro, peixes, frango e leite materno são de melhor absorção.

O ferro não heme, presente em alimentos de origem vegetal, tem maior dificuldade de absorção, embora apresente ótima absorção quando consumido em conjunto com as proteínas de carne bovina, de peixes ou de aves e também com a vitamina C.

O leite de vaca ou mesmo as fórmulas nutricionais para bebês têm menor absorção que a do leite materno.

O ácido ascórbico (vitamina C) é o mais potente intensificador da absorção de ferro, formando um quelato com ferro (na presença do meio ácido no estômago), permanecendo solúvel no pH mais alto do intestino delgado.

A acidez gástrica é determinante para a solubilidade e disponibilidade do ferro nos alimentos. A ausência de ácido clorídrico no estômago, a administração de substâncias alcalinas, como antiácidos, e o alto consumo de lácteos interferem na absorção do ferro. O fator intrínseco, com similaridade estrutural com o heme e a vitamina B_{12}, aumenta a absorção do ferro heme.

Estados fisiológicos que exigem formação sanguínea aumentada, como gravidez e crescimento, estimulam a absorção de ferro, assim como os estados de deficiência.

Alimentos com alto teor de fitato têm baixa biodisponibilidade de ferro. Os taninos no chá também reduzem a absorção de ferro não heme. O fosfato e o oxalato combinam com o ferro, inibindo sua absorção.

A motilidade intestinal aumentada também diminui a absorção de ferro. Outro fator que pode interferir na absorção do ferro pelo organismo são as altas ingestões de outros minerais, principalmente cálcio, magnésio e zinco. Os indivíduos deficientes de ferro são mais suscetíveis à intoxicação por chumbo do que os que não apresentam essa deficiência. Isso ocorre pelo aumento de absorção de chumbo em detrimento da deficiência de ferro.

Em muitos casos em que a suplementação de ferro é necessária, é determinante levar em consideração a disponibilidade desse mineral, que se altera de acordo com sua composição química (Tabela 3.4). Exemplo: necessidade de ferro absorvido de 1 mg.

Portanto, a dose a ser estipulada deve ser determinada pela biodisponibilidade do composto de ferro. Entre os compostos conhecidos, aquele que apresenta a maior biodisponibilidade é o ferro quelato (ligado a duas moléculas de glicina), que, além de não ter efeitos colaterais, como os relativos aos sais de ferro, também não interage com outros componentes da alimentação.

Armazenamento e excreção de ferro

Cerca de 200 a 1.500 mg de ferro são armazenados no organismo como ferritina e hemossiderina; 30% está no fígado, 30% na medula óssea e o restante no baço e nos músculos. Podem ser mobilizados até 50 mg/dia do estoque de ferro, 20 mg dos quais são usados na síntese de hemoglobina. A medida de ferritina sérica tem sido usada para avaliar o estado clínico do ferro.

O ferro é perdido pelo organismo apenas por meio de hemorragia, sendo excretado em quantidades muito pequenas nas fezes, no suor e na esfoliação normal do cabelo e da pele. A maior parte do ferro perdido nas fezes consiste daquele não absorvido a partir da ingestão dos alimentos. O restante vem da bile e das células esfoliadas do epitélio gastrintestinal. Quase nada de ferro é excretado na urina.

Tabela 3.4 Necessidade de ferro absorvido (1 mg).

Composto de ferro	Absorção	Necessidade diária
Sulfato ferroso	5%	20 mg
Pirofosfato de ferro	0,5%	200 mg
Ferro bisglina quelato	25%	4 mg

A perda diária de ferro é de, aproximadamente, 1 mg no homem adulto e um pouco menos nas mulheres que não estão menstruadas. Durante a menstruação, a perda de ferro é cerca de 0,5 mg maior, chegando a até 2 mg/dia.

> Fontes. As melhores fontes de ferro da alimentação são: fígado, ostras, mariscos, rim, coração, carne vermelha, aves e peixes. Os feijões secos e os vegetais são as melhores fontes vegetais. Outras fontes, como gema de ovo, frutas secas, pães de grão integral enriquecido e cereais, também podem contribuir no total de ferro da alimentação. O leite e seus derivados são praticamente desprovidos de ferro. Como já mencionado, a disponibilidade do ferro alimentar é importante na consideração das fontes alimentares.

Deficiência de ferro

Há uma recomendação diária de ferro para cada etapa da vida, como mostra a Tabela 3.5. A deficiência de ferro pode causar problemas de saúde e de aprendizagem, como anemia ferropriva – a principal doença nutricional do mundo, e pode ocorrer sem prevalência de anemia, produzindo sintomas de fadiga, problemas de comportamento e fraqueza muscular, causando maior suscetibilidade a doenças. No entanto, o excesso de ferro livre, não associado a proteínas, é um poderoso produtor de radicais livres, devendo ser evitado ao máximo.

Diminuição da imunidade

O ferro é fundamental para o desempenho do sistema imunológico. Ocorre resposta diminuída da proliferação de linfócitos diante de amitógenos e antígenos, sendo reduzida a eliminação intracelular de bactérias e fungos. Por outro lado, o tratamento com ferro melhora a imunocompetência antes que

Tabela 3.5 Recomendação diária de ferro.

RDA	Quantidade (mg)
Lactentes < 6 meses	6
Lactentes < 1 ano	10
Crianças de 1 a 10 anos	10
Homens de 11 a 18 anos	12
Homens de 19 a 50 anos	10
Homens > 50 anos	10
Mulheres de 11 a 50 anos	15
Mulheres > 50 anos	10
Mulheres durante a gravidez	30
Mulheres durante a lactação	15

RDA: *Recommended Dietary Allowances.*

comece a elevação da hemoglobina. Essas observações sugerem que a redução das concentrações teciduais e celulares de ferro seja a causa principal da alteração da imunidade, quando da deficiência de ferro, mesmo sem haver anemia.

Diminuição da capacidade de trabalho e da resistência ao esforço

Como o ferro participa do transporte de oxigênio, sua deficiência determina um decréscimo da produção de energia em nível da oxidação dos substratos alimentares; por consequência, observa-se a diminuição da atividade celular e da disponibilidade de energia para o esforço.

Distúrbios de aprendizagem e diminuição do desenvolvimento mental e motor

Em razão das sequelas refletidas em nível social, os distúrbios de aprendizagem, bem como o mau desenvolvimento mental e motor, são algumas das mais graves consequências da anemia. Pesquisadores em todo o mundo são unânimes a respeito desses dados. O déficit no desenvolvimento pode ser ainda mais grave, irreversível.

Na prática, na criança deficiente de ferro, ocorre:

- Alteração de conduta
- Diminuição na capacidade de concentração e memorização
- Diminuição da capacidade de verbalização
- Diminuição do desempenho nas provas de avaliação escolar e em itens como:
  - Vocabulário
  - Conhecimento do que foi lido
  - Utilização de referências
  - Conceitos aritméticos
  - Resolução de novos problemas.

Problemas relativos à reprodução

Pode ocorrer aumento do número de gravidezes de alto risco e do número de partos prematuros ou abortos.

Alterações do aparelho digestivo

Várias alterações do aparelho digestivo ocorrem com a deficiência de ferro. Podem-se citar, como exemplos, as alterações da mucosa epitelial, com diminuição de citocromos e outras enzimas; a hipocloridria, que determina redução da hidrólise de proteínas e redução de absorção de minerais, inclusive o ferro; a diminuição da absorção de gorduras; as alterações das vilosidades intestinais de seu conteúdo enzimático; e a alteração da destoxificação hepática.

Zinco

Está distribuído por todo o reino vegetal e animal em abundância. É encontrado no organismo humano em maior teor que os outros elementos-traço, só perdendo para o ferro. São encontrados de 1,3 a 2,5 g de zinco no organismo de um adulto, com as maiores concentrações em fígado, pâncreas, rins, ossos e músculos voluntários, além de ser encontrado em várias partes dos olhos, glândula prostática, espermatozoides, pele, cabelo, unhas e secreção das glândulas endócrinas.

O zinco é primariamente um íon intracelular, com maior quantidade no citosol. É constituinte de mais de 200 enzimas e participa de mais reações enzimáticas que qualquer outro mineral. Também é necessário para a ação de vários hormônios, entre eles a insulina, o GH e os hormônios sexuais.

➤ **Fontes.** Há grande quantidade de zinco na ostra, mas outras boas fontes são os demais frutos do mar, peixes, fígado e carne vermelha. Boas concentrações também são encontradas em aves, cereais integrais, leguminosas, levedo de cerveja, milho e alguns vegetais. O zinco de fontes vegetais é menos aproveitável pelo organismo.

Funções

É essencial para a saúde manter o nível adequado de zinco. A participação do zinco em mais de 200 enzimas faz com que sejam inúmeras as suas ações no organismo. Ele participa de reações que envolvem a síntese ou a degradação de metabólitos maiores, como carboidratos, lipídios, proteínas e ácidos nucleicos, e está envolvido também na estabilização de estruturas de proteínas e ácidos nucleicos e na integridade de organelas subcelulares, assim como nos processos de transporte, na função imunológica (celular e humoral) e na expressão da informação genética.

O zinco é abundante no núcleo, onde estabiliza a estrutura do ácido ribonucleico (RNA) e do ácido desoxirribonucleico (DNA), e é necessário para a atividade das RNA polimerases, importantes na divisão celular. Também funciona nas proteínas da cromatina, envolvidas na transcrição e na replicação celular.

É também encontrado na estrutura cristalina do osso, nas enzimas ósseas e na zona de delimitação. Acredita-se que seja necessário para a atividade osteoblástica adequada, a formação de enzimas ósseas (como a fosfatase alcalina) e a calcificação. É essencial para a mobilização hepática da vitamina A e atua na maturação sexual, na fertilidade e na reprodução.

Vários estudos revelaram que o zinco apresenta um importante papel na melhora e regulação do apetite e na aceleração da cicatrização de cortes e feridas. Também é essencial para a manutenção adequada da pele, da visão, do olfato e do paladar.

A digestão e a absorção adequada dos alimentos também são dependentes de zinco, pois ele participa da formação das metaloenzimas necessárias para esses processos, além de ser importante na produção do ácido clorídrico.

Metabolismo

O equilíbrio do zinco é mantido pela taxa de absorção a partir do intestino e pela taxa de excreção. A absorção está sob controle homeostático e é afetada pelo nível de zinco da alimentação e pela presença de substâncias interferentes.

Uma alimentação rica em proteínas promove a absorção do zinco pela formação dos quelatos zinco-aminoácidos, que o apresentam em uma forma mais absorvível. O zinco absorvido é levado, inicialmente, para o fígado, antes de ser redistribuído para os outros tecidos.

A albumina é o maior carreador de zinco do plasma, e a transferrina e a alfa-2-macroglobulina também são transportadores de zinco no plasma.

A maior parte do zinco no sangue está localizada nos eritrócitos e nos leucócitos. O zinco no plasma é metabolicamente ativo e flutua em resposta à ingestão dietética, assim como a fatores fisiológicos, como lesão ou inflamação. Os níveis de zinco no plasma caem em torno de 50% na fase aguda de resposta à lesão, provavelmente pelo sequestro desse elemento pelo fígado. A concentração sérica cai após uma refeição sem zinco, possivelmente porque o pâncreas o remove da circulação para produzir metaloenzimas necessárias para a digestão e a absorção.

O zinco armazena-se no fígado, no tecido muscular, nas unhas, no pâncreas e nos ossos, e sua excreção, em indivíduos normais, é feita principalmente por meio das fezes, mas também por via urinária, cabelo, descamações da pele e sêmen.

Fatores que afetam a absorção de zinco

As fibras ou os fitatos diminuem a absorção de zinco. O cobre e o cádmio competem pela proteína carreadora. Altas quantidades de ferro e cálcio podem interferir negativamente na absorção do zinco, e o inverso também é verdadeiro. O ácido fólico pode reduzir a absorção quando a ingestão de zinco for pequena.

O zinco é mais bem absorvido a partir do leite materno do que do leite de vaca. Em uma dieta mista, considera-se uma eficiência de absorção em torno de 20%.

Possíveis causas de deficiência de zinco

A deficiência de zinco pode ser causada por decréscimos na ingestão e na absorção ou mesmo por aumento de sua excreção.

São alguns fatores envolvidos com decréscimos da ingestão de zinco:

- Anorexia nervosa
- Dietas da "moda"
- Deficiência proteica
- Dieta vegetariana
- Cirrose alcoólica
- Envelhecimento
- Infecções e/ou inflamações agudas
- Alcoolismo
- Perda de peso aumentada (pós-trauma, inanição, queimadura).

Algumas condições associadas ao decréscimo da absorção de zinco são:

- Diabetes
- Alta ingestão de fibras
- Alta razão dietética de cálcio/zinco
- Alta razão dietética de ferro/zinco
- Alcoolismo
- Agentes quelantes
- Acrodermatite enteropática
- Diálise
- Acloridria/hipocloridria
- Doenças hepáticas
- Doença celíaca
- Doença inflamatória do intestino
- Diarreia
- Ressecção intestinal
- Perda sanguínea crônica
- Síndrome do intestino curto
- Insuficiência pancreática.

Sinais e sintomas da deficiência de zinco

Existe uma recomendação diária de zinco, como mostra a Tabela 3.6. As condições clínicas associadas à sua deficiência são:

- Infecções frequentes e/ou graves
- Distúrbios de sono e de comportamento
- Dificuldade de cicatrização
- Doenças psiquiátricas
- Doença inflamatória do intestino
- Intolerância à glicose
- Síndrome de má absorção
- Diminuição do apetite/anorexia
- Crescimento retardado
- Perda de paladar e olfato
- Maturação sexual retardada
- Decréscimo da visão noturna
- Impotência/infertilidade
- Distúrbios dermatológicos
- Alteração da menstruação
- Caspas e queda de cabelo
- Uso abusivo de álcool
- Doença do tecido conectivo
- Uso de diuréticos
- Artrite reumatoide
- Feridas na boca, língua branca e mau hálito.

Tabela 3.6 Recomendação diária de zinco.

Idade	RDA (mg)
Lactentes < 6 meses	5
Lactentes de 6 a 12 meses	5
Crianças de 1 a 10 anos	10
Homens de 11 a 24 anos	15
Homens ≥ 25 anos	15
Mulheres de 11 a 24 anos	12
Mulheres ≥ 25 anos	12
Gravidez	15
Lactação 1º semestre	19
Lactação 2º semestre	16

Excesso de zinco

O excesso de ingestão oral de zinco a ponto de toxicidade aguda (100 a 300 mg/dia) pode causar náuseas, vômitos e dores abdominais, mas é uma situação rara de acontecer. Entretanto, uma suplementação contínua de zinco, excedendo os valores da RDA, interferirá na absorção de cobre, levando, por consequência, à anemia. Portanto, sempre que for preciso suplementar o zinco, também se deve suplementar o cobre, na proporção de, no mínimo, 1 de cobre para 15 a 20 de zinco.

Manganês

Importante para o funcionamento normal do cérebro e eficaz em diversos aspectos, como no tratamento das doenças mentais, na reprodução, na estrutura óssea normal, no metabolismo da glicose e no tratamento do diabetes. Atua também como antioxidante, prevenindo o envelhecimento precoce.

O manganês é um oligoelemento cuja maior importância reside na formação de parte da enzima superóxido dismutase, de origem mitocondrial; além dessa característica, atua como cofator na formação de diferentes aminoácidos, principalmente da arginina, que age na formação do óxido nítrico, fator de relaxamento endotelial.

Manganês e ferro competem pela proteína transferrina para serem carreados no sangue, de modo que o excesso de manganês pode desencadear uma anemia ferropriva por deficiência de transporte de ferro. Dessa maneira, o manganês é um cofator que impulsiona a ativação de uma ampla variedade de enzimas. As que contêm manganês influenciam muitas atividades biológicas, incluindo síntese de colágeno, mucopolissacarídeos, colesterol e ácidos graxos. O manganês

também é necessário ao crescimento normal dos ossos e ao metabolismo de aminoácidos.

As doses de manganês variam de 1 a 5 mg/dia; é preciso, porém, ter muito cuidado com a superdosagem, que pode acontecer facilmente e se manifestar com as características de uma síndrome extrapiramidal, mas desaparece com a eliminação desse mineral pelo organismo.

► Fontes. As melhores fontes são grãos integrais e nozes. Frutas e vegetais verdes dependem do solo e da safra.

Selênio

É um mineral necessário no organismo em quantidades mínimas, embora seja importante na prevenção de diversas doenças. É encontrado em uma enzima crucial na defesa contra a oxidação (relacionada ao envelhecimento e doenças crônicas), o que lhe confere um importante papel de antioxidante. Sua deficiência leva à catarata, distrofia celular, depressão, infertilidade, doenças cardíacas, câncer etc.

Na Medicina Ortomolecular, o selênio é o oligoelemento mais importante de que se tem conhecimento, por formar parte da enzima denominada glutationa peroxidase, que inibe os peróxidos lipídicos e utiliza selênio em sua molécula para garantir atividade antioxidante.

O selênio também tem sido sugerido como suplemento em casos de miocardiopatias, principalmente em regiões geográficas pobres dessa substância. Países e/ou cidades localizadas em regiões pobres em selênio têm demonstrado aumento na incidência de câncer, e estudos sugerem que a deficiência dessa substância poderia ser um marcador da gravidade de certos tipos de câncer, como o de mama. A suplementação de selênio é muito importante em pacientes com hipercolesterolemia, como modo de ativar a inibição enzimática da oxidação do colesterol.

Molibdênio

É um mineral necessário para a atividade de algumas enzimas, agindo como desintoxicante de substâncias potencialmente perigosas que se encontram nos alimentos e outras fontes de poluição. Desempenha papel como antioxidante, auxiliando no metabolismo de carboidratos e gorduras.

É um mineral sem grandes indicações do ponto de vista da Medicina Ortomolecular; altas doses, porém, pode estimular a formação de ácido úrico.

O molibdênio pode ser usado como antioxidante em pacientes com níveis elevados de estresse oxidativo, em doses que variam de 1 a 20 mg/dia. É indicado para pacientes cujo mineralograma de cabelo indica sua deficiência.

> **Fontes**. Grãos, legumes, vegetais folhosos verde-escuros, leite e leguminosas.

Cromo

Importante na prevenção e no tratamento do diabetes, protege contra doenças cardiovasculares e hipertensão arterial, revelando-se útil no tratamento da hipoglicemia. Envelhecimento, gravidez, alto consumo de alimentos refinados e exercícios exagerados são fatores que contribuem para a redução do cromo no organismo.

Até pouco tempo, acreditava-se que o cromo não tinha função terapêutica. Entretanto, hoje, sabe-se que ele pode ser usado como suplemento em determinadas circunstâncias, como em pacientes com diabetes, para potencializar os antidiabéticos orais (sulfonilureias e biguanidas), pois, é provável, potencializa os receptores periféricos da insulina. Segundo muitos pesquisadores, o cromo tem efeito antiaterogênico, por ativar o LDL-colesterol, principalmente quando administrado em altas doses. Os institutos de pesquisa dedicados a atletas nos EUA têm sugerido que a administração do cromo por tempo prolongado e em altas doses poderia aumentar a capacidade aeróbica e anaeróbica, principalmente em atletas profissionais.

As doses recomendadas variam de 50 a 300 mcg/dia. Praticamente não apresenta efeitos colaterais em doses de até 1.000 mcg/dia. Não se sabe ainda a necessidade diária. Ao que parece, a ingestão de cromo na dieta norte-americana típica é inferior a 50 mcg/dia, possivelmente em razão do alto consumo de alimentos refinados.

> **Fontes**. Carnes, queijos, cereais integrais, tomilho etc.

Iodo

Está presente em pequenas quantidades na crosta terrestre, no solo. É abundante nos oceanos, sendo encontrado em animais e plantas marinhos. É parte essencial dos hormônios tireoidianos. No Japão, onde as pessoas consomem muito iodo, proveniente de algas marinhas, é baixa a incidência de hipo e hipertireoidismo.

O iodo também protege contra os efeitos tóxicos dos materiais radioativos, constituindo-se, inclusive, um bom agente antisséptico. As algas marinhas, ricas em iodo, contêm também outras substâncias que oferecem proteção contra algumas formas de radiação.

> **Fontes**. É encontrado no sal refinado na forma de iodeto artificial e, em sua forma de iodo natural, em algas marinhas, peixes, frutos do mar e sal marinho.

Vanádio

Aplicações clínicas do vanádio estão relacionadas com a formação da insulina. Fazem parte de suas funções estimular a proliferação e a diferenciação celular e inibir as enzimas ATPases, fosfatases e fosforil. Sua deficiência está relacionada a distúrbios no metabolismo lipídico e no da glicose. Entre outros minerais, o vanádio desempenha um papel nos desequilíbrios de glicose de maneira geral, tanto em casos de hiper quanto de hipoglicemia. Outros nutrientes, como cromo, manganês, magnésio e ômega-3, também são fundamentais nesse caso. No sistema cardiovascular, o vanádio melhora o desempenho cardíaco e a contratibilidade do músculo, modulando a pressão arterial em vários modelos de hipertensão e resistência de insulina.

Os compostos de vanádio apresentam efeitos preventivos contra carcinogênese em animais, por modificarem, principalmente, várias enzimas envolvidas no processo de destoxificação, e efeitos antitumorais, com a ativação da apoptose de genes supressores de tumor. O vanádio também pode exercer efeitos de inibição da metástase de células cancerígenas por modulação de moléculas adesivas celulares e resistência inversa de medicamentos antineoplásicos.

As doses variam de 10 a 40 mcg.

Lítio

O carbonato de lítio é usado em pacientes com psicose maníaco-depressiva. A reposição de lítio, na forma quelada, libera o mineral lentamente; sendo mais eficaz alcançar níveis plasmáticos fisiológicos com doses menores.

Em pacientes com patologias depressivas endógenas ou secundárias, pode-se utilizar o exame de cabelo como indicador de excesso ou deficiência de lítio.

As doses variam de 10 a 100 mg/dia.

Germânio

Tem-se indicado seu uso, principalmente no Japão e nos EUA, como um imunoestimulador em pacientes portadores de doenças graves, como AIDS, câncer etc. No Brasil, seu uso ainda é muito pequeno, e não se encontra disponível no mercado.

As doses variam entre 50 e 200 mg/dia.

Fibras

Abrangem uma grande variedade de substâncias com diferentes propriedades físico-químicas e fisiológicas. Os vários tipos de fibras apresentam as seguintes características:

- Originam-se de plantas
- São carboidratos ou derivados de carboidratos (exceto a lignina)
- Resistem à hidrólise pelas enzimas digestivas humanas
- Chegam ao cólon intactas e, uma vez lá, podem ser, pelo menos parcialmente, hidrolisadas (quebradas) e fermentadas pelas boas bactérias que compõem a flora intestinal.

Os tipos de fibra variam amplamente de acordo com sua solubilidade em água, viscosidade e capacidade para reter água e ligar minerais e moléculas orgânicas. São essas características que determinarão seus efeitos fisiológicos.

Em geral, as fibras são consideradas o componente da alimentação, reguladora da função gastrintestinal.

Com base em suas propriedades físicas e seu efeito fisiológico, que tendem a estar relacionados com sua solubilidade ou não em água, historicamente, as fibras alimentares são classificadas em:

- Insolúveis: em geral não viscosas, formadoras de volume e não (ou fracamente) fermentáveis no cólon
- Solúveis: em geral viscosas, não formadoras de volume e fermentáveis no cólon.

Especialistas propuseram, recentemente, a classificação como fibras para outras substâncias não digeríveis e fermentáveis, como a inulina, os fruto-oligossacarídeos (FOS), o amido resistente e os açúcares não absorvidos. Essas substâncias, normalmente presentes na alimentação, escapam à digestão pelas enzimas humanas, mas são fermentadas quase completamente no cólon. A inulina e os FOS são considerados relevantes, em razão de sua capacidade de modificar a flora intestinal e promover a proliferação de bactérias benéficas, principalmente as bifidobactérias (bifidogênicas).

Ingestão diária recomendada

A ingestão dietética de fibras recomendada é de 10 a 13 g/1.000 kcal (20 a 35 g/dia), tanto de fontes solúveis como não solúveis. Fontes de inulina, FOS e amido resistente também devem ser incluídas na dieta normal.

Efeitos fisiológicos

Os efeitos fisiológicos relatados dos vários tipos de fibras e substâncias semelhantes a elas se alteram desde a morfologia e modulação da função gastrintestinal a alterações do metabolismo de nutrientes e aumento das respostas imunológicas. Alguns desses efeitos resultam das ações mecânicas das fibras no trato alimentar; outros derivam da interação das fibras com água, minerais e compostos orgânicos no meio intestinal. Muitos efeitos adicionais são consequência da fermentação no cólon, que influencia na ecologia intestinal e origina produtos finais fisiologicamente ativos.

Fibras insolúveis

São as fibras que não se dissolvem na água e são compostas, principalmente, de celulose, hemicelulose (tipo B) e lignina. Esses tipos de fibra encontram-se, especialmente, no farelo de trigo, na fibra externa da ervilha, nos grãos integrais e nas hortaliças (verduras e legumes).

Funções

As fibras insolúveis aumentam o peso e o volume fecal (absorvendo água), auxiliando no funcionamento do intestino. Além dessa função, diminuem o tempo gasto pelos alimentos e pelas fezes para atravessar o intestino, consequentemente evitando a prisão de ventre e ajudando a combatê-la, diminuindo, assim, o risco de desenvolvimento de câncer de cólon, pois também conseguem agregar substâncias potencialmente cancerígenas, eliminando esses elementos tóxicos.

Fibras solúveis

São as que podem dissolver-se na água. São compostas, principalmente, de gomas, pectinas, mucilagens, hemicelulose (tipo A) e outros polissacarídeos. Os alimentos que contêm fibras solúveis são as leguminosas (como o feijão), aveia, cevada, sementes, algas marinhas e algumas frutas (principalmente a "parte branca" da maçã, e cascas de frutas cítricas).

Funções

As fibras (todos os tipos), por meio de múltiplos mecanismos, promovem o desenvolvimento da mucosa intestinal. O butirato, produzido pela fermentação das fibras, fornece energia às células epiteliais do intestino. A viscosidade também ajuda, pois ela retarda a absorção dos nutrientes e torna-os mais disponíveis para as células do íleo terminal e do cólon.

Um dado interessante é que uma mistura de fibras solúveis e insolúveis revelou-se mais eficaz do que a utilização apenas das fibras solúveis na prevenção contra a atrofia da mucosa intestinal (no íleo e cólon), induzida por uma dieta líquida. As fibras solúveis aumentam a proteção do organismo contra infecções pela função da mucosa intestinal na imunidade (barreira).

Normalmente, as fibras solúveis não diminuem o tempo de trânsito no cólon. O psílio, uma mucilagem viscosa e hidrofílica de baixa fermentação, proporciona volume com água, acelerando o trânsito no cólon. Já a pectina e a goma guar retardam o esvaziamento gástrico, ao formar um gel viscoso no estômago. A movimentação pelo intestino delgado também é retardada pelas fibras solúveis.

As fibras solúveis, que formam os géis viscosos (p. ex., goma guar, beta-glucano), retardam a absorção de carboidratos. A alta viscosidade retarda o esvaziamento gástrico, obstrui o acesso da amilase (enzima quebradora do amido) ao seu substrato e torna mais lenta a absorção da glicose. O açúcar é absorvido mais lentamente, o que ajuda a manter a glicemia (glicose no sangue) mais constante e por mais tempo, evitando os sintomas causados pelos estados hipoglicêmicos.

Entre as funções das fibras solúveis, destaca-se a contribuição para a redução de colesterol total e do LDL-colesterol (mau colesterol) pela ingestão dessas fibras. Pectina, goma guar, fibras de aveia e celulose ligam os ácidos biliares no intestino delgado, impedindo, assim, a reabsorção dos sais biliares e aumentando sua excreção. Essas fibras podem retardar ou prejudicar a absorção de gordura como resultado tanto da ligação dos sais biliares quanto da alta viscosidade.

Substâncias semelhantes às fibras

Hidrossolúveis, em sua maioria, são substâncias compostas de inulina, FOS, amido resistente e açúcares não absorvidos. A inulina e os FOS são encontrados principalmente na raiz de chicória, cebola, alho, alho-poró, banana, tomate e massas, e os FOS também podem ser produzidos a partir da inulina ou mesmo sintetizados.

A inulina e os FOS promovem uma flora intestinal saudável, aumentam a proteção contra infecções, diminuem o pH do cólon (produção de ácido láctico), reduzem a diarreia e a constipação intestinal, diminuem os altos níveis de glicose do sangue, melhoram o perfil lipídico do sangue e aumentam a absorção de cálcio e, possivelmente, de magnésio.

Como já mencionado, a fermentação das fibras proporciona benefícios fisiológicos ao promover uma flora intestinal saudável e equilibrada. O tipo de fibra que chega ao cólon influencia na composição da flora intestinal, o que, por sua vez, afeta a saúde do indivíduo. Os FOS e, em menor grau, a inulina promovem, seletivamente, a proliferação das bactérias ditas saudáveis, as bifidobactérias nos seres humanos, e podem diminuir o número das bactérias prejudiciais. Por isso, esses compostos são denominados bifidogênicos ou prebióticos. O efeito bifidogênico é visto a partir de doses baixas, aproximadamente, 4 a 8 g/dia de FOS.

Radicais livres

De todo o oxigênio utilizado no organismo, de 2 a 5% resulta em radicais livres, que se caracterizam como átomos ou moléculas altamente instáveis e reativos, que necessitam reagir com outros átomos ou moléculas, isto é, os compostos das células humanas, para se estabilizarem. Essas moléculas têm suas funções comprometidas quando ocorre a reação dos radicais livres, a qual produz outro radical livre, e assim sucessivamente, em uma ação em cascata.

Esse processo de produção de radicais livres só é neutralizado quando eles reagem com uma molécula de um nutriente antioxidante ou uma enzima antioxidante. A presença dos radicais livres é parte de um processo natural resultante da presença de oxigênio e, muitas vezes, necessário para algumas funções orgânicas. Entretanto, seu excesso, em relação aos antioxidantes naturais do organismo, pode causar transtornos. Esse desequilíbrio pode ser causado por excesso na formação de radicais livres e/ou por carências dos nutrientes que participam, direta ou indiretamente, da ação antioxidante.

São fatores que podem alterar a formação de radicais livres:

- Fatores externos:
  - Raios ultravioleta da luz solar (processos de bronzeamento artificial)
  - Raios ionizantes, raios X, raio beta, raio gama e radioterapia
  - Tabagismo (cádmio, chumbo e nicotina)
  - Álcool
  - Atividade física intensa (aumento do consumo de oxigênio)
  - Dietas muito gordurosas
  - Intoxicações por metais pesados (cádmio, mercúrio, chumbo, alumínio e outros)
  - Medicamentos e drogas
  - Venenos e agrotóxicos
  - Poluentes do ar
  - Choque térmico
- Fatores internos:
  - Desequilíbrios nutricionais
  - Estresse emocional
  - Processos inflamatórios.

Pode-se definir o estresse oxidativo como um distúrbio no equilíbrio pró-oxidante (RL)/antioxidante, a favor do estado pró-oxidante.

Os principais radicais livres e seus antioxidantes são apresentados na Tabela 3.7.

Metais tóxicos

Ao longo dos últimos 50 anos, foi intensificada a exposição humana a metais tóxicos no meio ambiente. O acúmulo de metais em excesso no organismo, como mercúrio, chumbo, cádmio, alumínio e arsênico, por exposição e ingestão crônica,

Tabela 3.7 Principais radicais livres e seus antioxidantes.

Radicais livres	Antioxidante endógeno	Antioxidante exógeno
Superóxido	Superóxido dismutase	Betacaroteno
	SOD (Mn, Fe e Cu)	
Peróxido de hidrogênio, catalase (Fe)	–	–
Radical hidroxila	–	Vitamina C
Oxigênio singleto	–	Betacaroteno
Peróxido lipídico, glutationa peroxidase, Se, cisteína, vitamina E	–	–

continuada, constante, pode causar uma enorme variedade de sintomas e provocar influência direta em alterações de comportamento pela queda das funções cerebrais, a qual afeta a produção e a utilização dos neurotransmissores, alterando os processos metabólicos. São suscetíveis à exposição desses tóxicos outros sistemas, como gastrintestinal, neurológico, cardiovascular e urológico.

Sabe-se que mesmo pequenas quantidades de certos metais tóxicos causam efeitos deletérios; esses efeitos, porém, alteram-se conforme o modo, a quantidade de tempo e o grau da exposição, o estado nutricional, o metabolismo individual e a capacidade de destoxificação. Os mecanismos de toxicidade, os modos sob os quais a intoxicação pode ocorrer, são múltiplos, abrangendo diversos aspectos, como inibição de enzimas e/ou cofatores, interferência na permeabilidade das membranas celulares e outros processos de transporte, decréscimo na função neuronal ou dos processos de condução nervosa, interferência na estrutura e na função de proteínas e ácidos nucleicos e aumento da formação de radicais livres. Alguns desses processos são intensificados pela ação sinérgica da toxicidade de vários metais tóxicos ou de algum metal tóxico em conjunto com produtos químicos tóxicos.

Em crianças, mais comumente o chumbo e o mercúrio provocam efeitos danosos, tanto no crescimento quanto no desenvolvimento. Os metais tóxicos podem prejudicar os processos enzimáticos e neurológicos de maneira gradual e progressiva.

A seguir, são apresentados os sintomas relacionados com o excesso de metais tóxicos no organismo e suas respectivas fontes. Cabe ressaltar que exames para a avaliação da quantidade de metais tóxicos no organismo podem ser feitos a partir do sangue, da urina ou do cabelo. No sangue, será avaliada, após a exposição, a quantidade resultante da absorção e da excreção. Na urina, avalia-se a excreção. No cabelo, será avaliado o que o organismo está realmente retendo nas células e, como resultado, a quantidade real de toxicidade no organismo.

Alumínio

A presença de alumínio no organismo está vinculada com demência senil (mal de Alzheimer), além de dores ósseas, fadiga, ansiedade, cefaleia, irritação gastrintestinal e encefalopatia pós-diálise; além disso, afeta também o metabolismo de substâncias como fósforo, cálcio e magnésio. Nas crianças, em especial, provoca dislexia e alteração de comportamento em sala de aula.

No organismo de indivíduos que fazem uso de antiácidos regularmente, são encontrados altos níveis de alumínio. A fim de evitar a absorção indevida de alumínio pelo organismo, recomenda-se a ingestão adequada de vitamina C, ferro e cálcio.

➤ **Fontes.** Água tratada, utensílios de alumínio de cozinha (panelas, talheres), fermento em pó, perfumes, desodorantes, aerossóis, queijos processados, antiácidos, recipientes de alumínio para alimentos (marmitex e marmitas de papel-alumínio) e poluição atmosférica (atividades industriais e emissões de partículas de veículos automotores).

Cádmio

Está associado, com frequência, a lesão renal, hipertensão, litíase renal, cardiomegalia, aterosclerose, imunodepressão em fumantes, dores osteoarticulares, disfunção pulmonar, enfisema, anemia moderada, lesões nos testículos e infertilidade masculina. Nos casos de mães intoxicadas, há incidência de transmissão materno-fetal, atingindo o feto.

A fim de se inibir a absorção e a retenção de cádmio pelo organismo, recomenda-se a quantidade adequada de ingestão de zinco, cálcio, magnésio e cobre.

➤ **Fontes.** Tubulações residenciais, tabaco, frutos do mar, fumaça de automóveis, poluição industrial, incineração de lixo, café, chá e água tratada.

Chumbo

É o metal pesado mais disseminado no meio ambiente.

Vários estudos já demonstraram que a toxicidade por chumbo está associada com deficiência do funcionamento do SNC. Alto índice de chumbo e cádmio no cabelo é correlacionado com níveis reduzidos de inteligência, diminuição no rendimento escolar e alterações no comportamento.

A toxicidade por chumbo pode levar a distúrbios de aprendizagem em crianças, cefaleia intensa, vertigem, tremores, dores articulares, anemia, irritabilidade, agressividade, distúrbios mentais, hiperatividade, anorexia, lesões musculares e dores abdominais. Essa toxicidade também induz alterações na produção de hormônios como a tiroxina, os hipofisários e as catecolaminas.

Níveis adequados de cálcio, ferro, zinco, fosfatos, vitamina C e proteínas no organismo inibem a absorção de chumbo.

➤ **Fontes.** Suplemento com cálcio (dolomita), contaminação dos alimentos por inseticidas, poluição atmosférica, cremes dentais, tintas que contêm chumbo (na casa e em brinquedos), latas com solda de chumbo, vidros, fertilizantes, tintas de cabelo (acetato de chumbo), fumo, aditivos da gasolina (tetraetil chumbo) e água tratada.

Arsênico

Sintomas do excesso de arsênico no organismo: fadiga, prostração, odor de alho, linhas esbranquiçadas nas unhas, fraqueza, dores musculares, neuropatia periférica, cefaleia, diarreia ou constipação intestinal, manchas escuras na pele, dor torácica, anorexia e pressão baixa. Níveis adequados de selênio, iodo, cálcio, zinco e aminoácidos sulfurados no organismo inibem a absorção e a retenção de arsênico.

➤ **Fontes.** Pesticidas, peixes e frutos do mar, cosméticos, cerveja, cachimbo, manufatura de vidro (espelhos), inseticidas, água, queima de carvão e fundição de metais.

Mercúrio

A intoxicação por mercúrio pode causar danos no fígado e nos rins e sintomas neurológicos, além de possivelmente estar relacionada com doenças cardiovasculares e doenças autoimunes. Outros sintomas, como tremores, anomalias do desenvolvimento fetal, cefaleia, dificuldade de concentração, estomatite, perda de dentes, aumento na salivação, neurite periférica, gosto metálico e reações alérgicas, também podem se manifestar.

O nível adequado de selênio no organismo inibe a absorção e a retenção do mercúrio.

➤ **Fontes.** Termômetros e barômetros, fungicidas, amálgamas dentais, peixes e algas marinhas contaminados, rios poluídos pelo garimpo de ouro, lâmpadas de vapor de mercúrio, filtros de ar-condicionado, baterias, poluição do ar, cosméticos e uso de supositórios para hemorroidas (mercuriais).

Níquel

Níveis elevados de níquel no cabelo servem como possíveis indicadores de problemas cardiovasculares e disfunção imune, tendo sido observada alteração dos níveis de imunoglobulinas. A toxicidade desse metal está frequentemente associada a dermatites de contato, alergias, distúrbios renais e hepáticos, infertilidade, câncer pulmonar, estomatite, gengivite, cefaleias, insônia e náuseas.

Níveis adequados de ferro, cobre, zinco e manganês no organismo inibem a absorção e a retenção do níquel.

➤ **Fontes.** Óleos hidrogenados, coco, chocolate, água, materiais dentários, fumo, baterias (de níquel e cádmio), ligas metálicas, poluição industrial, cosméticos e permanentes para cabelo.

Bário

O excesso de bário no organismo pode causar vômitos, diarreia e dor abdominal, além de desalojar o potássio das células. Altos níveis de bário associados com alta razão Ca/Mg foram correlacionados com infarto do miocárdio.

➤ **Fontes.** O bário é usado como contraste de raios X. Outra fonte é a indústria de cerâmicas, plásticos, tintas, pesticidas e combustíveis.

Álcool

É produzido pela fermentação dos carboidratos e fornece aproximadamente 7 calorias/g. Entretanto, apesar da alta quantidade calórica (quase igual à da gordura), suas calorias são vazias e não fornecem outros nutrientes ao organismo, além de prejudicar a absorção dos ingeridos por outras fontes e atuar como depressor do sistema nervoso central.

O álcool é diurético e também um irritante da mucosa gastrintestinal. Essas ações combinadas contribuem para que o álcool diminua as reservas e/ou iniba a absorção e a utilização, pelo organismo, de importantes nutrientes, como biotina, vitaminas B_1, B_2, B_3, B_6 e B_{12}, ácido fólico, vitaminas C, D e A, magnésio, zinco, ferro, cálcio e selênio.

O álcool aumenta a excreção de magnésio no dia do consumo, continuando por vários dias seguidos, enquanto o zinco é roubado agudamente com o consumo dessa substância.

Em alcoólatras, a combinação entre a ingestão de álcool e a deficiência de tiamina pode causar a síndrome de Wernicke-Korsakoff, um grave transtorno cerebral.

Como o álcool também fornece energia, consumido em excesso, pode substituir alimentos nutritivos (por diminuir o apetite). Além do risco da desnutrição, o alto consumo do álcool aumenta os riscos de câncer, principalmente de boca, faringe, laringe e esôfago.

O consumo de álcool não deve ultrapassar 30 g/semana, o que equivale a:

- 1 garrafa de cerveja (5% de álcool)
- 1 copo (200 mℓ) de vinho (11 a 14% de álcool)
- 1 dose e meia (70 mℓ) de uísque (43% de álcool)
- 1 dose e meia (75 mℓ) de vodca (40% de álcool).

Uma vez que, com até 30 g/semana, o álcool pode ser relacionado com a formação do bom colesterol (HDL), ao ultrapassar essa quantidade, sua relação é maior com a formação do mau colesterol (LDL) e dos triglicerídeos, além do aumento da gordura corporal.

Vinho tinto | Efeito protetor cardiovascular

Muito se fala sobre a ação antioxidante do vinho tinto e a prevenção de problemas cardiovasculares; sabe-se, porém, que essas ações se devem, principalmente, à presença de substâncias encontradas no suco de uva e na casca da fruta. Sabe-se também que o limite entre os bons efeitos e os sinais deletérios do álcool é muito tênue e individual, e, consumido poucas vezes por semana, os riscos são menores do que se consumido em pouca quantidade, mas todos os dias.

Aditivos químicos | Alimentos industrializados

Estar consciente do que realmente importa nos alimentos é o passo principal para o consumo com qualidade e segurança. Os aditivos são substâncias acrescentadas intencionalmente aos alimentos para exercerem uma determinada função. Para que uma substância seja considerada um aditivo, deve passar por vários estudos químicos e ser testada em animais. Caso seja aprovada, recebe um nome, com a letra E, seguida por três algarismos.

O uso de aditivos tem uma regulamentação muito exigente, e, em Portugal, por exemplo, só são permitidos os que satisfazem as normas adotadas pelo Comitê Científico de Alimentação Humana da União Europeia. Apesar das normas regulamentares, há vários paradoxos, pois há o fato de que certas substâncias permitidas na União Europeia são proibidas nos EUA, e vice-versa.

Legalmente, não é permitido juntar aditivos que colidam entre si, e a quantidade de cada aditivo presente nos alimentos também está determinada. Os principais objetivos dos aditivos nos alimentos são:

- Conservar as características organolépticas: cheiro, sabor e consistência
- Preservar propriedades nutritivas
- Aumentar o tempo de vida dos alimentos
- Melhorar a apresentação dos alimentos.

Os aditivos estão agrupados de acordo com os efeitos a que se destinam. Os principais grupos, com seus respectivos nomes, são:

- Corantes: de E100 a E199
- Conservantes: de E200 a E299
- Antioxidantes: de E300 a E399
- Espessantes e emulsionantes: de E400 a E499
- Intensificadores de sabor: de E600 a E699.

O grande problema do uso de aditivos é que não é possível prever a sua toxicidade a longo prazo (há aditivos que já foram considerados seguros e, hoje, sua utilização está proibida), a sua interferência com outras substâncias (medicamentos ou outras substâncias) e o modo como serão ingeridos pelos consumidores. Por exemplo, os aditivos que colidem entre si não podem estar presentes no mesmo alimento, mas o indivíduo pode ingeri-los ao consumir diferentes alimentos que os contenham. Do mesmo modo, as quantidades toleradas não estão asseguradas.

Outra questão é a utilização de aditivos que, na realidade, não acrescentam benefícios ao alimento, além do aspecto, como os corantes.

No que diz respeito à saúde, o consumo de aditivos pode provocar reações alérgicas, efeito laxativo e distúrbios hepáticos, entre outros; e muitos deles são mesmo considerados cancerígenos.

Atualmente, não é possível "fugir" dos aditivos e, em muitos casos, isso pode ser bom, uma vez que alguns impedem a transmissão de doenças; contudo, não se deve consumi-los em excesso. O ideal é utilizar produtos naturais, consumindo os processados somente quando não houver alternativa, e na menor quantidade possível.

Considerações sobre os aditivos

Hoje, existem mais de 2 mil substâncias químicas utilizadas nos alimentos industrializados, as quais podem causar reações adversas no organismo, principalmente quando em alto consumo.

Esses aditivos são classificados de acordo com as seguintes funções: acidulantes, antioxidantes, antiumectantes, aromatizantes, conservantes, corantes, estabilizantes, espessantes, umectantes e realçadores de sabor dos alimentos, com grande utilização de glutamato monossódico.

Alguns dos aditivos mais comumente utilizados são:

- Corantes (C – inclui CII): refrescos/refrigerantes, iogurtes, leites aromatizados e fermentados, gelatinas, pó para pudim e similares, sorvetes, chocolates, bolachas recheadas, balas, chicletes, pó para sucos
- Sulfitos (PV): refrescos/refrigerantes, refrescos em pó, xaropes para refrigerantes e refrescos, e embutidos
- Glutamato monossódico: temperos prontos, caldo de carne e galinha, patês, salgadinhos, bolachas aromatizadas
- Antioxidantes [butil-hidroxianisol (AV), butil-hidroxitolueno (AVI)]: manteigas, coco ralado, leite de coco, margarinas, óleos e gorduras, alimentos de cacau, creme vegetal (creme de soja; pasta de amendoim) e produtos desidratados de batata.[1]

Considerações finais

Os receptores de hormônios da tireoide fazem parte de uma família de receptores nucleares que abrange 49 genes, os quais codificam 75 proteínas diferentes. Funcionam como fatores de transcrição ativados por hormônios e, portanto, atuam modulando a expressão gênica.

Quatro tipos diferentes de receptores de hormônios da tireoide são conhecidos como alfa-1, alfa-2, beta-1 e beta-2. Essas formas são expressas de modos diferentes, de acordo com o tecido e o estágio de desenvolvimento.

Tanto a falta de zinco e de vitamina B_6 quanto o bloqueio da vitamina B_6 por alguma toxina da *Candida albicans* – fungo originado principalmente pelo intestino disfuncional e que contribui para a instalação da MAFIA (problemas de memória, fadiga, insônia e algias) e de alergias, principalmente as cerebrais, ainda pouco conhecidas – podem causar falta de sensibilidade dos receptores da tireoide.

O carboidrato refinado (açúcar e farinhas) é o fator que aumenta a toxina da *Candida*, a qual bloqueia o receptor da tireoide, causando depressão e obesidade. Esse fator pode ser comprovado por meio do mineralograma capilar, que consiste na determinação de cerca de 37 elementos tóxicos ou essenciais em uma amostra de cabelo.

A carência desses minerais no organismo dificulta a produção e a liberação do GH e de seus 8 mil receptores em cada célula de gordura marrom, os quais, além de queimar a massa gordurosa, ajudam a energizar a massa muscular e combater o sedentarismo, outro fator que contribui para a obesidade.

Esses minerais ajudam a produzir o fator de crescimento semelhante à insulina (IGF), substância que aumenta o número de neurotransmissores do bom humor: serotonina, noradrenalina e dopamina, cujos componentes desempenham papel fundamental para que o indivíduo tenha mais alegria e amor em sua vida, além de propiciar resistência contra a fome da tarde e da noite (após as 16 h), mantendo, assim, o estresse sob controle.

Referência bibliográfica

1. Associação Brasileira das Indústrias da Alimentação (Abia). Adaptado da revisão 6. Compêndio da Legislação Brasileira de Alimentos. São Paulo; 1996.

Bibliografia

Guyton AC, Hall JE. Fisiologia humana e mecanismos das doenças. Rio de Janeiro: Guanabara-Koogan; 1998.

Hendler SS. A enciclopédia de vitaminas e minerais. Rio de Janeiro: Campus; 1994.

Murray M, Pizzorno J. Enciclopédia da medicina natural. São Paulo: Andrei; 1994.

4 Fatores Determinantes para Evitar Desequilíbrios Nutricionais

"O alimento que para um é remédio, para outro pode ser veneno", Tito Lucrecio Caro, poeta e filósofo romano da Antiguidade.

Definição de desequilíbrio nutricional

A interação entre todos os sistemas do corpo é identificada pela nutrição voltada para a funcionalidade do corpo, enfatizando as relações entre bioquímica e fisiologia, bem como os aspectos emocionais e cognitivos do organismo. Essa interação poderá ser alterada pela ingestão inadequada dos nutrientes, por sua má utilização, pela necessidade aumentada de determinados nutrientes ou por hipersensibilidades a eles, desencadeando processos denominados desequilíbrios nutricionais.

Atualmente, há grande preocupação em tratar sintomas em vez de compreender as causas que levam aos mais variados desequilíbrios no organismo. Quando diversos fatores são pesquisados nas causas de determinadas doenças, muitas vezes há um esquecimento, ou mesmo desconhecimento, de que cada ser humano tem seu próprio metabolismo, e que nem sempre o que é bom para uma pessoa será para outra.

O funcionamento adequado de um conjunto de células garante, por sua vez, que cada órgão execute suas funções de forma esperada. Finalmente, um conjunto de órgãos saudáveis proporciona saúde ao indivíduo.

Os desequilíbrios nutricionais são causadores de diversos sintomas ou mesmo doenças físicas, mentais e emocionais. Muitas vezes, em uma consulta, ao questionar sobre determinados sintomas, os pacientes relatavam ter uma "dor de cabeça normal", pois sempre conviveram com ela, sem questionar ou serem questionados sobre as causas; tomavam uma série de medicamentos que aliviavam essas dores por um tempo determinado, acostumando-se a conviver com elas, que passaram a ser "normais". Ao diminuir o consumo de alimentos que o organismo desses indivíduos não entende como alimentos e, ao mesmo tempo, iniciar uma nutrição de maneira adequada, essa "dor de cabeça normal" deixa de existir, assim como outros sintomas apresentados também. O objetivo é que as pessoas sejam realmente saudáveis e felizes, sem apresentar quadros de depressão, enxaqueca, tensão pré-menstrual (TPM), queda de cabelo, hiperatividade, constipação intestinal e olheiras, entre outros problemas causadores de dor e sofrimento.

Muitas vezes, produtos químicos ou outras substâncias não nutrientes ingeridas com os alimentos podem desencadear inúmeros sintomas.

A nutrição com foco na funcionalidade do organismo é uma ciência integrativa e profunda, que se baseia na pesquisa científica e cuja aplicação prática engloba tanto a prevenção como o tratamento de doenças, com foco na avaliação de aspectos bioquimicamente únicos de cada organismo, levando em consideração até mesmo o genótipo de cada indivíduo e sua suscetibilidade genética no desenvolvimento da doença. Isso significa que o enfermeiro, para ser bem-sucedido nesse campo, deverá conhecer os nutrientes e compostos bioativos que modulam determinado desequilíbrio nutricional. Isso significa também identificar os sinais e sintomas relacionados com os déficits e os superávits de nutrientes, os quais poderão revelar hipersensibilidades alimentares, avaliadas por meio da dieta de rotação ou de exames bioquímicos para rastreamento metabólico.

Identificação de desequilíbrios nutricionais

Devem ser consideradas as interconexões existentes de todos os sistemas fisiológicos do organismo, como também os antecedentes, os *triggers* (gatilhos) e mediadores que afetam esses sistemas, além dos sintomas pertinentes ao desequilíbrio no funcionamento de cada um deles. Desse modo, levam-se em consideração os aspectos que interferem em:

- Suporte imunológico
- Digestão, absorção e integridade da barreira intestinal
- Destoxificação e biotransformação hepática
- Estresse oxidativo e metabolismo energético
- Integridade estrutural do indivíduo
- Equilíbrio psicológico e espiritual – corpo e mente
- Regulação hormonal e de neurotransmissores
- Processo inflamatório.

Suporte imunológico

O sistema imunológico é um conjunto de células, órgãos e estruturas especializadas e não especializadas, cuja função é identificar e destruir invasores nocivos antes que causem algo prejudicial ao organismo.

O sistema de defesa do organismo é composto de uma barreira física (pele) e outra de defesa inicial não imunológica, a qual, por sua vez, é composta de:

- Atividade motora das mucosas (cílios e peristaltismo)
- Flora bacteriana residente (competitiva)
- Parede intestinal (seleção do que deve ou não entrar no organismo) e secreção mucosa.

Além disso, outros fatores fazem parte dessa barreira como:

- Lágrima: contém lisozima, um composto que mata as bactérias
- Leite materno: rico em lactoferrina, um composto que tem grande afinidade por ferro. Esse nutriente se liga aos átomos de ferro livre, elemento fundamental contra a proliferação das bactérias, impedindo que elas se desenvolvam no intestino do bebê, evitando infecções. Quando as células da criança necessitam de ferro, ele é facilmente liberado pela lactoferrina
- Saliva: além da lactoferrina e da lisozima, há também a bacteriolisina. Esta última reage com o açúcar, impedindo que seja utilizado pelas bactérias.

Um processo imunológico será ativado com o objetivo de impedir qualquer dano que possa ser causado, se as macromoléculas e os microrganismos conseguirem vencer e ultrapassar as barreiras iniciais não imunológicas e inespecíficas do organismo.

O primeiro elemento de defesa do sistema imunológico, ainda na superfície mucosa, é a imunoglobulina A (IgA), com capacidade de ligação com os antígenos (substâncias estranhas ao organismo) inalados ou ingeridos, impedindo que sejam absorvidos e expondo-os a enzimas na superfície mucosa, as quais, por sua vez, realizam a clivagem bacteriana ou a neutralização de microrganismos e toxinas. As macromoléculas de alimentos e ingestantes ligadas à IgA, sob ação enzimática, são subdivididas em moléculas menores, o que possibilita sua absorção sem o risco de desencadeamento de reações alérgicas. A IgA, encontrada nas superfícies mucosas ou em secreções (IgA secretora), é produzida, principalmente, nas amígdalas e no tecido linfoide intestinal; já a encontrada no soro sanguíneo (IgA sérica) é produzida principalmente pela medula óssea e pelo baço.

Além de a IgA ser responsável pela barreira imunológica primária na parede intestinal, dificultando a penetração dos antígenos, essa substância também exerce importante papel na neutralização intramucosa de microrganismos e na excreção de antígenos, como a neutralização de toxinas, bactérias e vírus, não permitindo que eles se fixem às células do intestino (enterócitos), e a formação de complexos de elevado peso molecular, com diversos tipos de proteína (alimentares ou não), impedindo sua absorção.

O sistema imunológico é formado por células que podem atuar de duas maneiras diferentes: ação direta sobre os agentes nocivos, o que configura a chamada imunidade celular, ou produção de substâncias que inativam, a distância, os invasores, o que corresponde à denominada imunidade humoral.

A ação do sistema imunológico também é classificada em natural e adquirida. A natural encontra-se plenamente desenvolvida desde o nascimento. É basicamente celular e estimula o combate a qualquer "corpo estranho" que invada o organismo, como vírus, bactérias, protozoários, produtos químicos tóxicos ou qualquer outra substância estranha, nociva. A imunidade adquirida desenvolve-se gradualmente ao longo da vida, conforme contato com os vários antígenos do ambiente.

Quando os mecanismos de defesa inespecíficos são esgotados, tanto à luz do intestino quanto no interior do organismo, os antígenos passam a induzir outras ações do sistema imunológico. Nesse caso, o combate a esses antígenos é mediado por um conjunto específico de células do sangue, os linfócitos, que utilizam, entre outras armas, os anticorpos.

Existem vários tipos de glóbulos brancos (leucócitos), que desempenham diferentes funções no sistema imunológico. Os fagócitos (neutrófilos, macrófagos) são os principais agentes da imunidade celular. Eles fagocitam, isto é, "comem", todos os "agentes estranhos" que encontram. Uma vez no interior do fagócito, o microrganismo é completamente destruído, e seus componentes são digeridos pela célula.

Ainda entre os leucócitos sanguíneos existem os eosinófilos (2 a 3% dos leucócitos). Eles são fracos como fagócitos, mas são produzidos em número muito elevado em pessoas com infestações parasitárias; eles migram para os tecidos acometidos pelos parasitas, fixando-se neles e liberando substâncias a fim de eliminá-los. Os eosinófilos também têm propensão especial a se acumular em tecidos em que ocorreram reações alérgicas, como nos peribrônquicos de pessoas asmáticas, na pele, após reações cutâneas alérgicas etc. Acredita-se que os eosinófilos metabolizem muitas substâncias indutoras de inflamação, evitando, assim, a disseminação do processo inflamatório local.

Já os linfócitos fazem parte da resposta imunológica adquirida. Eles podem produzir substâncias, como os anticorpos, que reagem exclusivamente a um tipo de antígeno, destruindo-o.

Quando os antígenos entram no organismo, ultrapassando a barreira física, "um alarme" (como dor, mensageiros químicos) avisa diferentes partes do corpo. Em consequência, pelo sangue, os antígenos começam a chegar à área danificada, as células do sistema imunológico.

Os neutrófilos, que representam quase dois terços dos glóbulos brancos, são as primeiras células a chegar. São os fagócitos mais vorazes do sistema imunológico, formando a linha de frente do ataque aos invasores, porém dispondo de um período de vida muito curto, de 2 a 3 dias apenas. Frequentemente, morrem em combate, sendo denominadas "células camicases*".

Os neutrófilos resolvem a maior parte das infecções de curta duração. Nos casos em que houver maiores complicações, em que se prolonguem por mais dias, começa a agir outro tipo de fagócito: os macrófagos.

Os macrófagos representam 8% dos glóbulos brancos e fagocitam mais devagar do que os neutrófilos; têm vida mais longa, porém. Os agentes invasores fagocitados pelos macrófagos são totalmente digeridos e não causam danos à célula. Alguns dos fragmentos digeridos ficam expostos no exterior da membrana do macrófago, sendo denominados antígenos. Estes últimos, que apresentam as características básicas da substância invasora, são levados pelos macrófagos até os linfócitos, responsáveis pela imunidade adquirida. Por conta dessa função, os macrófagos são conhecidos como "células apresentadoras de antígenos".

A imunidade adquirida é um combate mais especializado, quando o contato com as "substâncias estranhas ao organismo" se torna mais frequente e prolongado. As principais células brancas desse tipo de imunidade são os linfócitos, que têm a capacidade de reconhecer especificamente cada tipo de antígeno.

É na medula óssea, mais comumente, que são encontradas as células que dão origem aos linfócitos, as células-tronco.

Acredita-se que o linfócito B possa se diferenciar na própria medula, enquanto o T necessita passar pelo timo para concluir seu amadurecimento.

Uma vez maduros, os linfócitos distribuem-se parte no sangue e parte nos linfonodos, ligados entre si por um sistema de canais, os vasos linfáticos ou sistema linfático. Além de produzir e armazenar linfócitos, o sistema linfático tem como função retirar o excesso de líquido presente nos tecidos e devolvê-lo à corrente sanguínea.

Quando os macrófagos, com os antígenos expostos em sua membrana, começam a circular pelo corpo e chegam aos vasos linfáticos, eles alcançam os linfonodos, por meio dos quais entram em contato com os linfócitos T auxiliares, também denominados T4 ou CD4. Existe um tipo de linfócito T4 para cada tipo de antígeno e, quando se depara com o o antígeno "encarregado" de combater, imediatamente o antígeno é reconhecido, e o linfócito se ativa, passando a se reproduzir, originando um clone celular.

O linfócito T4, cuja presença é necessária para a ativação do linfócito B, é a substância que organiza, dimensiona e orquestra a resposta contra o antígeno em questão, por meio de mensageiros químicos (interleucinas), popularmente conhecidos como interferons.

O linfócito B, por sua vez, é o combatente dos antígenos; para cada tipo de antígeno existente, há um tipo de linfócito B específico para combatê-lo. Ele só é ativado quando encontra esse antígeno que deverá combater. Após sua ativação, o linfócito B cria um clone de células capaz de reconhecer o mesmo antígeno.

Em pouco tempo, após a ativação dos linfócitos, o sangue e os linfonodos são preenchidos com linfócitos T4 e B, ambos capazes de reconhecer o mesmo antígeno.

Os linfócitos B passam a armazenar nutrientes e crescer; ao crescerem, são então denominados de plasmócitos. Estes últimos logo começam a produzir em grande escala os receptores que possibilitam reconhecer o antígeno, os quais são eliminados para fora da célula, indo para a corrente sanguínea. Esses receptores são chamados de anticorpos ou imunoglobulinas (IgA, IgE, IgG, IgM e IgD).

---

*   Em referência aos pilotos suicidas da esquadrilha da Força Aérea Japonesa na Segunda Guerra Mundial (1939-1945).

Todo o processo, que se inicia com a captura do antígeno pelo macrófago e termina com a produção de anticorpos pelos linfócitos B, ocorre, em média, por 1 semana.

Os anticorpos não destroem os antígenos diretamente. Sua função é reconhecê-los e acoplar-se a eles de maneira irreversível, formando um conjunto chamado complexo antígeno-anticorpo ou imunocomplexo. Dessa maneira, eles "marcam" os invasores, sendo facilmente identificados pelo sistema imunológico.

A eliminação do complexo antígeno-anticorpo ocorre de várias maneiras. Uma delas é pela ação das células fagocitárias (sistema reticuloendotelial), que apresentam um apetite especial por células sinalizadas com anticorpos. Em condições normais, os imunocomplexos são removidos pelo sistema reticuloendotelial (SRE); no entanto, quando presentes em grandes quantidades, também podem ativar o sistema do complemento e serem destruídos por ele; sob o ônus, porém, de, muitas vezes, produzirem manifestações alérgicas.

Complemento é o termo empregado como substantivo coletivo para descrever um sistema de cerca de 20 proteínas distintas que atuam sequencialmente, muitas das quais são precursoras de enzimas, estas, por sua vez, estão normalmente presentes entre as proteínas plasmáticas e podem ser ativadas pela reação antígeno-anticorpo. Um sítio da molécula do anticorpo (que já está formando um complexo com o antígeno) liga-se diretamente à molécula C1 do sistema do complemento, desencadeando uma "cascata" de reações sequenciais, isto é, cada proteína ativada ativará a próxima do sistema, e assim sucessivamente, causando, a partir de um início bem modesto, uma reação extremamente grande e amplificada. Formam-se múltiplos produtos finais, e vários deles acarretam efeitos importantes, que ajudam a impedir os danos causados pelo organismo invasor ou pela toxina. Entre os efeitos mais importantes da cascata do sistema do complemento, encontram-se os seguintes:

- Quimiotaxia (atração) dos leucócitos (neutrófilos e macrófagos) que farão a fagocitose, destruindo os invasores
- Ativação de mastócitos e basófilos, fazendo-os liberar histamina, heparina, bradicinina, serotonina e várias outras substâncias, como enzimas lisossômicas. Essas substâncias, por sua vez, causam aumento do fluxo sanguíneo local, maior vazamento de líquido e de proteínas plasmáticas para os tecidos e outras reações teciduais locais que ajudam a inativar ou imobilizar o antígeno; essas reações vasculares e teciduais locais produzem, na maioria das vezes, as manifestações alérgicas

- Rompimento das membranas celulares dos invasores, possibilitando a entrada de água nas células até que explodam. Os produtos do complemento também alteram as superfícies dos organismos invasores, fazendo-os aderir entre si, promovendo sua aglutinação
- Neutralização de vírus. As enzimas e outros produtos do complemento podem atacar as estruturas de alguns vírus, neutralizando-os.

A imunidade adquirida utiliza, além dos anticorpos, o chamado linfócito T, ou célula T citotóxica, também munida de receptores capazes de reconhecer um antígeno específico e destruí-lo. Quando a célula T citotóxica une seu receptor aos antígenos presentes na membrana do invasor, as duas células ficam praticamente coladas, o que estimula a célula T citotóxica a eliminar substâncias que rompem a membrana da célula invasora, ocasionando sua eliminação.

Depois de o processo de defesa ser completado, entra em ação o linfócito T supressor ou T8, que só aparece no sangue quando os antígenos não estão mais presentes na circulação.

O linfócito T supressor passa a emitir um sinal químico que inibe a atividade e a reprodução dos linfócitos B e T auxiliares. Com isso, a produção de anticorpos diminui rapidamente, até se extinguir de modo irreversível.

O sistema imunológico normalmente é muito eficiente, mas também agressivo no ataque aos inimigos do organismo, podendo, às vezes, extrapolar seu limite e tornar-se agressivo demais, desencadeando uma reação alérgica, como resposta excessiva a um intruso, nem sempre maligno. Pior ainda, quando o sistema imunológico confunde uma estrutura ou órgão normal do corpo com um invasor estranho e o ataca, causando, em decorrência dessa confusão, a chamada doença autoimune.

O sistema imunológico é responsável pela segurança e defesa do organismo, abrangendo todas as células, substâncias químicas e todos os órgãos envolvidos nesse mecanismo. Cada processo de defesa serve a um propósito específico e também trabalha em conjunto com os outros processos para alcançar um objetivo comum: a proteção do corpo contra um invasor estranho e nocivo.

Existem vários dispositivos indiretamente gerenciados pelo sistema imunológico que trabalham para impedir a entrada de elementos estranhos (antígenos) no organismo, entre eles: pele, saliva, lágrima e cílios.

Digestão, absorção e integridade da barreira intestinal

Existem estratégias imunológicas inespecíficas, compostas de glóbulos brancos, que têm a função de fagocitar (digerir e destruir) os invasores, reforçando a defesa da barreira intestinal quando esta não é suficiente e os antígenos atacam a corrente sanguínea. Em conjunto com os sistemas reticuloendotelial e linfático, tais estratégias, munidas dos glóbulos brancos, "limpam" o sangue e eliminam essas substâncias estranhas, como os antígenos e outros invasores nocivos, de modo a não causar danos ao organismo. Se houver sobrecarga de antígenos no sangue e as primeiras defesas não forem suficientes ao combate, outros tipos de glóbulos brancos entram em ação e atuam de diversas maneiras: diretamente contra o invasor (por fagocitose) e/ou por meio da produção de anticorpos específicos (imunoglobulinas) contra eles ou substâncias químicas (histaminas e outras) para combatê-los. Muitas vezes, essas reações intensas e frequentes provocam alterações funcionais em órgãos-alvo mais sensíveis, podendo causar reações imediatas: alergias ou reações tardias, que podem ser denominadas como hipersensibilidade ou alergias escondidas.

Como já mencionado, o sistema imunológico e outros dispositivos funcionais não estão se adaptando aos novos hábitos alimentares e ambientais que lhe estão sendo impostos nos últimos 30, 40 anos. No que tange a uma adaptação do organismo a esse novo meio ambiente, 30 ou 40 anos, na verdade, é um tempo muito ínfimo para ocorrer uma alteração. Talvez sejam necessárias mais algumas gerações para que esses sistemas ajustem seus controles de segurança e defesa. Muitos são os fatores a debilitar o organismo; produtos químicos inalados, ingeridos e absorvidos pela pele, baixa qualidade e pouca quantidade de oxigênio, empobrecimento do solo e estresse físico e emocional, além de causarem graves danos ao organismo, deixam os dispositivos de segurança alertas, de prontidão, minuto a minuto, provocando caos ainda maior nos sistemas de defesa, que, sobrecarregados e estressados, exageram em suas ações de combate às substâncias estranhas, ingeridas todos os dias. Essas reações inadequadas e exageradas dos sistemas de defesa do organismo podem provocar distúrbios físicos, mentais e emocionais, que, na maior parte das vezes, não estão sequer relacionados com outros desequilíbrios funcionais do organismo, e nem mesmo com a alimentação.

Destoxificação e biotransformação hepática

São manifestações orgânicas decorrentes das reações do organismo contra substâncias estranhas (alergênios) ao seu funcionamento. Essas substâncias podem ser absorvidas pela pele, inaladas e/ou ingeridas, com os alimentos e os ingestantes (toxinas, fungos, aditivos, restos de insetos etc., que vêm junto com os alimentos).

Alergias imediatas são mais facilmente associadas a seus alergênios. Diferentemente da hipersensibilidade alimentar, também conhecida como intolerância alimentar e alergia escondida (esta última denominação, mais comumente), pois é mais difícil associar os sintomas com os alergênios, uma vez que as reações, na maior parte dos casos, não são imediatas.

Tudo começa quando o sistema digestivo recebe uma substância (que pode ser nutriente, toxina, fungos etc.), considerada estranha ou que não tenha sido digerida (quebrada) completamente, resultando em macromoléculas, que não são "entendidas pelo organismo" como nutrientes, mas como algo contra o qual ele precisa se defender (antígeno). Como reação a essa substância, ocorre uma mobilização das células de defesa (os glóbulos brancos), muitas vezes também com a liberação de anticorpos denominados imunoglobulinas (IgE, IgG e outras), que se ligarão a esses antígenos, formando imunocomplexos, os quais, por sua vez, provocam uma série de reações ao ativarem o sistema do complemento, estimulando a liberação de substâncias químicas farmacologicamente ativas, como histaminas e outros autacoides. Todas essas reações determinarão, no organismo, os sintomas característicos de uma alergia, dependendo das áreas envolvidas, denominadas órgãos de choque; um mesmo alergênio, porém, pode causar sinais e sintomas diferentes de um organismo para outro, sendo comumente confundidos com outras doenças.

Em torno de 2% da população apresenta quadro de alergias alimentares, frequentemente com reações imediatas.

Em um processo alérgico, mais comumente com os inalantes, antígenos em pequenas doses provocam a liberação dos anticorpos IgE, causando reações imediatas, com uma grande liberação de mediadores químicos (autacoides), entre eles, a histamina.

A histamina liberada, dependendo de sua quantidade e do local de ação, pode provocar edemas, vasoconstrição, pruridos (vermelhidão da pele), formação de muco, choque anafilático etc.

Hipersensibilidade e intolerância alimentar

Com relação às manifestações alérgicas, 98% são causadas por alergias escondidas, frequentemente com reações tardias (de 2 h a 3 dias após o contato inicial com o alergênio), sendo comumente confundidas com alergias imediatas, mediadas principalmente pelo anticorpo IgG.

Em um processo de hipersensibilidade, podem coexistir a liberação de anticorpos IgE e IgG, o que, além da liberação de histaminas (em menores quantidades), também causa a formação de imunocomplexos (antígenos + IgG). É esse conjunto de fatores que faz a hipersensibilidade não apresentar reações imediatas.

A liberação gradual de histamina e a formação dos imunocomplexos provocam reações que podem acontecer de 2 a 72 h após a ingestão da substância alergênica. No processo de hipersensibilidade, a substância alergênica é ingerida com frequência, e não uma vez apenas. A quantidade consumida e a frequência são determinantes para a sintomatologia. Nem sempre há sintomas quando essa substância é ingerida apenas uma vez.

Outra particularidade importante no processo de hipersensibilidade é que a liberação de histamina, causada pela reação à substância alergênica (sensibilizante), provoca sensação de prazer, conforto e relaxamento, em virtude de a histamina ser um relaxante cerebral. Portanto, o consumo do alimento sensibilizante é primeiramente ligado ao prazer, e não aos sintomas que ele acarretará mais tarde, o que, muitas vezes, leva a uma dependência (vício) do consumo do alimento sensibilizante ou de seus derivados (p. ex., chocolates, laticínios, doces, álcool etc.), de modo que, frequentemente, em situações de desequilíbrios (físicos, mentais ou emocionais), manifesta-se uma vontade específica do alimento que causa alergia. É principalmente por isso que as alergias alimentares escondidas são muito associadas à causa de obesidade resistente, tanto pelo vício alimentar adquirido pelos alimentos alergênicos quanto pelas consequências das reações alérgicas tardias, sendo imperceptíveis e quase nunca associadas às causas. Os alimentos que mais frequentemente causam alergias tardias são: produtos lácteos (leite de vaca, queijos, iogurtes ou preparações feitas com esses produtos), leite de cabra, trigo, milho, ovos, soja (principalmente para os ocidentais), frutas cítricas, chocolate, amendoim, peixes e frutos do mar, açúcar, fungos, corantes e outros ingestantes e qualquer outro alimento que possa ser ingerido em grande quantidade e frequentemente, lembrando que esses são os alergênios mais comuns; o que predomina, porém, são as individualidades bioquímicas.

As manifestações clínicas são cíclicas e variam quanto a tempo, intensidade e gravidade, mesmo quando desencadeadas por um mesmo alergênio.

As liberações de IgE e IgG e as histaminas e enzimas liberadas (que podem produzir danos celulares) serão responsáveis, em conjunto, por manifestações clínicas ainda pouco compreendidas pelo ângulo imunológico e frequentemente confundidas com outras doenças e sintomatologias (físicas, mentais e emocionais), levando a um modo de tratamento incorreto. Esses mecanismos provocam uma gama de sintomas, muitas vezes de difícil diagnóstico clínico. A coexistência dos mecanismos de hipersensibilidade é uma descoberta muito recente e justifica uma imensa quantidade de doenças alérgicas de respostas tardias. Pela dificuldade de diagnóstico, muitas vezes, essas hipersensibilidades são confundidas com outras doenças, pois podem "imitar" sintomas de doenças específicas. Por exemplo, pode haver uma hipersensibilidade que cause sintomas de gastrite, mas pouco adianta ser tratada como gastrite se não for trabalhado o consumo do alergênio que a provocou (rotatividade do alimento). Depois de determinado tempo, a gastrite volta, pois foram tratados somente seus sintomas, e não as causas.

Alguns dos sinais e sintomas que podem ser provenientes de hipersensibilidades alimentares, também chamados de manifestações alérgicas, são:

- Asma, rinite, sinusite, otite, amigdalite e bronquite
- Cistite de repetição, candidíase, infecções urinárias e enurese noturna
- Diarreia, constipação intestinal, colite, gastrite, má absorção e doença celíaca
- Obesidade, baixo peso, celulite, perda de apetite, anorexia nervosa, bulimia, diabetes e hipertensão arterial
- Cefaleia, enxaqueca e convulsão
- Insônia, sonolência, depressão, agitação, ansiedade e fadiga
- Hiperatividade, falta de concentração, alteração de humor e distúrbios de aprendizagem
- Artrite reumatoide, tireoidite e lúpus eritematoso sistêmico
- Acne, eczema, caspa, urticária, dermatite seborreica e dermatite.

Como mencionado, o organismo humano pode reagir de maneiras diferentes ao mesmo alimento e desencadear processos crônicos, sintomas esses que vão substituindo os órgãos-alvo, conforme são tratados. No caso da otite, por exemplo, ao ser tratada, a hipersensibilidade substitui o órgão-alvo e passa a desencadear amigdalite, mais tarde rinite, e ainda mais tarde gastrite; às vezes, concomitantemente a esses sintomas, pode ocorrer enxaqueca ou obesidade. Todos esses sintomas podem ainda ser acompanhados por ansiedade, agitação, alteração na qualidade do sono, dificuldade de acordar pela manhã, falta de concentração, desatenção etc. Esses sintomas podem ser concomitantes ou ainda se alternarem ao longo dos anos. Hoje, sabe-se que problemas como esses podem ser consequência de alergias alimentares escondidas, causando reações que podem ser inflamatórias (as -*ites* em geral), mentais (falta de concentração, desatenção) ou emocionais (ansiedade).

Dependendo da predisposição genética, monotonia alimentar e capacidade funcional do trato gastrintestinal, as hipersensibilidades alimentares podem ou não se expressar. É importante também manter a capacidade de destoxificação do fígado, evitando o acúmulo de toxinas no organismo.

É importante realçar que as manifestações alérgicas são uma consequência de fatores somatórios (ambientais, emocionais, fisiológicos e alimentares). O que forma o organismo e pode dar sustentação aos fatores externos é a nutrição celular e a função adequada dos órgãos e sistemas; portanto, é de suma importância a alimentação saudável, determinante em todos esses processos.

Considerações sobre as alergias

Ao contrário do que se acredita, as alergias escondidas, causadas por produtos lácteos, são muito comuns, sendo desencadeadas por proteínas (há cerca de 25 frações proteicas alergênicas conhecidas do leite de vaca; entre as quais, a mais conhecida é a betalactoglobulina). Outra alergia muito comum é a intolerância à lactose (açúcar do leite), que não é imunológica, e sim digestiva. Comumente, ocorre uma deficiência parcial (sendo total, em alguns casos) da enzima lactase, que quebra (digere) a lactose. Em tais situações, os sintomas mais comuns são: diarreia, flatulência excessiva, estufamento, mau hálito, entre outros.

Equilíbrio psicológico e espiritual

Interação corpo e mente

"Um dia, todas as nossas ideias em psicologia serão baseadas na estrutura orgânica. Isso permitirá que substâncias químicas específicas controlem a operação", Sigmund Freud, psicanalista.

"A previsão de Freud estava correta. E quando finalmente chegar o dia em que houver aceitação geral dessa previsão, o segredo para a saúde psicológica será a descoberta da química da nutrição, atualmente negligenciada", HL Newbold, psiquiatra.

São as causas de desequilíbrios na interação corpo e mente:

- Desequilíbrios bioquímicos causados por intoxicação de metais pesados (chumbo, mercúrio e cádmio)
- Alergia e hipersensibilidades alimentares, adicção alimentar
- Alto consumo de açúcar e fatores antinutricionais
- Erros alimentares que causam deficiência de vitaminas, minerais, aminoácidos e ácidos graxos essenciais (matéria-prima para formação de neurotransmissores)

- Complicações no nascimento
- Deficiências de enzimas digestivas e acidez gástrica
- Químicos, inalantes, tinturas e outros irritantes
- Hipersensibilidades ambientais, especialmente a alimentos industrializados que contêm substâncias artificiais, como corantes, químicos, aditivos etc.
- Anormalidades genéticas
- Desequilíbrios hormonais
- Hipoglicemia ou hipersensibilidade ao açúcar
- Problemas psicológicos ou emocionais (como base ou desencadeantes)
- Toxinas originadas por infecções crônicas bacterianas, fúngicas e parasitárias.

O transtorno do déficit de atenção com hiperatividade (TDAH) afeta milhares de indivíduos em todas as fases da vida, desde bebês, crianças, adolescentes, até adultos, e se caracteriza por anormalidades no comportamento, como: hiperatividade, falta de concentração, distúrbios de aprendizagem e problemas de comunicação no início da infância; esta última anormalidade, algumas vezes, com remissão durante a puberdade (adolescência). A remissão pode ou não se dar por circunstâncias individuais. Sabe-se que crianças são comumente afetadas por TDAH antes do nascimento e continuam a sofrer desse infortúnio na vida adulta, se não receberem tratamento adequado. O TDAH afeta mais meninos do que meninas, na proporção de 3:1. Uma grande porcentagem de crianças hiperativas é loira, de olhos azuis e sofre de alergia, dados os sintomas e sinais manifestados.

Na história de crianças com TDAH, as mães, comumente, comentam que, durante a gravidez, havia uma grande movimentação do feto, e este emitindo "chutes" fortes. Quando bebês, as crianças hiperativas frequentemente apresentam cólicas, sono insuficiente, choro e muitos gritos. Na infância, eles manifestam aparência de insones e se apresentam agitados, intranquilos e pouco alimentados. Na maioria dos casos, eles podem se apresentar como "*rockers*" ou "*head bangers*" (intensa agitação, em tradução analítica), rejeitando afeição e cuidados maternos.

Com o passar dos anos, as crianças com TDAH passam a ter curto período de atenção, manifestando desatenção, distraem-se com facilidade, por pouca concentração, e não se fixam por mais tempo em uma única atividade. O comportamento pode se tornar nocivo e destrutivo, com pouca coordenação e postura desajeitada. Muitas crianças hiperativas têm dificuldade em integrar o que veem e ouvem em decorrência das anormalidades da percepção visual, o que lhes causa uma inabilidade de compreender os conceitos básicos.

Males diversos se manifestam em muitas crianças com TDAH; entre os quais, eczema, asma, infecções crônicas, dores de cabeça, olheira, febre, dor de estômago e infecções por fungos no couro cabeludo, na pele e nas unhas.

Os principais sintomas de TDAH nos bebês e em crianças mais novas (até 3 anos) são:

- Choros inconsoláveis
- Dificuldade de alimentação
- Ataques de mau humor
- Acessos de raiva
- Agitação de cabeça e corpo (*head banging* ou *rocking*)
- Sono agitado e/ou insuficiente (quantidade e qualidade)
- Rejeição de afeição e carinho físico
- Agitação, intranquilidade e gritos.

Os sintomas de TDAH em crianças maiores são:

- Agressividade
- Predisposição a acidentes
- Enurese noturna (urinar durante o sono)
- Olheiras
- Fadiga, fraqueza, indiferença e desatenção
- Movimentação constante e inquietude
- Comportamento destrutivo
- Hipersensibilidade a odores, sons, luz, calor e frio
- Impulsividade
- Irritabilidade, desobediência, pouca cooperatividade, comportamento autodestrutivo, nervosismo, alterações de humor e depressão
- Apetite diminuído e hábitos alimentares errados
- Baixa concentração
- Falta de coordenação
- Sono leve e pesadelos
- Orelhas e bochechas vermelhas
- Agitação
- Repetência escolar, apesar de QI normal ou alto
- Glândulas do pescoço inchadas
- Comportamento retraído
- Fala repetitiva e sonora.

O tratamento de crianças com TDAH pode ser feito apenas com mudanças de hábitos alimentares e suplementos nutricionais, antes mesmo de elas serem submetidas ao uso de medicamentos químicos, como metilfenidato (fármaco anfetamina-*like*).

O estudo de Block descreveu a experiência da autora durante o tratamento de sucesso de sua filha com TDAH, em que buscou-se dar maior atenção para as sensibilidades e alergias alimentares tardias (particularmente aquelas mediadas por IgG), além de má digestão, desequilíbrios de açúcar no sangue e problemas com destoxificação.[1]

Há vários fatores que podem contribuir para alterar o comportamento infantil ruim e nocivo ao organismo da criança. Estando ciente de tais fatores, é possível estabelecer métodos de tratamento naturais, livres de fármacos, como nos casos de TDAH e:

- Alergias: a identificação e o tratamento de alergias alimentares (principalmente as de reações tardias) provaram ser ferramentas extremamente poderosas no TDAH
- Desequilíbrios nutricionais: desequilíbrios nutricionais e exposição a tóxicos podem ter um profundo efeito no sistema nervoso de crianças
- Ácidos graxos: estudos mostram uma grande correlação entre deficiência de ácidos graxos em crianças e TDAH
- Aminoácidos: são os formadores de importantes relaxantes químicos cerebrais.

TDAH e alergias alimentares

Muitos estudos encontraram uma forte relação entre o comportamento hiperativo em crianças e a prevalência de alergias e intolerâncias alimentares. Um recente trabalho realizado pelo Cornell Medical Center, publicado na revista *Annals of Allergy*, constatou que 73% das crianças com TDAH responderam favoravelmente a uma dieta de eliminação de alimentos reativos e aditivos alimentares, concluindo que os fatores dietéticos desempenham um papel significativo na maioria das crianças com esse transtorno.

Pesquisas britânicas chegaram à conclusão similar em seus estudos com 78 crianças hiperativas, das quais 59 melhoraram seu comportamento ao aderir a uma alimentação especial hipoalergênica. Para 19 delas, os pesquisadores mascararam alimentos alérgicos e aditivos, misturando-os a outros alimentos tolerados. Cada uma das crianças expostas a alimentos alergênicos teve seu comportamento alterado para pior depois de se alimentarem. De fato, muitos familiares comentaram que, depois do tratamento para alergia alimentar, as crianças se tornaram mais controláveis e com raciocínio mais rápido.

Durante anos de atendimento, foi possível confirmar esses resultados tanto em crianças quanto em adultos. Até mesmo a agitação e irritabilidade de bebês sendo amamentados podem ser melhoradas quando tratadas as alergias alimentares da mãe.

Em determinados casos, é extremamente difícil identificar as substâncias agressoras, isso porque as reações alérgicas podem não se manifestar por horas ou mesmo dias após a exposição aos alergênios. Algumas vezes, são necessários exames para identificar reações tardias (mediadas por IgG) e imediatas (mediadas por IgE), com alimentos e outras substâncias ambientais.

TDAH e desequilíbrios nutricionais

"É tão incorreto tratar crianças com problemas psicossociais só com vitaminas quanto tratar crianças que sofrem de problemas nutricionais só por meio da psicoterapia ou do aconselhamento familiar. Infelizmente, o segundo erro foi e continua sendo o mais comum", Abram Hoffer, psiquiatra.

Deficiências nutricionais e acúmulo tóxico de metais pesados podem ser fatores desencadeadores de TDAH em crianças, uma vez que seus corpos são pequenos e seu sistema nervoso ainda está no início das etapas de desenvolvimento, sendo particularmente vulneráveis aos efeitos dos desequilíbrios nutricionais.

O chumbo é um potente tóxico, comumente associado a problemas neurocomportamentais em crianças, incluindo hiperatividade, déficit de atenção e distúrbios de aprendizagem. O pesquisador norte-americano Herbert Needleman, da Universidade Pittsburgh Medical School, especializado nos efeitos tóxicos do chumbo em crianças, conduziu um grupo de estudos por 20 anos, estabelecendo claramente a ligação entre níveis de chumbo em crianças e TDAH. Estudos consecutivos indicam que esses efeitos frequentemente persistem nos adultos.

Um conceito errôneo é que a exposição ao chumbo é somente um problema para as crianças urbanas de baixo poder econômico. Na verdade, a toxicidade do chumbo pode afetar crianças de todas as classes sociais, porque as fontes de exposição não incluem somente as tintas à base de chumbo, mas também contaminações do solo e transmissões por poeira, alimentos e água, podendo ter como início a exposição pré-natal. De acordo com estudos da American Academy of Child and Adolescent Psychiatry, a estimativa é de que 1 em cada 6 crianças nos EUA tem níveis sanguíneos tóxicos de chumbo. A quantidade necessária de chumbo para produzir efeitos no sistema nervoso central (SNC) é bem menor do que a quantidade previamente concebida, segundo as pesquisas.

Muitos outros desequilíbrios nutricionais também estão fortemente relacionados com comportamento hiperativo. Em um estudo-piloto sobre os níveis de metais no cabelo de crianças hiperativas, por exemplo, observou-se que elas apresentavam baixos níveis de manganês e zinco em comparação com o grupo-controle. Outro achado é o baixo nível de vitamina B_6 junto com chumbo e cobre altos. Deficiências de cálcio, selênio, zinco e ferro estão relacionadas com o aumento de metais tóxicos, como chumbo, alumínio, cádmio e mercúrio; desequilíbrios de nutrientes-chave podem aumentar a probabilidade de reações tóxicas que desencadeiam a hiperatividade.

Vale ressaltar que hábitos alimentares saudáveis, com uma alimentação mais natural e variada, evitando sobrecarga de alimentos industrializados, previnem a maior parte dos problemas causados pelos desequilíbrios funcionais. Uma criança bem nutrida consegue reagir melhor contra os metais tóxicos, além de preservar suas funções orgânicas, principalmente dos sistemas digestivo e imunológico.

Quando necessário, podem-se determinar os níveis de elementos tóxicos e nutricionais no corpo, por meio de exames de sangue, urina e cabelo. O exame de cabelo pode refletir a exposição crônica a metais tóxicos e desequilíbrios nutricionais no longo prazo, enquanto os exames de sangue e urina medem os desequilíbrios mais recentes.

TDAH e ácidos graxos essenciais

A inadequação de ácidos graxos essenciais é uma das deficiências nutricionais mais comuns na atualidade, representando um sério risco de saúde em potencial para crianças, em particular, uma vez que esses nutrientes são cruciais para o crescimento ideal e o desenvolvimento adequado.

Quanto aos dois ácidos graxos, tanto o ômega-3 quanto o 6 são importantes na formação da complexa rede de bilhões de células que constituem o cérebro e o SNC, apesar da predominância do ômega-6.

Em termos de peso, cerca de 60% do cérebro é composto de gordura (uma porcentagem maior do que em qualquer outro órgão), e a maior parte dessas gorduras são ácidos graxos essenciais.

O leite materno contém altos níveis de metabólitos de ômega-3 e 6, o que sugere uma necessidade inata dessas substâncias para o crescimento e o desenvolvimento da criança.

Estudos clínicos controlados mostram que os níveis de ácidos graxos essenciais são significativamente mais baixos em crianças hiperativas. A organização britânica Hyperactive Children's Support Group conduziu um detalhado levantamento de crianças hiperativas e seus familiares e concluiu que muitas delas têm deficiências de ácidos graxos essenciais. Essa deficiência causa um impacto ainda maior em crianças do sexo masculino, porque suas necessidades de ácidos graxos essenciais são, em geral, muito mais altas.

Desequilíbrios nos níveis de ácidos graxos vêm combinados com deficiências de zinco, frequentemente observadas em crianças hiperativas, uma vez que esse elemento é necessário para converter ácidos graxos essenciais em prostaglandinas (importantes "mensageiras dos tecidos").

Outro fator que pode explicar o aumento de doenças associadas à deficiência desses ácidos graxos é a forte necessidade de gorduras essenciais, causada pelos níveis elevados de gorduras saturadas e *trans* na alimentação.

As crianças são especialmente vulneráveis aos sinais e sintomas de deficiência de ácidos graxos essenciais em razão de dietas com carências ou dificuldade de utilização e uma forte necessidade desses nutrientes.

TDAH e aminoácidos

O TDAH, frequentemente, está relacionado com disfunções de neurotransmissores do SNC. Pesquisas mais recentes mostraram que crianças com TDAH costumam apresentar deficiências plasmáticas de serotonina e aminoácidos, como triptofano, fenilalanina, tirosina, histidina e isoleucina.

Mediadores | Regulação hormonal e neurotransmissores

Pesquisadores também sugerem que mudanças sutis na dieta podem afetar os níveis de aminoácidos e, portanto, modular as funções neuroquímicas cerebrais.

Substâncias químicas do cérebro (neurotransmissores) e algumas matérias-primas são necessárias (precursoras) para sua formação e bom funcionamento.

Neurotransmissores importantes para o tratamento do TDAH

Serotonina

A produção natural da serotonina começa com o aminoácido L-triptofano. O ferro, as vitaminas C e B_6 e o magnésio ajudam a converter o aminoácido em serotonina. Sua deficiência causa ansiedade, depressão, alteração da qualidade de sono, aumento da vontade de comer doce etc.

Ácido gama-aminobutírico (GABA)

O aminoácido L-glutamina é convertido em L-glutâmico na presença de vitamina B_6 e magnésio. A enzima ácido glutâmico descarboxilase transforma, então, o ácido L-glutâmico em GABA, com efeito calmante e tranquilizador, exercendo grande influência sobre a resposta ao estresse e o alívio da ansiedade.

Dopamina (fenilalanina > tirosina > L-dopa > dopamina)

Quando há necessidade de suplementação com vitaminas B_6 e C, ferro, magnésio, manganês, cobre e zinco. A dopamina está relacionada com o prazer. Acredita-se que sua carência pode resultar em depressão e excesso de manias.

Norepinefrina

Basicamente os mesmos caminhos da dopamina, alterando a enzima e a coenzima. Sua carência também está relacionada com a depressão.

Acetilcolina (colina + acetil-coenzima A, em uma reação catalisada pela enzima colina acetiltransferase)

A vitamina B_6 e o magnésio, mais uma vez, estão intensa e intimamente envolvidos na produção dessa substância química do cérebro. Acredita-se que a acetilcolina se relacione com a agressividade e a tensão.

Distúrbios de aprendizagem

São definidos como uma desordem em um ou mais processos psicológicos básicos envolvidos na aprendizagem, causando pouca habilidade para ouvir, pensar, falar, ler, escrever ou soletrar.

As características das crianças com distúrbios de aprendizagem incluem:

- Dificuldade em distinguir entre letras, números ou sons
- Dificuldade em nomear coisas familiares ou pessoas
- Dificuldade em determinar direita e esquerda
- Dificuldade de entender palavras e conceitos
- Problemas de disciplina
- Impulsividade
- Inabilidade de seguir direções
- Respostas inapropriadas
- Atraso no desenvolvimento motor
- Atraso no desenvolvimento da fala
- Coordenação pobre
- Pouca habilidade auditiva
- Diminuição de memória
- Dificuldade de ler e escrever
- Agitação
- Troca das letras
- Apenas breves períodos de atenção.

Vários são os atores que podem prejudicar gravemente o processo de educação e socialização infantil, entre os quais estão hiperatividade, deficiência de atenção e distúrbios de aprendizagem. E, se não forem diagnosticados e tratados corretamente, podem provocar efeitos danosos a longo prazo.

Existe uma tendência crescente na prescrição de medicamentos, como Ritalina® (metilfenidato), para tratar esses distúrbios. Embora a prescrição possa ser necessária para o tratamento de casos graves, recentemente foram relatados muitos diagnósticos precipitados e excesso de prescrição medicamentosa.

De fato, apenas na última década, a média de prescrição de metilfenidato para crianças norte-americanas aumentou de 3 para 6 vezes. Em algumas localidades, nada menos que 8 a 10% das crianças em escola pública têm prescrição de fármacos para sintomas de TDAH.

Uma vez que os medicamentos promovem uma solução rápida e temporária para esses problemas, é importante lembrar que eles simplesmente tratam os sintomas, não as causas. Quando a medicação é interrompida, prontamente os sintomas retornam, estabelecendo uma possível condição de dependência durante a vida toda.

Hábitos alimentares | Integridade estrutural do indivíduo

Um dos maiores problemas de desequilíbrio corpóreo é a obesidade, que, em razão de sua dimensão e falta de controle, já é considerada um problema de saúde pública nos países desenvolvidos.

A obesidade é um estado patológico decorrente de causas multifatoriais. Muitos desses fatores ainda estão em estudo, inclusive os genéticos e hormonais; entretanto, na prática clínica, o que mais se encontra são erros alimentares grandes, frequentes e "hereditários", com uma alta contribuição de alergias alimentares escondidas.

A alimentação é um dos principais fatores, porém não o único; por isso, na maioria dos casos, a obesidade não é resolvida com dietas restritas.

Muitos tratamentos atuais buscam a "fórmula mágica" para o emagrecimento rápido. Contudo, é fato que, na grande maioria dos casos, com hábitos alimentares adequados e evitando sedentarismo não se chega à obesidade. Mesmo que seja familiar (genética), é fato comprovado que a expressão do gene para a obesidade só se manifesta se o ambiente possibilitar; desse modo, 70 a 75% dessa expressão genética é determinada pelo ambiente.

Como visto, a gordura corporal é a maior defesa do organismo. Qualquer desequilíbrio físico ou emocional pode alterar a utilização dos nutrientes no organismo, preservando a gordura como estoque de sobrevivência.

A herança genética de cada indivíduo faz o organismo (independentemente da vontade racional) manter mecanismos de sobrevivência iguais aos dos antepassados distantes (os homens das cavernas), que viviam em ambientes hostis, durante vários meses do ano. É necessário, portanto, desenvolver essas defesas. Ao longo do tempo, os hábitos foram se alterando; o organismo, porém, precisa de mais tempo para se adequar.

O principal mecanismo de sobrevivência conhecido é o armazenamento de energia por meio dos macronutrientes: proteínas, carboidratos e gordura, sendo este último o principal estoque de energia.

O corpo armazena mais a gordura porque é ela que fornece maior concentração de energia por grama (9 calorias/g). A proteína e a glicose fornecem, em média, 4 calorias/g. Além disso, para ser armazenada, a gordura não precisa de água, por isso ela é leve e volumosa.

A glicose também é armazenada pelo organismo, porém em muito pouca quantidade, na forma de glicogênio muscular e hepático. O armazenamento de glicogênio é acompanhado pelo armazenamento de 2,7 mℓ de água por grama de glicogênio, o que leva tanto ao ganho de peso como ao aumento da massa muscular.

Quanto à proteína, não existe uma reserva específica no organismo. Há a proteína muscular e o "*pool* de aminoácidos", que, de maneira geral, estão circulando e têm diversas funções no organismo, como já foi visto. O excesso de proteína ingerido, assim como o de carboidratos, será transformado em gordura para reserva.

Portanto, quando há carência de carboidrato ou mesmo consumo de calorias muito baixo, o organismo preserva a gordura e garante o fornecimento de energia para o cérebro por meio da transformação de glicogênio e proteína em glicose, o maior energético do cérebro.

Considerações sobre a gordura corporal

A gordura, muitas vezes, é vista como um problema que deve ser controlado; o organismo, porém, entende a gordura como um estoque de energia e garantia de sobrevivência (isto é, seu organismo ainda se assemelha ao do tempo das cavernas). O organismo libera essa gordura apenas quando está seguro de que suas necessidades, como água, energia e nutrientes essenciais fornecidos pelos alimentos em quantidade e qualidade adequadas, estão sendo atendidas. Nada é estanque no organismo. Todos os nutrientes são utilizados o tempo todo; caso as necessidades vitais não sejam atendidas, o organismo usa menos a gordura para dar energia do que poderia e mais a massa magra (proteína e glicogênio) do que deveria, causando um balanço negativo, principalmente se essa situação se prolongar (hábitos errados ou dietas restritivas).

Processo inflamatório

Existem diversos métodos para avaliar o índice de obesidade ou o baixo peso. Essa avaliação pode ser realizada por meio do peso total ou da quantidade e distribuição da gordura corporal.

As tabelas existentes são, na maior parte das vezes, desenvolvidas por companhias de seguro de saúde, pois as incidências de doenças são proporcionais ao aumento de sobrepeso ou a baixo peso. A mais utilizada é a da Metropolitan Life Insurance Co., que tem como base a relação entre peso e altura, além da estrutura óssea (pequena, média e grande).

Índice de massa corpórea

Atualmente, o índice mais utilizado para avaliação é o índice de massa corpórea (IMC), que avalia a distribuição do peso em relação à altura.

O IMC é obtido por meio da divisão do peso sobre altura ao quadrado:

$$IMC = \frac{Peso\ (kg)}{Altura^2\ (m)}$$

Por exemplo:

IMC = 80 kg/1,65 m × 1,65 m
IMC = 80 kg/2,7225 m^2
IMC = 29,39 kg/m^2

Os índices apresentados na Tabela 4.1 servem para avaliar padrões mais saudáveis de peso por comparação de dados estatísticos; no entanto, alguns indivíduos podem estar acima ou abaixo desses índices e ainda assim serem saudáveis.

Avaliação da constituição corporal

Um método mais preciso para classificar o grau de obesidade é a avaliação da constituição corporal, por meio da medição da quantidade de gordura corporal e da massa magra, como indicado na Tabela 4.2. Na prática, é possível avaliar essa relação por meio da somatória das medidas de pregas cutâneas (gordura subcutânea) ou por bioimpedância (avaliação da constituição corporal por meio da passagem de corrente elétrica). Hoje, já existem pequenos aparelhos domésticos de bioimpedância que fazem essa análise, alguns até incorporados às balanças eletrônicas, basta aprender a interpretá-las.

A análise da constituição corporal, além de mais precisa, explica melhor por que muitas vezes alguns indivíduos se sentem obesos mesmo tendo um peso teoricamente normal ou até mesmo baixo, mas com uma proporção de gordura corporal alta em relação à massa magra. O inverso também pode acontecer, por exemplo, no caso de um esportista que tenha uma proporção de massa magra maior em relação à gordura e, portanto, é mais pesado, mas não é obeso.

Tabela 4.1 Classificação nutricional do índice de massa corporal (IMC).

Classificação	Grau	IMC
Desnutrição proteica	III	< 16
	II	6 a 16,9
	I	17 a 18,4
Normal	–	18,5 a 24,9
Sobrepeso	–	25 a 29,9
Obesidade	I	30 a 34,9
	II	35 a 39,9
Obesidade mórbida	III	> 40

Tabela 4.2 Classificação de sobrepeso e da obesidade por meio do percentual de gordura.

Classificação	Mulheres	Homens
Leve	25 a 30%	20 a 25%
Moderada	30 a 35%	25 a 30%
Elevada	35 a 40%	30 a 35%
Mórbida	> 40%	> 35%

Localização da gordura corporal aumentada

Além da quantidade de gordura corporal, é importante conhecer sua distribuição, pois a relação com a saúde está diretamente associada ao local de acúmulo no corpo. Essa distribuição é avaliada pela relação cintura-quadril e pela circunferência do abdome, como indicado nas Tabelas 4.3 e 4.4.

A gordura acumulada na região abdominal (formato de maçã), chamada de gordura androide, está mais relacionada com problemas na saúde, pois tem relação com uma síndrome conhecida como plurimetabólica ou síndrome X, em que podem se associar hipertensão arterial, hiperlipidemias (alteração de colesterol e triglicerídeos), elevação de ácido úrico, resistência à insulina e diabetes, entre outros desequilíbrios.

A gordura acumulada na região do quadril e das coxas (formato de pera), chamada de gordura ginoide, é uma gordura mais constitucional e não está diretamente relacionada com riscos cardiovasculares.

A genética parece estar mais relacionada com o local de acúmulo de gordura do que com sua quantidade.

Para entender adequadamente um padrão metabólico, todas essas avaliações devem ser consideradas, junto com as pesquisas de intolerâncias alimentares (ou alergias alimentares escondidas) e excessos e carências nutricionais (pesquisadas por meio de sinais, sintomas e hábitos). Além dos fatores fisiológicos e alimentares, não se deve esquecer de avaliar fatores emocionais, desequilíbrios hormonais (das glândulas sexuais, suprarrenais, tireoide etc.) e sedentarismo. Todos esses dados em conjunto individualizam cada "pessoa com desequilíbrio corpóreo", pois a obesidade e a magreza não são um problema igual para todos. Portanto, é fácil entender por que as dietas "milagrosas", restritivas, enfim, iguais para todo mundo, não têm ação efetiva e ainda desequilibram o organismo.

Como visto, hábitos alimentares saudáveis que equilibram o organismo são os mais indicados para que, como consequência de um bom funcionamento, a gordura consiga ser utilizada como energia

Tabela 4.3 Risco nutricional de obesidade associado à relação cintura-quadril (cm).

Sexo	Idade	Risco			
		Baixo	Moderado	Alto	Muito alto
Masculino	20 a 29	< 0,83	0,83 a 0,88	0,89 a 0,94	> 0,94
	30 a 39	< 0,84	0,84 a 0,91	0,92 a 0,96	> 0,96
	40 a 49	< 0,88	0,88 a 0,95	0,96 a 1,00	> 1,00
	50 a 59	< 0,90	0,90 a 0,96	0,97 a 1,02	> 1,02
	60 a 69	< 0,91	0,91 a 0,98	0,99 a 1,03	> 1,03
Feminino	20 a 29	< 0,71	0,71 a 0,77	0,78 a 0,82	> 0,82
	30 a 39	< 0,72	0,72 a 0,78	0,79 a 0,84	> 0,84
	40 a 49	< 0,73	0,73 a 0,79	0,80 a 0,87	> 0,87
	50 a 59	< 0,74	0,74 a 0,81	0,82 a 0,88	> 0,88
	60 a 69	< 0,76	0,76 a 0,83	0,84 a 0,90	> 0,90

Tabela 4.4 Risco de obesidade associado a transtornos metabólicos a partir da circunferência abdominal.

Risco	Elevado	Muito elevado
Homens	> 94 cm	> 102 cm
Mulheres	> 80 cm	> 88 cm

e os outros nutrientes possam ser utilizados como realmente devem. Entretanto, se o desejo é diminuir o peso total, é importante consumir um pouco menos de energia (calorias) do que o organismo necessita, para que ele possa utilizar a gordura como fonte de energia complementar, levando em conta a correção de todos os desequilíbrios diagnosticados. Portanto, emagrecimento efetivo é consequência de um organismo que funciona bem e, ao contrário do que se pensa, é comendo que se emagrece: na hora certa e de maneira adequada, adicionalmente prevenindo doenças e alcançando seu melhor estado de saúde.

Sedentarismo e atividade física

Quanto mais se analisam as mudanças de hábito de vida dos últimos 40 ou 50 anos, mais fácil é justificar o aparecimento de vários problemas de saúde que a população vem enfrentando atualmente, como obesidade, doenças cardíacas etc.

A vida moderna acarreta em menos atividade física natural e regular. Anda-se pouco, quase não se faz força, exercita-se naturalmente apenas em circunstâncias de emergência. Enfim, as pessoas estão cada vez mais sedentárias.

É necessário um esforço para fazer uma atividade física regular e programada (seja com aparelhos domésticos ou em academias); muitas vezes, porém, isso não está ao alcance ou não é adequado para a maioria das pessoas. É importante lembrar que, para sair do sedentarismo, devem-se adotar algumas atitudes para que se tenha pelo menos 30 min de atividades simples, como andar, subir e descer escadas, andar de bicicleta etc., ao longo do dia, e não necessariamente de uma só vez. Sair do sedentarismo, ao mesmo tempo, diminui o risco de grande quantidade de doenças e cessa o acúmulo de gordura, podendo inclusive, reduzir de 6 a 8 kg de gordura ao ano. O organismo responde positivamente, não acumulando mais gordura, à somatória de processos, entre os quais, os principais são a atividade física regular e diária em conjunto com alimentação adequada.

Muitas pessoas passam algumas horas em academias ou em aparelhos para exercício e não obtêm os resultados esperados. Todos sabem da importância de se exercitar; quando bem orientado, é simples e fácil.

Com relação aos bons resultados desses exercícios com a alimentação, quando se pratica atividade física regular, estimula-se o consumo da gordura acumulada como energia, assim como o fortalecimento muscular, desde que o organismo receba os nutrientes necessários para esses processos. Quando isso não acontece, o organismo entra em defesa e usa, proporcionalmente, mais glicogênio e aminoácidos neoglicogênicos (que podem formar glicose) para fornecer energia, preservando a gordura, o que tem como resultados a manutenção da gordura corporal e a dificuldade de fortalecimento muscular.

É importante o consumo de alimentos fontes de energia, que será liberada gradualmente, de 1 a 2 h antes da atividade física (como pão ou bolacha salgada, frutas, sucos de frutas ou mesmo frutas secas), dando condições para que o organismo, quando necessário, use a gordura como energia, preservando a proteína e contribuindo para um condicionamento adequado. Também é fundamental alimentar-se logo após o exercício para repor o glicogênio utilizado como energia. Manter a hidratação constante antes, durante e depois de uma atividade física é determinante para manter a temperatura corporal adequada, evitar a desidratação e facilitar a manutenção da proteína no músculo. É fundamental a ingestão de aproximadamente 200 mℓ de líquido a cada 20 min de exercício.

Assim como o profissional habilitado para orientar a nutrição adequada ao organismo, visando à obtenção do melhor estado de saúde, é o nutricionista, o profissional apto a tirar os melhores e mais adequados resultados do exercício é aquele formado e treinado para orientar a atividade física.

Prevenção de doenças e promoção da saúde

As doenças são resultado de um ou vários desequilíbrios do organismo e, portanto, sua prevenção pode ser feita a partir do momento que se adotam hábitos saudáveis de vida, como alimentar-se corretamente e evitar o sedentarismo.

Sabe-se que certas doenças estão diretamente relacionadas com deficiências nutricionais, como anemia (ferro), osteoporose (cálcio) etc., mas, muitas vezes, o problema não está na falta do consumo de nutrientes, e sim nos desequilíbrios entre os nutrientes e/ou em fatores que farão o nutriente em questão não ser utilizado adequadamente. Dessa maneira, vários desequilíbrios se manifestam a partir de uma série de sinais e sintomas que, provavelmente, vêm acontecendo, mas, muitas vezes, são associados a qualquer outro problema (trabalho, trânsito, "corre-corre", preocupações etc.) menos às carências nutricionais que levam a um desequilíbrio funcional. A partir do momento em que esses sinais forem ignorados ou interpretados erroneamente e não houver tempo hábil para agir, o que era considerado um problema funcional passa a ser um problema lesional, caracterizando a doença. Por exemplo: uma dor de cabeça, na maioria das vezes, é interpretada como cansaço, falta de sono, nervosismo etc. Na verdade, o organismo pode estar sinalizando algumas carências nutricionais, intolerâncias alimentares ou, ainda, queda de glicose no sangue; se essas questões não forem tratadas adequadamente,

podem levar a doenças como a síndrome do pânico. Do mesmo modo, vários sinais e sintomas que o organismo transmite são ignorados diariamente, provocando doenças que poderiam ser prevenidas se a matéria-prima adequada para um bom funcionamento do organismo fosse fornecida.

É muito comum, também, considerar sinais e sintomas na terceira idade como "naturais da idade", mas eles também podem ser decorrentes de um quadro de desnutrição. Por exemplo: é comum pessoas idosas necessitarem de apoio para andar com segurança; depois de resolvidos os desequilíbrios nutricionais, elas podem não precisar desse recurso, recuperando sua vitalidade, sua autonomia e, consequentemente, sua autoestima.

Os mediadores são substâncias como enzimas ou fatores ambientais que causem sintomas, destruição dos tecidos, e o comportamento em relação à doença. Podem variar em forma e tipo de substância, e podem ser bioquímicos, subatômicos, cognitivos e emocionais, sociais e culturais:

- Bioquímicos: hormônios, neurotransmissores, neuropeptídeos, citocinas, radicais livres, fatores de transcrição
- Subatômicos: íons e elétrons
- Cognitivos e emocionais: medo da dor e perda, crença em relação à doença e baixa autoestima
- Sociais e culturais: falta de apoio social e solidão, condições comportamentais.

Os mediadores bioquímicos envolvidos com a inflamação são os mais bem estudados. Os mediadores que regulam a inflamação e a resposta dos neurotransmissores ao estresse têm sido alvo de muitos estudos.

Pela ativação do sistema imune adquirido, a inflamação aguda é uma parte essencial da resposta do corpo a infecções, cirurgias e traumas, ativando os linfócitos T e B, como visto anteriormente. Já a inflamação crônica é mediada pelo sistema imune inato por meio da atividade de citocinas e polipeptídeos (mediadores) produzido por diversas células, particularmente por monócitos e macrófagos, que fazem a sinalização intracelular.

Na patogênese das doenças crônicas as citocinas pró-inflamatórias, produzidas em diversos tipos de células, podem ter uma ação autócrina (na mesma célula) e parácrinas (nas células vizinhas). As mais importantes citocinas pró-inflamatórias são o fator de necrose tumoral alfa (TNF-alfa) e as interleucinas-1 e 6 (IL-1 e IL-6), que têm recebido importante atenção em doenças cardiovasculares, artrite reumatoide, doença de Alzheimer, esclerose múltipla, desordens cutâneas e obesidade.

Já para a redução das dores musculares, a escolha por alimentos com maior alcalinidade auxilia em melhor disposição física (Tabela 4.5).

Tabela 4.5 Efeito dos alimentos: acidez e alcalinidade.

Categoria dos alimentos	Muito alcalino	Moderadamente alcalino	Pouco alcalino	Muito pouco alcalino	Muito pouco ácido	Pouco ácido	Moderadamente ácido	Muito ácido
Temperos e ervas	Missô* Fermento*	Temperos/canela Valeriana, pimenta Alcaçuz Black cohosh* Semente de papoula Alho*	Ervas* (maioria): arnica, bergamota, equinácea, crisântemo, ephedra, matricária, goldenseal, lemongrass, pimenta ginseng	Salix alba* Ulmus rubra Artemísia	Caril ou curry	Baunilha e estévia	Noz-moscada	—
Preservativos	Sal marinho	—	—	Sulfeto	Glutamato monossódico#	Benzoato#	Aspartame#	Sal de mesa (NaCl)
Bebidas	Água mineral	Cogumelo para chá*	Chá-verde e saquê	Chá de gengibre	Café (do Havaí)#	Álcool e chá-preto	Café	Cerveja, soda Espumas, lúpulo, malte
Adoçantes	—	Melaço	Xarope de arroz	Açúcar natural (extraído a vapor)	Mel/xaropes de bordo	—	Sacarina	Geleia, açúcar, cacau
Vinagres	—	Molho de soja (shoyu)	Vinagre de maçã	Vinagre de umeboshi*	Vinagre de arroz	Vinagre balsâmico	—	Vinagre branco/acético
Terapêuticos	Ameixa umeboshi	—	—	Alga, cianobactéria (alga)	—	Anti-histamínicos#	Psicotrópicos#	Antibióticos#
Produtos lácteos	—	—	—	Manteiga clarificada	Nata, manteiga	Leite de vaca	Caseína, proteína do leite, queijo tipo cottage	Queijo processado
Vaca/humano	—	—	—	Leite humano	Iogurte	Queijo envelhecido	Queijo novo	Sorvete
Soja	—	—	—	—	—	Seitan ou tofu	Leite de soja	—
Cabra/ovelha	—	—	—	—	Queijo de cabra/ovelha	Leite de cabra	—	—
Ovos	—	—	Ovo de codorna	Ovo de pata	Ovo de galinha	—	—	—

(continua)

Tabela 4.5 (*continuação*) Efeito dos alimentos: acidez e alcalinidade.

Categoria dos alimentos	Muito alcalino	Moderadamente alcalino	Pouco alcalino	Muito pouco alcalino	Muito pouco ácido	Pouco ácido	Moderadamente ácido	Muito ácido
Carnes	Ameixa umeboshi	—	—	—	Gelatina, órgãos	Cordeiro, carneiro	Porco, vitela	Carne de vaca
Carne de caça		—	—	—	Carne de veado*	Javali, alce	—	—
Peixes e moluscos		—	—	—	Peixes	Moluscos	Mexilhão*, lula	Lagosta
Aves		—	—	—	Pato selvagem	Ganso, peru	Galinha	Faisão*
Grãos		—	—	Grãos de café	Triticale*, painço	Trigo-sarraceno, trigo	Milho, cevada	Cevada, farinha processada
Cereais		—	—	Quinoa* Arroz selvagem* Arroz japonês*, aveia	Arroz integral Millet*	Espelta kamut, amido, semolina, tapioca, arroz branco	Centeio, farelo de aveia	—
Óleos e oleaginosas	Semente de abóbora Óleo hidrogenado#	Castanha de caju	Óleo de fígado de bacalhau, amêndoa, óleo de prímula, gergelim	Óleo de coco, óleo de oliva, óleo de linhaça, óleo de abacate, sementes (maioria)	Óleo de girassol, óleo de pinho, óleo de canola, óleo de semente de abóbora, óleo de semente de uva	Óleo de açafrão, óleo de gergelim, óleo de amêndoa	Banha, noz-pecã, pistache, óleo de palma, amendoim	Avelã, noz Alimentos fritos# Óleo/semente de algodão, castanha-do-pará
Leguminosas	Lentilha	—	—	—	Feijão-fava, feijão-roxo, vagem/feijão-vagem	Ervilha seca, feijão-branco/preto/vermelho, feijão-pinto, azuki, feijão-de-lima	Grão-de-bico	Soja, alfarroba

(continua)

Tabela 4.5 (*continuação*) Efeito dos alimentos: acidez e alcalinidade.

Categoria dos alimentos	Muito alcalino	Moderadamente alcalino	Pouco alcalino	Muito pouco alcalino	Muito pouco ácido	Pouco ácido	Moderadamente ácido	Muito ácido
Vegetais	Brócolis Algas marinhas*: *nori*, *kombu*, *wakame*, *hijiki*	Couve-rábano, pastinaca, taro, aspargos galega, salsa	Pimentão pequeno, cogumelo tipo *funghi*, brotos, couve-manteiga, nabo sueco, couve-flor, repolho	Couve-de-bruxelas, beterraba, cebolinha-capim, coentro, aipo, alho-poró	Espinafre	Acelga, ervilha verde	Vagem	—
Legumes	Cebola	Couve	—	Quiabo, pepino	—	—	Legumes (outros)	—
—	Rabanete japonês, taro	Endívia, rúcula, brócolis, mostarda	Cercefi*	Nabo	Abobrinha	—	Cenoura	—
Raízes	Bardana*, lótus Batata-doce, inhame	Gengibre	Berinjela, abóbora, batata	Alface, jicama	Ruibarbo	—	—	—
Frutas	Lima, nectarina, dióspiro, framboesa	Toranja, melão, cantalupo, cítricos	Limão, pera, avocado, maçã	Laranja, damasco, banana, mirtilo	Coco, goiaba, frutas em conserva, frutas secas	Ameixa, ameixa seca, tomate	Oxicoco, romã	—
—	Melão, tangerina, abacaxi	Azeitona, amora, *loganberry*, manga	Amora-preta, cereja, pêssego, mamão-papaia	Suco de abacaxi, groselha, uvas, morango	Figo, suco de dióspiro, tâmara	—	—	—

* Itens terapêuticos, *gourmet* ou exóticos.

Não são recomendados.

Adaptada de Williams, 1997.[2]

Referências bibliográficas

1. Block MA. No more Ritalin: treating ADHD without drugs. New York: Kensington Books; 1996.
2. Williams SR. Fundamentos de nutrição e dietoterapia. 6. ed. Porto Alegre: Artmed; 1997. p. 424.

Bibliografia

Ashmead HDW. Nutrição & minerais, aminoácidos, quelatos. Albion Publicações; 1996.

Astor S. Hidden food allergies. New York: Avery Publishing Group; 1986.

Balch JF, Balch PA. Receitas para a cura através de nutrientes. Guarulhos: Campus; 1995.

Bennett M. The Flaxseed Revolution. California: Optimal Healthspan Publications; 1998.

Berdanier CD. Advanced nutrition, micronutrients. Boca Raton: CRC Press; 1998.

Bindslev-Jensen C, Skov PS, Madsen F, Poulsen LK. Food allergy and food intolerance – what is the difference? Ann Allergy. 1994;72:317-20.

Boris M, Mandel FS. Foods and additives are common causes of the attention deficit hyperactive disorder in children. Ann Allergy. 1994;72(5):462-8.

Bornstein RA, Baker GB, Carroll A, King G, Wong JT, Douglass AB. Plasma amino acids in attention deficit disorder. Psychiatry Res. 1990;33(3):3301-6.

Brostoff J, Gamlin L. Food allergies and food intolerance. Vermont: Healing Arts Press; 2000.

Carter CM, Urbanowicz M, Hemsley R, Mantilla L, Strobel S, Graham PJ, Taylor E. Effects of a few food diet in attention deficit disorder. Arch Dis Child. 1993;69(5):564-8.

Colquhoun I, Bunday S. A lack of essential fatty acids as a possible cause of hyperactivity in children. Med Hypotheses. 1981;7:673-9.

Comings DE. Blood serotonin and tryptophan in Tourette syndrome. Am J Med Genet. 1990;36(4):418-30.

Comings DE. Serotonin and the biochemical genetics of alcoholism: lessons from studies of attention deficit hyperactivity disorder (ADHD) and Tourette syndrome. Alcohol Alcohol Suppl. 1993;2:237-41.

Egger J, Carter CM, Graham PJ, Gumley D, Soothill JF. Controlled trial of oligoantigenic treatment in the hyperkinetic syndrome. Lancet. 1985;1(8428):540-5.

Ewin J. O lado sadio das gorduras. Rio de Janeiro: Campus; 1995.

Franco G. Tabela de composição química dos alimentos. 9. ed. Rio de Janeiro: Atheneu; 1992.

Gershon MD. O segundo cérebro. Maryland: Campus; 2000.

Ghosh J, Malhotra GS, Mathur BM. Hypersensitivity of human subjects to bovine milk proteins: a review. Int J Dairy Sci. 1989;42:744-9.

Grimble R. Nutrition modulation of imune function. Nutr Soc Proc. 2001;60:389-97.

Guyton AC, Hall JE. Fisiologia humana e mecanismos das doenças. Rio de Janeiro: Guanabara Koogan; 1998.

Hendler SS. A enciclopédia de vitaminas e minerais. Rio de Janeiro: Campus; 1994.

Hunt RD, Cohen DJ, Shaywitz SE, Shaywitz BA. Strategies for study of the neurochemistry of attention deficit disorder in children. Schizophr Bull. 1982;8(2):236-52.

Irwin M, Belendiuk K, McCloskey K, Freedman DX. Tryptophan metabolism in children with attentional deficit disorder. Am J Psychiatry. 1981;138(8):1082-5.

Jenmalm MC, Bjorksten B. Exposure to cow's milk during the first 3 months of life is associated with increased levels of lgG subclass antibodies to betalactoglobulin to 8 years. J Allergy Clin Immunol. 1998;102(4 Pt 1):671-8.

Kitts D, Yuan Y, Joneja J, Scott F, Szilagyia A, Amiot J, Zarkadas M. Adverse reactions to food constituents: allergy, intolerance, and autoimmunity. Can J Physiol Pharmacol. 1997;75(4):241-54.

Krohn J, Taylor F, Larson ME. Allergy Relief and Prevention. California: Hartley & Marks Publishers; 2000.

Lazarus P. A cura da mente através da terapia nutricional. Campus; 1997.

Lefever GB, Dawson KV, Morrow AL. The extent of drug therapy for attention deficit-hyperactivity disorder among children in public schools. Am J Pub Health. 1999;1359-64.

Lin RY, Schwartz LB, Curry A, Pesola GR, Knight RJ, Lee HS et al. Histamine and tryptase levels in patients with acute allergic reactions: an emergency department-based study. J Allergy Clin Immunol. 2000;106(1 Pt 1):65-71.

Linde A, Mosier D, Blecha F, Melgarejo T. Innate Immunity and inflammation – New frontiers in comparative cardiovascular pathology. Cardiovasc Res. 2007;73(1):26-36.

Mahan LK, Escott-Stump S. Krause: Alimentos, Nutrição & Dietoterapia. São Paulo: Roca; 1996.

Malone MA, Kershner JR, Swanson JM. Hemispheric processing and methylphenidate effects in attention-deficit hyperactivity disorder. J Child Neurol. 1994;9:181-9.

McConnell H. Catecholamine metabolism in the attention deficit disorder: implications for the use of amino acid precursor therapy. Med Hypotheses. 1985;17(4):305-11.

Millman M, Campbell MB, Wright KL, Johnston A. Allergy and learning disabilities in children. Ann Allergy. 1976;36(3):149-60.

Mindell E. Vitaminas, guia prático das propriedades e aplicações. São Paulo: Melhoramentos; 1996.

Mitchell EA, Aman MG, Turbott SH, Manku M. Clinical characteristics and serum essential fatty acid levels in hyperactive children. Clin Pediatr. 1987;26(8):406-11.

Murray MT. Encyclopedia of nutritional supplements. Prima Health; 1996.

Murray MT, Pizzorno JE. Enciclopédia da medicina natural. São Paulo: Andrei Editora; 1994.

New SA, Robins SP, Campbell MK et al. Dietary influences on bone mass and bone metabolism: further evidence of a positive link between fruit and vegetable consumption and bone health? Am J Clin Nutr. 2000;71:142-51.

Newbold HL. Mega Nutrients for Your Nerves. Berkley Books; 1975.

Newsholme EA, Leech AR. Bioquímica médica. Califórnia: Interamericana; 1987.

Olszewer E. Tratado de Medicina Ortomolecular. São Paulo: Nova Linha Editorial; 1995.

Paschoal V, Naves A, Fonseca ABBL. Nutrição Clínica Funcional: dos princípios à prática clínica. São Paulo: Valeria Paschoal Ltda.; 2008.

Raskin LA, Shaywitz SE, Shaywitz BA, Anderson GM, Cohen DJ. Neurochemical correlates of attention deficit disorder. Pediatr Clin North Am. 1984;31(2):387-96.

Rivera R, Deutsch RD. Your hidden food allergies are making you fat. Rocklin: Prima Health; 1998.

Rona ZP. Childhood illness and the allergy connection. Prima Publish, 1997.

Rungkat-Zakaria F, Belleville F, Nabet P, Linden G. Allergenicity of bovine casein. II. Casein and its digestive enzyme hydrolysate-induced lymphocyte proliferation and mastocyte histamine accumulation in casein-free mice. Food Agric Immunol. 1992;4:51-61.

Salgado JM. Previna doenças, faça do seu alimento o seu medicamento. Rio de Janeiro: Madras; 2000.

Scott FW. Food, diabetes and immunology. In: Diet, nutrition and immunity. Forse RA, Bell SL, Blackburn GL, Kabbash LG. Boca Raton: CRC Press; 1994. p. 71-92.

Stevens LJ, Zentall SS, Deck JL, Abate ML, Watkins BA, Lipp SR, Burgess JR. Essential fatty acid metabolism in boys with attention-deficit hyperactivity disorder. Am J Clin Nutr. 1995;62(4):761-8.

Sun Y, Wan Y, Qu X, Wang J, Fang J, Zhang L. Clinical observation and treatment of hyperkinesia in children by traditional Chinese medicine. J Tradit Chin Med. 1994;14:105-9.

Tryphonas H, Trites R. Food allergy in children with hyperactivity, learning disabilities and/or minimal brain dysfunction. Ann Allergy. 1979;42(1):22-7.

Vaarala O, Saukkonen T, Savilahti E, Klemola T, Akerblom HK. Development of immune response to cow's milk proteins in infants receiving cow's milk or hydrolyzed formula. J Allergy Clin Immunol. 1995;96(6 Pt 1):917-23.

Zeisel SH. Dietary influences on neurotransmission. Adv Pediatr. 1986;33:23-47.

5 Alimentos Funcionais

Introdução

Os alimentos funcionais são uma parte importante do bem-estar, para o qual também é necessária uma dieta equilibrada, aliada à atividade física regular. O Ministério da Saúde recomenda o estímulo à prática de atividade física regular e a adoção de uma dieta diversificada, alertando para que não sejam mitificados os componentes funcionais dos alimentos. Assim, os alimentos funcionais nada mais são do que componentes dos alimentos que proporcionam benefícios à saúde, incluindo a prevenção e o tratamento de doenças, e podem variar desde nutrientes isolados, produtos de biotecnologia e suplementos dietéticos, a derivados de plantas como frutas, legumes, vegetais verduras e ervas medicinais.

Segundo Borges[1], os alimentos funcionais devem exercer efeito metabólico ou fisiológico, contribuindo para a saúde física e reduzindo o risco de doenças crônicas. Assim, tais alimentos devem atuar no combate ao risco de se contrair doenças.

Este capítulo tem como objetivo auxiliar enfermeiros, que atuam na área da saúde comunitária ou hospitalar, a avaliar os alimentos funcionais, a fim de prescrevê-los como tratamento preventivo para a manutenção da saúde integral.

Política Nacional de Alimentação e Nutrição

A Política Nacional de Alimentação e Nutrição (PNAN)[2] tem como propósitos a garantia da qualidade dos alimentos oferecidos para o consumo no país, a promoção de práticas alimentares saudáveis e a prevenção e o controle dos distúrbios nutricionais, bem como o estímulo a ações intersetoriais que propiciem amplo acesso aos alimentos (Figura 5.1).

A PNAN integra a Política Nacional de Saúde (PNS) e a Política Nacional de Promoção da Saúde (PNPS), inserindo-se no contexto da Segurança Alimentar e Nutricional sobre a realidade brasileira e apresentando interface nos seguintes pontos:

1. A adoção do conceito de segurança alimentar e nutricional em âmbito mundial e no Brasil facilitou a compreensão do papel do setor de

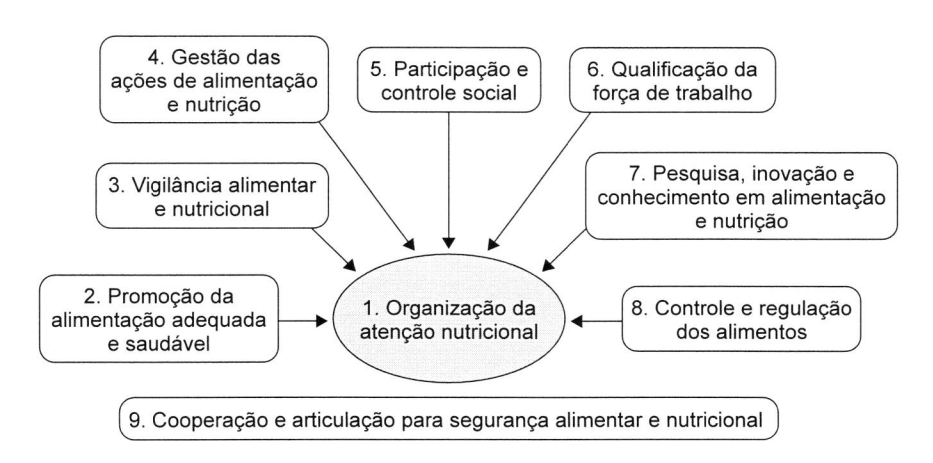

Figura 5.1 Política Nacional de Alimentação e Nutrição. Adaptada de Ministério da Saúde, 2011.[2]

saúde no tocante à alimentação e à nutrição, reconhecidas como elementos essenciais para a promoção, proteção e recuperação da saúde.

2. A obesidade na população brasileira vem se tornando bem mais frequente que a desnutrição infantil, o que sinaliza um processo de transição epidemiológica que deve ser devidamente valorizado no plano da saúde coletiva. As doenças cardiovasculares, que representam a principal causa de morte e de incapacidade na vida adulta e na velhice e são responsáveis por 34% de todas as causas de óbito, estão relacionadas, em grande parte, com a obesidade e com práticas alimentares e estilo de vida inadequados.

3. Os hábitos alimentares inapropriados constituem um grande desafio. A cultura popular preserva tradições e práticas alimentares errôneas sobre o valor nutritivo, as propriedades terapêuticas e as indicações ou interdições de alimentos. Em contrapartida, ressaltam-se a multiplicação do comércio de *fast-food* e o crescente uso de alimentos pré-cozidos ou de cozimento rápido.

4. É bastante complexa a situação da alimentação e da nutrição no Brasil, onde coexistem problemas típicos de sociedades subdesenvolvidas e de países desenvolvidos.

A PNAN apresenta sete diretrizes, com destaque para as diretrizes 2, 4 e 5:

➤ Diretriz 1. Os alimentos saudáveis e as refeições: garantir a qualidade dos alimentos, assegurar o cumprimento da legislação que promove o aleitamento materno, regulamentar estratégias de *marketing* dos alimentos. Diretriz 1 especial: atividade física como forma de manter um balanço energético e o equilíbrio entre ingestão e gasto energético.

➤ Diretriz 2. Garantia da segurança e da qualidade dos alimentos e da prestação de serviços nesse contexto. Ações de vigilância sanitária.

➤ Diretriz 3. Vigilância alimentar e nutricional.

➤ Diretriz 4. Promoção de práticas alimentares saudáveis; programas voltados para desnutrição, alimentação da gestante, aleitamento materno.

➤ Diretriz 5. Prevenção e controle dos distúrbios nutricionais e doenças associadas à alimentação e nutrição.

➤ Diretriz 6. Promoção de linhas de investigação: entre as linhas de investigação, há interesse em obesidade infantil e adulta, deficiência de microrganismos e epidemiologia das anemias e da hipovitaminose A, além da elaboração de tabelas nacionais sobre composição, tendo em vista a biodisponibilidade de ferro e de vitamina A.

➤ Diretriz 7. Desenvolvimento e capacitação de recursos humanos que serão promovidos levando em conta as questões inerentes à garantia do direito humano à alimentação e nutrição adequadas. Capacitar para gestão na esfera federal e municipal.

Compostos bioativos

Em relação aos compostos bioativos presentes em verduras, legumes e ervas nativas do Brasil, o Ministério da Saúde destaca que, com base em conhecimentos atualizados, a orientação é: "uma alimentação rica em frutas, legumes e verduras, fontes naturais de vitaminas, minerais e compostos bioativos é fundamental à saúde".

O Departamento de Saúde e Serviços Humanos dos EUA estabeleceu as seguintes diretrizes para os indivíduos se manterem saudáveis:

• Manter um peso adequado à altura
• Preferir a dieta com gorduras saturadas, como banha de porco e manteiga, e evitar óleo vegetal de cozinha (soja, arroz e canola)
• Escolher uma dieta com muitos vegetais, frutas e cereais
• Comer alimentos variados
• Usar sal e outras fontes de sódio com moderação
• Evitar o consumo de álcool
• Fazer exercícios diários, de preferência intervalados
• Evitar excesso de farinha de trigo e doces.

Proteção a doenças por meio da alimentação

Todos os seres vivos estão sujeitos a ataques de bactérias, vírus e fungos. No entanto, isso não deve ser motivo para desespero, uma vez que o organismo humano está equipado para combater esses inimigos; seu sistema imunológico dispõe de inúmeras células protetoras sempre alertas e ativas. Contudo, a saúde pode ficar fragilizada se o organismo não estiver adequadamente bem nutrido. Uma alimentação rica em verduras, legumes e frutas, é essencial. Já as comidas gordurosas não são recomendadas, pois atrapalham a movimentação dos neutrófilos, tidos como os responsáveis pelo contra-ataque às bactérias. O açúcar também enfraquece o sistema de defesa, pois, 2 h após ingerir 100 g desse ingrediente, a atividade dos neutrófilos pode cair pela metade.

A saúde está na alimentação

Na escolha dos alimentos, é necessário ter em mente a importância da alimentação para a saúde, selecionando principalmente frutas e legumes, preferindo, sempre, produtos naturais e frescos, como as frutas da época.

O modelo biogênico, criado pelo dr. Alberto Gonzalez, é um modelo de economia na saúde.

Entre seus benefícios, destacam-se os seguintes: valorização local de alimentos; produção de produtos orgânicos e da agricultura autêntica; conceito de agrofloresta; alimentação viva e ecológica; alimentação com base em plantas para melhorar a saúde; criação de empregos para assistentes de saúde; economia em hospitais públicos (municipais e estaduais); manutenção de uma rede cultural de saúde, propiciando amizade e prosperidade a seus integrantes.

A cura por meio da alimentação | Origem dos alimentos funcionais

Algumas populações do planeta apresentam baixa incidência de doenças; tal constatação despertou a atenção de diversos pesquisadores para sua dieta. Podem-se citar como exemplos os esquimós, que têm uma dieta rica em peixes (ômega-3 e 6) e apresentam baixo índice de problemas cardíacos; e os franceses, que também apresentam baixo índice de doenças relacionadas com o coração em razão do consumo de vinho (recomenda-se uma taça durante o almoço e o jantar ou a ceia). Estudos epidemiológicos, apresentados em Borges[1], demonstram baixa prevalência de câncer de mama em orientais que consumem fitoestrogênios por meio da soja, assim como é baixa, também, a prevalência de doenças coronarianas em face do consumo de frutas e verduras. Os estudos sobre alimentos funcionais tiveram início no Japão, onde foi organizado um programa em nível nacional para o desenvolvimento de alimentos saudáveis a uma população longeva.

No futuro, as refeições não vão apenas nutrir o organismo, mas cada alimento terá uma função específica na prevenção e tratamento de doenças, desde o combate a uma simples gripe até o enfrentamento do câncer, pois um novo ramo da ciência, a Nutracêutica, investiga os benefícios de uma alimentação adequada e a maneira como cada alimento atua sobre as doenças que mais afligem a população mundial. O segredo está nos chamados compostos bioativos (licopenos e flavonoides, entre outros), encontrados em frutas, legumes, verduras, iogurte, leite fermentado e alguns peixes, que revolucionaram conceitos e teorias sobre a nutrição humana atual.

➤ Observação. Assim como os peixes, os seres humanos também podem "morrer pela boca" ao ingerir alimentos prejudiciais à saúde em detrimento dos bons hábitos alimentares.

Alimento como remédio

O National Cancer Institute, a National Academy of Sciences e a American Heart Association, instituições dos EUA, determinam que a alimentação pode ser um bom remédio contra as doenças e, quando adequadada, pode prevenir de um terço para a metade todas as doenças graves que afligem o país norte-americano.

O filósofo grego Hipócrates, considerado pai da Medicina, cunhou frases célebres a respeito da importância de uma alimentação adequada, como:

* Deixe o alimento ser seu remédio e deixe o remédio ser seu alimento
* Uma mente sadia leva a um corpo sadio
* O médico deve sempre induzir o organismo doente a se curar sozinho.

Na realidade, o composto bioativo dos alimentos funcionais são as substâncias denominadas fitoquímicos, encontradas em frutas e verduras, que podem ser ingeridas diariamente, em determinadas quantidades, e mostram potencial para modificar o metabolismo humano de maneira favorável à prevenção do câncer e de outras doenças degenerativas, segundo a American Dietetic Association (ADA). Alguns alimentos têm fitoquímicos em maior quantidade, como frutas cítricas (abacaxi, acerola, ameixa, caju, caqui, carambola, goiaba, jabuticaba, laranja, lima, limão, maçã, manga, maracujá, melão, mexerica, morango, pera, pêssego e uvas), alho, repolho, soja, gengibre, cebola (cebola-roxa, inclusive), tomate, berinjela, brócolis, couve-flor, aveia, cebolinha, hortelã, orégano, pepino, salsa e açafrão. Em uma dieta com frutas, verduras, chá e vinho, são ingeridos em média de 1 a 1,5 g de fitoquímicos.

Escudo dos vegetais (fitoquímicos)

Descobertos na década anterior pelo químico norte-americano Gary Poster, da Universidade Johns Hopkins, EUA, os fitoquímicos vêm sendo estudados intensamente.

Ao que tudo indica, a grande vantagem dessas substâncias está em seu poder antioxidante. Do mesmo modo que protegem os vegetais da ação maléfica dos raios ultravioletas do sol, eles ajudam a neutralizar os efeitos negativos da radiação no organismo humano, eliminando as moléculas nocivas (os radicais livres) que se formam durante a exposição à luz solar. Alguns fitoquímicos podem até frear tumores. É o caso do sulforafane, encontrado em abundância nos vegetais da família das crucíferas, como brócolis, couve-de-bruxelas, couve-flor e couve-manteiga. Ele foi capaz de impedir o crescimento de câncer de mama em cobaias. Outros fitoquímicos não atacam a doença em si, mas parecem ser capazes de estimular enzimas naturais do corpo humano, essas, sim, com propriedades de evitar o câncer, corrigindo anormalidades nas células do corpo.

Fitoquímicos

Inúmeras pesquisas comprovam, por todo o mundo, que as gerações anteriores sempre tiveram razão: frutas, legumes e verduras são essenciais à saúde, pois contêm substâncias denominadas fitoquímicos (Tabela 5.1) em alimentos de origem vegetal, e já provaram ser capazes de prover enormes benefícios à saúde. Alguns alimentos de origem animal também têm sua vez na lista dos funcionais, principalmente os peixes de águas frias, o atum e o salmão, graças à gordura denominada ômega-3. Os alimentos com fitoquímicos, excelentes para combater diversas doenças, são denominados alimentos funcionais.

Não são quaisquer produtos do supermercado ou da feira que ganham essa chancela. O alimento precisa apresentar determinadas propriedades, como proporcionar equilíbrio ao funcionamento celular ou ter alguma ação que vá além de nutrir o corpo. Dois exemplos clássicos de alimentos funcionais são o alho e a cebola, pois o segredo deles é uma substância chamada alicina, um componente sulfuroso de ação bactericida.

Identificação dos fitoquímicos e seus efeitos terapêuticos

Classe 1 | Terpenos

1. Carotenoides: desempenham atividade antioxidante e anticancerígena e auxiliam na proteção contra câncer de bexiga, de útero, de próstata, de pulmão e do colorretal. Fontes: frutas como damasco, mamão, melancia, melão e pêssego; e vegetais como abóbora, brócolis, cenoura, espinafre, inhame, nabo e tomate.
2. Fitoesteróis: redução dos níveis de colesterol total. Fontes: óleos vegetais; sementes, nozes e algumas frutas.

3. Glucosinolatos: detoxificação do fígado; apresenta atividade anticancerígena e antimutagênica. Fontes: vegetais, como alcaparras, brócolis, couve-flor, palmito, rabanete e repolho.

Classe 2 | Fenólicos

1. Ácido fenólico: tem atividade antioxidante. Fontes: frutas cítricas, como uvas, e morango; e vegetais, como: agrião, berinjela, brócolis, cenoura, pimenta, repolho, salsa, tomate; chá-verde.
2. Flavonoides: desenvolvem atividades antioxidantes e contribuem para a redução do risco de doenças cardiovasculares. Fontes: abóbora, berinjela, brócolis, cereja, couve, frutas cítricas, nozes, salsa, soja, e tomate.
3. Isoflavonas: inibição do acúmulo de estrogênio, redução das enzimas carcinogênicas. Fontes: leguminosas, principalmente a soja.
4. Catequinas: atividade antioxidante e redução do risco de doenças cardiovasculares. Fontes: cacau, chá-preto, chá-verde, morango, uva e vinho tinto.
5. Antocianinas: têm atividades antioxidantes e mutagênicas. Fontes: frutas como amora e framboesa.

Classe 3 | Ácidos graxos essenciais

Ácidos graxos: ômegas-3 e 6 são importantes na redução do risco de câncer e doenças cardiovasculares. Fontes: abacate, azeite de oliva (extravirgem), azeitonas, castanhas, óleo de linhaça, óleo de peixe de águas frias (atum, bacalhau, salmão), linhaça, nozes e pó de prímula.

Classe 4 | Oligossacarídeos e polissacarídeos

Redução do risco de câncer e dos níveis de colesterol. Fontes: cereais integrais, frutas, leguminosas e verduras.

Tabela 5.1 Fitoquímicos, fontes e sua função.

Fitoquímicos	Fontes	Função
Alfacaroteno	Cenoura	Protege as células dos radicais livres
Betacaroteno	Frutas, legumes e verduras	Neutralizam a ação dos radicais livres
Luteína	Folhas verdes	Ajudam a manter a boa visão
Licopeno	Goiaba e tomate	Antioxidantes; reduzem o risco de câncer cervical e de próstata
Antocianina	Frutas em geral	Reduzem o risco de câncer
Flavonas	Frutas cítricas e verduras folhosas	Reduzem o risco de câncer
Sulforafane	Brócolis, couve (todos os tipos: -de-bruxelas, -flor e -manteiga), repolho	–

Classe 5 | Prebióticos

Regulacão do transito intestinal, pressão arterial, redução do risco de câncer, redução dos níveis de triglicerídeos e colesterol total, redução da intolerância à lactose. Fontes: alcachofra, alho, aspargos, aveia, banana-verde, cebola, centeio, mel, raiz de chicória (escarola) e tomate.

Classe 6 | Probióticos

Regulação do trânsito intestinal, redução do risco de câncer e dos níveis de colesterol total e de triglicerídeos, e estímulo do sistema imunológico. Fontes: combuchá, quefir e leite fermentado.

Principais alimentos para manter a saúde

Propriedades terapêuticas dos vegetais

Além de seu valor nutritivo, os alimentos funcionais contêm um ou mais compostos que apresentam funções bioquímicas e fisiológicas benéficas à saúde humana (Tabela 5.2). Quando esses compostos são provenientes de vegetais e frutas, são denominados fitoquímicos. Na Tabela 5.3, são apresentadas algumas susbstâncias conhecidas para o combate ao câncer.

Alimentos não muito calóricos para a pele

A proteína é indispensável para a formação de músculos e colágeno, este fornece sustentação à pele, tornando-a firme e saudável. Na Tabela 5.4, são listados alguns alimentos com suas respectivas calorias.

Abóbora e óleo de sementes de abóbora

Composição de aminoácidos: fenilalanina, leucina e lisina; e bioativos: ácido fólico, betacaroteno, luteína e zeaxantina. Tanto a abóbora quanto o óleo de suas sementes atuam na prevenção de cânceres, como nos tumores de próstata, mama e bexiga.

Rica em betacaroteno, substância transformada em vitamina A no corpo humano, a abóbora

Tabela 5.2 Alimentos que fazem bem à saúde.*

Problema/doença	Fontes	Observação
Intestino preso	Damasco	–
Indigestão	Abacaxi	Auxilia na digestão e no excesso de líquidos extracelulares
Vesícula, infecções respiratórias e urinárias	Chicória (escarola)	–
Gota	Cerejas (15 a 20 g)	Auxiliam na eliminação do ácido úrico
Varizes	Alho	–
Cãibra	Banana e gérmen de trigo	–
Tensão pré-menstrual	Banana	O ideal é consumir a fruta 10 dias antes da menstruação. Também há trabalhos recomendando a banana para melhorar o humor, pois ela ajuda o organismo a fabricar serotonina, molécula que é a grande responsável, no cérebro, pela sensação de bem-estar
Anemia	Couve, fígado de boi	Dica: tome suco de laranja ou de qualquer outra fruta cítrica durante as refeições, pois sua vitamina C distribui o ferro dos alimentos por todo o organismo
Cicatrização	Nozes	–
Diabetes	Espinafre	É rico em potássio e ácido fólico, substâncias fundamentais para os músculos, incluindo o músculo do coração
Pedras nos rins	Couve e repolho	Previnem o câncer
Próstata	Tomate	Previne o câncer
Mau hálito	Jiló	O sabor do jiló estimula a saliva, renovando e melhorando o hálito
Memória	Aspargos	–
Hipertensão, gota e artrite	Aipo	Estimula a liberação dos sucos digestivos

*Observação: as dicas dos alimentos que fazem bem não substituem, em hipótese nenhuma, a consulta ao médico quando necessário.

Tabela 5.3 Substâncias que podem eliminar cânceres.

Substância	Fontes	Função
Genesteína	Feijões, soja, ervilha e lentilha	Diminui as taxas de colesterol e o risco de tumores ligados a hormônios, como o câncer de mama e o de próstata
Cumarina	Frutas cítricas e tomate	Estimula a produção de enzimas anticâncer pelo próprio organismo
Flavonoides	Frutas, tomate e cenoura	Inibem as enzimas responsáveis pela disseminação de células cancerosas
Isotiocinato	Brócolis, repolho e mostarda	Estimula a produção de enzimas anticâncer no organismo
Triterpenoides	Frutas cítricas e raiz de alcaçuz	Impedem o crescimento de tumores em formação
Quercitina	Frutas e cebolas	Reduz a formação de placas gordurosas nas artérias e combatem as alergias
Luteonia	Casca de frutas (uva) e vinho tinto	Impede a formação de placas gordurosas
Resveratrol	Casca de uva, vinho tinto e suco de uva	Impede a formação de placas gordurosas
Daidzeína	Soja e derivados	Ameniza os sintomas da menopausa, protege contra o câncer de mama e previne a osteoporose
Alicina	Alho e cebola	Desempenha ação antimicrobiana e antiviral. Também dilata os vasos, diminuindo a pressão arterial
Dialil dissulfeto	Alho e cebola	Reduz a formação de placas gordurosas
Polissulfeto-alila	Alho e cebola	Aumenta a elasticidade dos vasos sanguíneos e relaxa as fibras musculares
Trissulfeto de metil-alila	Alho	Inibe o aparecimento de coágulos na circulação
Capsaicina	Pimenta vermelha	Diminui a formação de coágulos e protege as células de substâncias cancerígenas
Adenosina	Alho, cebola e cogumelo preto	Inibe coágulos
Saponinas	Soja e derivados	Podem reduzir o colesterol e proteger contra o câncer
Fibras insolúveis	Cereais, frutas, legumes e verduras	Podem reduzir o risco de câncer de colo, embora essa propriedade ainda seja discutível
Fibras solúveis	Aveia	Reduzem o risco de doenças do coração

Tabela 5.4 Alimentos, proteínas e calorias.

Alimentos	Proteínas	Calorias (kcal)
Atum	22,6 g	121
Carne magra	21,5 g	146
Feijão-fradinho	24,1 g	341
Peito de frango	22 g	124
Salmão	23,2 g	146
Tofu	12,5 g	135

combate os radicais livres, moléculas que alteram o código genético das células, causando câncer. Tem propriedades vermífugas contra a tênia e os nematódeos.

Azeite de oliva

O azeite de oliva tem quantidade expressiva de antioxidantes e ácidos graxos de cadeia longa (HDL, do inglês *hight density lipoprotein*). Suas concentrações elevadas, aparentemente, protegem o indivíduo de infarto do miocárdio. Acredita-se que o HDL remove o excesso de colesterol da placa aterosclerótica, inibindo sua formação, além de transportá-lo de volta para o fígado, onde novamente é metabolizado.

➤ Observação. O ideal é substituir todos os óleos (o de soja, mais comum), utilizados nas saladas, por azeite.

Mel

É um excelente alimento para o ganho de energia, e, quando usado moderadamente (excesso de açúcar), pode ser consumido no café da manhã, substituindo o açúcar e a manteiga ou a margarina, no leite e no pão ou nos biscoitos respectivamente. Contudo, não se deve abusar de seu uso, mesmo com a vantagem de conter nutrientes essenciais ao organismo, pois esse ingrediente apresenta a mesma quantidade de calorias do açúcar (este com muitas calorias vazias e prejudiciais, exigindo muito esforço físico para serem queimadas). Deve-se lembrar que tudo em excesso faz mal ao organismo; inclusive, a água. O mel é tido como elemento benéfico para a juventude (porque essa fase da vida humana queima calorias com mais facilidade), sendo um produto biológico muito completo, pois além de muito energético, também tem diversas propriedades: antiespasmódico, antirreumático, antisséptico, bactericida, digestivo, diurético, sedativo, tonificante (rejuvenesce a pele e os músculos, fortalecendo-os), vasodilatador e vermífugo, entre outras.

➤ Observação. O mel *in natura* é o único elemento da natureza que possui todas as proteínas e vitaminas existentes.

Vegetais | Legumes e verduras

São mais difíceis de ser digeridos do que as frutas, porque tendem a ser mais consistentes e levar mais tempo para serem assimilados pelo organismo. No entanto, o suco verde, como é denominado o suco de legumes, faz o corpo absorver imediatamente as partículas alimentícias, assegurando 100% dos nutrientes, principalmente vitaminas e minerais de brócolis, alface, couve-manteiga, salsinha, erva-doce e espinafre, por exemplo. Especialistas recomendam a ingestão do suco verde, alegando que o líquido, por ser rico em clorofila – pigmento que dá cor às plantas –, pode fortificar o sistema imunológico, auxiliar no tratamento de anemia, eliminar toxinas, limpar o intestino e evitar diversas doenças. Por isso, a primeira razão para a defesa da ingestão do suco de legumes, além do consumo dos vegetais cozidos, está na quantidade de minerais concentrados em uma única dose. Além desse fator, pode ser mencionado também, como exemplo, que um pé de salsão inteiro enche um copo e é fácil de ser digerido; não seria possível, porém, comer tanto salsão de uma só vez em um prato de salada.

No Quadro 5.1, são descritas algumas receitas de sucos naturais de frutas e legumes que podem ser feitos em centrífuga ou liquidificador.

Chá-verde, o inimigo número 1 do câncer

O chá-verde contém uma substância, a epingalocatequina-galato, conhecida pela sigla EGCG, capaz de barrar a enzima quinol-oxidase, a qual estimula o crescimento das células cancerosas – especialmente as de esôfago, intestino, mama, pele e pulmão.

Além do efeito protetor contra infecções, outros benefícios do chá-verde são:

- Anticancerígeno
- Anticáries (contém flúor)
- Antidepressivo

Quadro 5.1 Sugestões de sucos naturais de frutas e vegetais.*

Maçã com laranja: 2 maçãs e 1 laranja

Cenoura com beterraba: 6 cenouras e ½ beterraba

Cenoura com maçã: 4 cenouras e 2 maçãs (excelente para o coração)

Cenoura com repolho: 4 cenouras e 100 g de repolho

Cenoura com pepino: 4 cenouras e ½ pepino

Maçã com limão: 4 maçãs e ¼ limão

Cenoura com pimentão verde: 6 cenouras e ½ pimentão verde

Suco de tomates: 4 tomates bem vermelhos e 250 mℓ de água filtrada fresca, gelo a gosto (deve ser tomado diariamente, pois evita o câncer de próstata)**

Sucos de couve-manteiga, brócolis ou espinafre misturados com sucos de limão, abacaxi ou laranja

*Observação: os sucos de legumes podem ser feitos na centrífuga ou no liquidificador.

**Sugestão: o suco de tomate pode ser salgado, temperado com uma pitada de sal e um fio de azeite de oliva extravirgem (rótulo verde), como uma sopa fria.

- Antigripal (efeito sob consumo rotineiro)
- Anti-inflamatório
- Antioxidante (retarda o envelhecimento natural e combate o precoce)
- Diminui o colesterol
- Reforça os vasos sanguíneos, favorecendo o coração
- Normaliza a função da tireoide
- Auxilia na regeneração da pele
- Aumenta a energia e a vitalidade
- Auxilia a cura de doenças do fígado e as combate
- Inibe a formação de pedras na vesícula e nos rins
- É fonte riquíssima de vitaminas e sais minerais.

Alimentação para energia | Combate ao cansaço e à fadiga

Alho

É composto por aldeídos insaturados, alicina, enxofre, magnésio e vitaminas A, B_2 e C. Antibiótico natural, reduz a pressão arterial e os níveis de fibrinogênio. Aumenta a concentração de glutationa. É tido como um dos melhores alimentos quando se trata de benefícios à saúde. A descoberta de seus poderes bactericidas foi feita pelo microbiologista francês Louis Pasteur. Além disso, PW Semmler isolou duas substâncias do alho capazes de prevenir doenças cardíacas. A primeira impede que o colesterol se fixe nas paredes dos vasos sanguíneos, diminuindo as chances de formação de placas ameaçadoras, que acabam bloqueando perigosamente a circulação do sangue. Já a segunda trabalha em conjunto com a primeira, a fim de aumentar a elasticidade dos vasos ao relaxar pequenos músculos ao redor deles, resultando em vasinhos mais flexíveis, que resistem melhor a agressões, como as da pressão alta.

O alho também é rico em selênio (mineral antioxidante), que dificulta reações que praticamente enferrujam o colesterol, por meio da oxidação lipídica do LDL-colesterol, causando danos irreversíveis às artérias. Elimina, ainda, substâncias cancerígenas do sangue.

➤ Observação. Sugere-se que a comida seja temperada com dois ou três dentes de alho ou 20 g diariamente, pois, quando cozido ou frito, perde grande parte da eficácia contra vírus, bactérias e fungos; assim, deve ser cozido somente no vapor. O melhor mesmo é ingeri-lo cru em saladas. Sugestão: salada de alface ou agrião, tomates e pepinos, temperada com alho, cebola e duas pitadas de sal, e regada com vinagre de vinho tinto e azeite de oliva (extravirgem).

Peixe | Ômega-3

Segundo a American Heart Association, a necessidade humana de consumo de peixe por semana é de pelo menos duas porções. Indivíduos com doenças cardiovasculares utilizarão também suplementação de 1 g/dia de ômega-3; e, para os hipertrigliceridêmicos, a recomendação é de 2 a 4 g/dia. O ovo contém ácido graxo com n-3 [9% alanina; 0,2% de ácido graxo eicosapentaenoico (EPA) e docosa-hexaenoico (DHA)], reduzindo efeitos associados à mortalidade por doença cardiovascular e diabetes. A Food and Drug Administration (FDA) aprovou, em 2004, a prescrição do óleo de peixe, que contém 900 mg de EPA e DHA por cápsula.

Entre outros dados, considera-se que o ômega-3 diminui a formação de plaquetas, partículas sanguíneas que se unem para formar os coágulos, e reduz arritmias e triglicerídeos.

Aveia

Elimina a gordura dos alimentos, e seu poder anticolesterol é o mote de estudos de pesquisadores há mais de duas décadas. Inúmeros trabalhos confirmam sua capacidade de reduzir a quantidade de gordura circulante no sangue. Um estudo recrutou voluntários com taxas de colesterol acima do normal, que, com uma alimentação pobre em gorduras, somada a uma porção de aveia no café da manhã, apresentou queda nos níveis da substância de 16%.

➤ Observação. Segundo especialistas, a dosagem ideal para manter a saúde das artérias é de 60 g de aveia, que pode ser misturada com leite ou suco de frutas na refeição matinal.

Vinho

Consumido com moderação, tem efeito protetor. Uma questão que intrigava os pesquisadores das universidades norte-americanas era como os franceses, que mantêm uma culinária rica em laticínios gordurosos, como manteiga, creme de leite e queijos gordos, sofriam menos falecimentos por problemas cardíacos do que alemães, dinamarqueses, norte-americanos, finlandeses e ingleses. Em 1992, pesquisadores da Faculdade de Medicina da Universidade de Boston, EUA, provaram que o hábito de tomar meio copo (uma taça) de vinho tinto às refeições ajudava os franceses a manter o coração saudável. Segundo esse estudo, os responsáveis eram os compostos encontrados na casca da uva, entre os quais está o resveratrol, que diminui as taxas de colesterol.

Morango

Excelentes contra os radicais livres, são repletos de substâncias protetoras. Além da vitamina C, têm boas doses de uma substância conhecida como quercetina, um antioxidante, ou seja, uma molécula capaz de neutralizar os radicais livres, os quais fazem as gorduras se depositar nos vasos.

➤ Observação. Em 100 g de morangos, cerca de 15 frutas médias, encontram-se, mais ou menos, 70 mg de vitamina C. Os morangos também ajudam a melhorar a memória.

Tomate

Elimina o excesso de líquidos da circulação. O suco de tomates é ideal para manter a pressão em ordem, por ser rico em potássio, o qual trabalha em conjunto com o sódio do sal a fim de manter o equilíbrio dos vasos, controlando a contração das fibras musculares, incluindo as do coração. Portanto, uma baixa quantidade de potássio pode causar desequilíbrios. Dois copos de suco de tomate por semana podem auxiliar na prevenção de câncer. Além disso, o molho de tomates, usado para preparar diversas receitas, como massas e risotos, também pode reduzir o risco de vários tipos de câncer, pois é repleto de licopeno, o componente que lhe dá a cor vermelha e tem propriedades anticancerígenas; auxilia no tratamento e na prevenção do câncer de bexiga, mama e próstata, reduz o colesterol e também é antioxidante.

➤ Observação. Em caso de predisposição para a formação de pedras nos rins, deve-se evitar o consumo de tomates.

Banana

Rica em potássio, é excelente para os músculos, auxilia na prevenção de úlceras e ajuda a baixar a pressão. Também mantém sob controle o volume de líquidos do organismo, como o da circulação sanguínea. Se o sódio (sal de cozinha) pode aumentar a quantidade de líquido circulante, elevando a pressão, o potássio atua em sentido contrário, transferindo a água para dentro das células. Com isso, o volume sanguíneo diminui, ajudando a diminuir a pressão arterial.

➤ Lembrete. Deve-se mastigar bastante a banana – esse é o segredo para aumentar seus benefícios.

Cebola

O consumo de cebola regula as gorduras e a pressão arterial e ajuda a ter um coração saudável. Meia cebola crua ou seu equivalente em suco é capaz de aumentar em 30%, em média, o HDL, também chamado de colesterol bom. A cebola previne doenças cardiovasculares, é antioxidante e antialérgica e dissolve gorduras. Outra ação da cebola na prevenção de doenças cardíacas é na regularização e no controle da pressão, pois contém, entre outros compostos, uma substância

chamada de adenosina, que relaxa as fibras musculares e aumenta a elasticidade dos vasos sanguíneos, o que faz a pressão cair. É anti-inflamatória e evita a formação de coágulos e depósitos de gordura nas artérias.

➤ Observação. Quando a cebola é cozida, o calor aniquila boa parte de seus ingredientes ativos. O ideal é consumi-la crua em saladas ou cozida no vapor, ou levemente frita, acompanhando filés. É recomendado o consumo de 1 cebola/dia.

Frutos do mar

Ricos em zinco e selênio, dois minerais que podem melhorar o funcionamento cerebral e o bom humor. O zinco estimula a atenção e a memória, além de deixar o corpo mais resistente a infecções, comuns quando se tem distúrbio do pâncreas; já o selênio pode evitar a depressão.

No camarão e em outros frutos do mar, há também o cromo, que participa do mecanismo de ação da insulina, ou seja, o pouco de hormônio que existir no organismo do diabético será mais eficiente.

➤ Observação. Os mariscos, assim como as ostras e os peixes, são ricos em zinco. O selênio melhora o humor em até 5 semanas.

Chicória (escarola)

Evita pedras na vesícula e rins. Durante a produção da bile, o fígado pode exagerar em um de seus ingredientes, e o que estiver em excesso (cálcio ou moléculas de colesterol) se precipita na vesícula – a pequena bolsa que serve de reservatório dessa secreção. Essa é a origem dos cálculos biliares (pedras). Alguns estudos indicam que o consumo regular de chicória (escarola) ou alcachofra ajuda a diluir o colesterol e o cálcio, desfazendo as pedras em formação.

➤ Observação. A insistência no consumo de doces invalida a ingestão de chicória (escarola) para combater as pedras biliares, uma vez que o excesso de açúcar na alimentação pode levar o fígado a usar mais colesterol do que o normal durante a produção da bile; portanto, alimentos gordurosos e bebidas alcoólicas em excesso causam o mesmo efeito indesejável.

Brócolis

Elimina substâncias nocivas de dentro das células. Estudos científicos mostram que o brócolis tem compostos importantes para a prevenção de diversos tipos de câncer, como o sulforafeno, que elimina certas substâncias químicas das células, responsáveis por mutações cancerígenas; outro é conhecido como indol-3 carbinol, substância que diminui o estrógeno na circulação sanguínea. Esse hormônio é essencial para a mulher, pois, além de coordenar a reprodução, mantém a densidade dos ossos, protege o coração de ataques e é responsável pela multiplicação das células mamárias.

Alcachofra

Composta por cinarina e ácido cafeico, ajuda a controlar os níveis de açúcar no sangue e auxilia na digestão em geral. Trata-se de uma flor riquíssima em sais minerais, mas sua característica marcante é a presença de cinarina, substância que aumenta a liberação da bile e dos sucos estomacais, melhorando a digestão. A alcachofra tem ação hepatoprotetora e costuma ser levemente diurética, o que faz o corpo eliminar mais facilmente as substâncias tóxicas. As flores muito pequenas podem ser servidas inteiras, cozidas e fatiadas, com molho à base de azeite; já as grandes devem ser fervidas em água com sal por aproximadamente 35 min ou até que as folhas se soltem com facilidade. Assim, deve-se ingerir a parte "carnuda" da folha. O famoso "coração" da alcachofra pode ser consumido com molhos ou servido como um ingrediente em outras receitas (p. ex., risotos). Ele é a base da flor e fica abaixo dos pistilos, uma penugem que não é comestível.

➤ Observação. Usar 1 a 5 g e em extrato seco; 200 mg a 1 g/dia.

Feijão

Combate tumores do intestino e de mama. É um dos principais alimentos consumidos no Brasil. O feijão (roxinho, branco, preto ou de qualquer outra espécie) está associado à prevenção do câncer de intestino, pois as fibras encontradas na casca dos grãos aumentam a velocidade do trânsito intestinal, diminuindo o contato das substâncias cancerígenas com o corpo.

➤ Observação. Evite comer feijão em excesso, pois pode provocar gases em razão da quantidade de rafinose presente, substância flatulenta. O ideal é consumir uma concha por dia dividida em duas refeições distintas (almoço e jantar).

Acerola, laranja e limão

Ricos em vitamina C, uma aliada contra doenças e poderosa antioxidante, é fundamental para evitar as alterações celulares. Presente em frutas como acerola, laranja e limão, a vitamina C pode ajudar na prevenção do câncer de próstata e de estômago. De acordo com estudos recentes, homens que consomem grandes quantidades de vitamina C têm menos chances de desenvolver câncer de próstata. Durante 2 meses, um grupo de 40 pacientes com a doença tomou doses diárias de 500 mg de vitamina

C. Após esse período, foi constatado que as células cancerosas reduziram pela metade.

Repolho

Vegetal que auxilia no tratamento e na prevenção de vários tumores, tem duas substâncias, o ácido p-cumárico e a rutina, que previnem diversos tipos de câncer, pois agem como antioxidantes, anulando o efeito dos radicais livres, moléculas que alteram o código genético da célula e desencadeiam o processo cancerígeno. Em um grupo de 30 mulheres com câncer de mama que, durante 2 meses, tomou, diariamente, doses de 35 mg de ácido p-cumárico e 10 mg de rutina, os tumores na mama diminuíram 35%. Apesar de a pesquisa ter sido feita com as substâncias puras, acredita-se que o consumo do repolho também traz muitos benefícios: protege o fígado, é antibiótico, combate a dor muscular e auxilia na prevenção do câncer.

➤ Observação. É aconselhada a ingestão do repolho cru ou levemente cozido no vapor. O consumo exagerado causa gases.

Couve

Rica em fibras e vitaminas B_6, é muito recomendada por especialistas para quem sofre de pedras nos rins, pois ajuda o corpo a expelir o excesso de oxalato de cálcio. Além disso, 100 g de couve fornece praticamente todo o betacaroteno que um adulto precisa por dia. Esse micronutriente aumenta as defesas contra infecções bacterianas e virais.

➤ Observação. A couve combate tumores, pois tem doses elevadas de isotiocianatos e indol, dois compostos que têm ação comprovada contra o câncer. Eles reduzem as chances de desenvolver tumores no colo, no pulmão e na mama. Cerca de duas ou três folhas médias de couve por dia já garantem essa proteção.

Batata

Rica em potássio, ajuda na função dos rins. Boas fontes de potássio são a batata, a banana, o damasco seco, a alcachofra e o aipo.

Yacon

Lembra uma batata-doce, mas seu gosto e consistência remetem a uma pera madura. É um alimento muito usado pelos japoneses e que tem grande potencial para modificar a alimentação visando ao controle do diabetes. Os nutrientes desse alimento não chamam muita atenção, mas seu diferencial está no teor de frutose, que aparece em 60% de sua composição. Contudo, ainda não foi descoberto o princípio ativo que provoca a diminuição dos níveis de açúcar no sangue.

Considerações sobre o diabetes

No diabetes, o pâncreas não consegue produzir o hormônio insulina, capaz de fazer as células absorverem a glicose dos alimentos. Para não piorar a situação, sua dieta precisa ser muito bem acompanhada, e os doces são proibidos. Também é possível que, sem conseguir ser introduzido nas células, o açúcar sobre na circulação, causando uma série de problemas, como pressão alta. O indivíduo diabético deve ficar atento a dois minerais: o cromo e o zinco, presentes nos frutos do mar, pois suas taxas costumam ser baixas nos diabéticos. Além disso, vale conferir os benefícios do *yacon*, um alimento muito usado pelos japoneses como petisco e pode revolucionar os modos de controle do diabetes.

Pesquisas constataram que o chá de *yacon* é eficiente no tratamento do diabetes. Na experiência com um grupo de roedores diabéticos, a taxa de açúcar no sangue voltou ao normal. Os mesmos efeitos têm sido observados em pessoas que se dispuseram a comer o vegetal todos os dias. Alguns diabéticos até puderam parar de tomar remédios contra o excesso de glicose. Sugere-se que os diabéticos bebam 1 ℓ/dia de chá de *yacon*, preparado com 1 colher (sopa) de folhas secas e trituradas desse tubérculo, geralmente encontradas em lojas de produtos orientais. À mesa, o vegetal pode ser comido cru em saladas ou cozido como batatas. Os japoneses fazem um petisco, do tipo batatinha *chips*, com o *yacon* desidratado.

Acelga

É anticoagulante, antialérgica, anti-inflamatória e diurética. Combate viroses.

Berinjela

Auxilia na prevenção do câncer, é antidepressiva e analgésica, reduz o colesterol e estimula o sistema imunológico.

Maçã

Aumenta a capacidade pulmonar. Previne doenças cardiovasculares, fortalece as artérias e veias, e é antibiótica, anti-inflamatória, diurética, anestésica e expectorante.

Espinafre

Combate e previne hepatite, ajuda a evitar o câncer, é antioxidante, anticoagulante e analgésico; auxilia no tratamento de inflamações na pele, combate dores musculares e estimula o sistema imunológico.

Cenoura

É antialérgica, anti-inflamatória, anestésica, antioxidante, vasodilatadora e laxante, combate a dor muscular, auxilia no tratamento do câncer de mama, bexiga e próstata, combate viroses, reduz o colesterol, auxilia no tratamento de asma e previne cataratas.

Salmão

Rico em ácido ômega-3. Reduz o colesterol, combate os triglicerídeos, dissolve placas de gorduras e auxilia no tratamento e na prevenção do câncer de mama.

Frutas e vegetais para os rins

Alguns alimentos favorecem as tarefas renais. Indivíduos que retêm muita água no organismo, por exemplo, devem ingerir substâncias ricas em potássio, como a batata, a banana, o damasco seco e a alcachofra. As temíveis pedras nos rins também podem ser evitadas. Elas surgem quando o ácido úrico e o oxalato de cálcio, presentes na urina, cristalizam-se.

Assim, quem apresenta tendência para o problema deve evitar alimentos que fornecem mais oxalato, como o espinafre e o chá-preto, e consumir os que ajudam o corpo a eliminá-lo, como a couve e o espinafre.

Radicais livres

Presentes desde o primeiro instante após o nascimento, a cada respiração. Entretanto, as agressões da radiação, os poluentes, o estresse e a ingestão de toxinas podem multiplicar a quantidade de radicais livres no corpo.

Um radical livre é caracterizado pelo número ímpar de elétrons, as partículas do átomo presentes em torno de seu núcleo, como os planetas ao redor do sol.

Elétrons, de modo geral, só estão equilibrados aos pares; quando isso não acontece – como no caso do radical livre em que uma partícula orbita sozinha –, a molécula rouba um elétron do que encontrar primeiro pela frente, para formar uma dupla. Ela pode sequestrá-lo da membrana celular, por exemplo, ou pior, do núcleo, onde ficam os genes. Depois de ter sido muito atacada, a célula fica "velha" ou "doente", e o envelhecimento ou câncer poderá se manifestar.

➤ Observação. O excesso de exercícios físicos também aumenta a quantidade de radicais livres.

Benefícios dos antioxidantes de frutas, verduras e legumes

Os antioxidantes são substâncias que limpam o corpo de moléculas de oxigênio nocivas, conhecidas como radicais livres, às quais se atribuem várias doenças, incluindo o câncer.

Hoje, cientistas confirmam que os radicais livres estão por trás do processo de envelhecimento e de todas as doenças degenerativas ligadas a ele, como o câncer.

Quando se diz que um alimento é antioxidante, significa que ele é capaz de doar elétrons para as moléculas nocivas, eliminando a sua necessidade de lesar o organismo.

➤ Observação. Os antioxidantes estão em praticamente todas as frutas e legumes, por isso a importância desses alimentos para a saúde do organismo.

Referências bibliográficas

1. Borges VC. Alimentos funcionais: prebióticos, probióticos, fitoquímicos e simbióticos. In: Waitzberg DL. Nutrição enteral e parenteral na prática clínica. São Paulo: Atheneu; 2001.
2. Brasil. Ministério da Saúde. Política Nacional de Alimentação e Nutrição. Brasília: Ministério da Saúde; 2013. Disponível em: bvsms.saude.gov. br/bvs/publicacoes/politica_nacional_alimentacao_nutricao.pdf.

Bibliografia

Burr ML *et al*. Effects of changes in fat, fish, and fibre intakes on death and myocardial reinfarction: diet and reinfarction trial (DART). Lancet. 1989;334(8666):757-61.
Chou T-C, Talalay P. Quantitative analysis of dose-effect relationships: the combined effects of multiple drugs or enzyme inhibitors. Advances in Enzyme Regulation. 1984;22:27-55.
Costa NMB, Barbosa Rosa CO. Alimentos Funcionais – componentes bioativos e efeitos fisiológicos. Rio de Janeiro: Rubio; 2010.
De Angelis RC. Novos conceitos em Nutrição: reflexões a respeito do elo dieta e saúde. Arq Gastroenterol. 2001;38:269-71.
Fernandes AC *et al*. Benefits and risks of fish consumption for the human health. Revista de Nutrição. 2012;25(2):283-95.
Franco LL. Doenças tratadas com plantas medicinais. Rio de Janeiro: Vozes; 2003.

Harrison RG, Lythgoe B, Wright PW. Total synthesis of 1α-hydroxy-vitamin D3. Tetrahedron Letters. 1973;14(37):3649-52.
Jayabalan R, Marimuthu S, Swaminathan K. Changes in content of organic acids and tea polyphenols during kombucha tea fermentation. Food Chemistry. 2007;102(1):392-8.
Keys A. Mediterranean diet and public health: personal reflections. The American Journal of Clinical Nutrition. 1995;61(6):1321S-3S.
Lemos A. Prevenção e controle de doenças pela medicina natural e ortomolecular. 2. ed. Rio de Janeiro [Publicação independente]; 2006. 408 p.
Pannell R, Gurewich V. Ativação de plasminogênio por uroquinase de cadeia única ou por uroquinase de duas cadeias – uma demonstração de que a uroquinase de cadeia única possui baixa atividade catalítica (pró-uroquinase). Sangue.
Paschoal V *et al*. Nutrição clínica funcional: dos princípios à prática clínica. Coleção Nutrição Clínica Funcional. São Paulo: Valéria Pascoal Editora; 2007.
Peribanez GA. Cirurgia verde. São Paulo: Alaúde, 2017.
Ramalho RA *et al*. Níveis séricos de retinol em escolares de 7 a 17 anos no município do Rio de Janeiro. Revista de Nutrição. 2004.
Ribeiro AB. A realização, no Brasil, do "20th Scientific Meeting of the International Society of Hypertension". São Paulo-SP; 15 a 19 de fevereiro de 2004.
Sgarbieri VC. Propriedades fisiológicas-funcionais das proteínas do soro de leite. Revista de Nutrição. 2004.
Simões BDS, Machado-Coelho GLL, Pena JL, Freitas SND. Nutritional profile of the Xukuru-Kariri indigenous people in the state of Minas Gerais in accordance with different anthropometric and body composition indicators. Ciência & Saúde Coletiva. 2013;18(2):405-11.
Vilhena SMC, Câmara FLA, Sergio TK. O cultivo de yacon no Brasil. Revista Horticultura Brasileira. 2000;5-8.
Volpato GT *et al*. Efeito do extrato aquoso de folhas de *Polymnia sonchifolia* (yacon) em ratas diabéticas. Revista Brasileira de Plantas Medicinais. 2007;88-93.

6 Enfermagem em Clínica Médica

Dietas hospitalares

A padronização das dietas hospitalares mantém um atendimento nutricional seguro, eficiente e de qualidade ao paciente. As dietas hospitalares são estruturadas e classificadas conforme modificações das propriedades qualitativas e quantitativas da dieta normal, além de consistência, volume, temperatura, valor calórico, alterações de micronutrientes e restrições de nutrientes (estas últimas, mais bem aceitas quando atendendo às necessidades individuais de cada paciente). Quanto aos guias a serem adotados visando à qualidade das dietas hospitalares, podem-se ter como base as orientações da American Heart Association General Diet Recommendations e da Dietary Goals for the United States, do U.S. Senate Select Committee on Nutrition and Human Needs.

Em muitas circunstâncias, durante a hospitalização não é possível impor restrições dietéticas excessivas, especialmente se as modificações, resultantes dessas restrições, não fornecerem proteínas e calorias suficientes para as necessidades nutricionais do paciente quando da convalescença de doenças, ferimentos ou cirurgias. A manutenção de um plano alimentar tradicional justifica-se dada a importância da ingestão de alimentos adequados e apropriados durante tais situações. A composição de nutrientes para um cardápio semanal foi elaborada de acordo com a composição dos alimentos, relacionada no manual do *United States Department of Agriculture*, e por meio de dados fornecidos por fabricantes de produtos alimentícios. As necessidades dietéticas recomendadas para homens e mulheres de 23 a 50 anos foram determinadas por meio da sua média, usando como ponto de referência a adequação nutricional, exceto nas seções gravidez e Pediatria. As dietas devem fornecer, no mínimo, 75% das necessidades dietéticas, recomendadas para os nutrientes analisados, salvo especificações em contrário. Um relatório do conteúdo nutricional indica risco potencial de inadequação, especialmente se a dieta for estendida por muito tempo.

Como proposto pelo National Research Council, as necessidades dietéticas recomendadas devem ser levadas em conta somente como uma orientação no planejamento e na avaliação das dietas; não como exigência absoluta, mas como referência da ingestão nutricional idealmente adequada. As necessidades (exceto calorias) foram calculadas para exceder as exigências da maioria dos indivíduos e assegurar que suas necessidades sejam supridas. As atitudes dietéticas recomendadas não levam em consideração as necessidades dos pacientes. Apesar disso, por falta de referências mais específicas, tais procedimentos foram empregados na avaliação das dietas terapêuticas apresentadas neste capítulo.

As tabelas de composição aproximada dos nutrientes específicos estão incluídas com base na dieta geral hospitalar, do tipo líquida, pastosa e branda. Os valores representam a composição média da dieta dos cardápios para 1 semana.

A padronização na dieta facilita também o trabalho na produção e distribuição das refeições, permitindo o treinamento de pessoal e as adequações e adaptações às necessidades individuais.

No hospital, o serviço para a distribuição de dietas segue a prescrição médica, registrada no prontuário de saúde do paciente, junto com outros dados e informações relevantes para avaliação nutricional, plano alimentar e orientação do paciente, como identificação, histórico, diagnóstico provisório ou definitivo e dados clínicos, antropométricos e laboratoriais. Posteriormente, as dietas são encaminhadas para a produção, etapa em que serão preparadas. O serviço de nutrição é o responsável por essa preparação, funcionando 24 h.

O propósito da prescrição de uma dieta é transmitir a intenção do médico ou nutricionista à equipe de saúde. Na prescrição ou formulação da dieta, devem ser considerados os seguintes pontos: a natureza da doença, o que pode ser realizado pela dieta e se ela será aceita pelo paciente.

As características de uma boa prescrição são as seguintes:

1. Deve ser concisa e específica, transmitida claramente por meio de um texto curto, com poucas palavras ou sentenças.
2. Deve ser clara e inequívoca. Se a prescrição puder ser interpretada de maneira diferente da intencionada, então está mal redigida.
3. Deve ser completa, sem ser deixada a cargo de outros profissionais. Todas as modificações ou restrições dietéticas devem ser repetidas todas as vezes em que a dieta for alterada. Quando as mudanças são feitas em uma parte da dieta, não se deve presumir que o nutricionista automaticamente manterá as outras modificações.
4. Deve ser intrinsecamente coerente. As modificações dietéticas não devem entrar em conflito entre si.
5. Se a prescrição incluir muitas modificações, a mais importante deve ser registrada primeiramente, sendo prioridade.
6. Deve ser desnecessariamente restrita ou completa. Embora mudanças circunstanciais requeiram medidas dietéticas muito restritivas, restrições menos rigorosas podem cumprir com o que se pretende.
7. Mudanças frequentes na prescrição devem ser evitadas. Embora mudanças circunstanciais no hospital possam requerer modificações dietéticas, deve-se formular precocemente, ainda no hospital, uma dieta que possa ser utilizada após a alta. A formulação precoce acarreta em tempo aos nutricionistas e enfermeiros para a execução de ordens e proporciona ao paciente um melhor entendimento de suas necessidades dietéticas em longo prazo.

O grau de controle dietético deve ser especificado o mais claramente possível. O termo "mínimo" indica que a dieta fornece a menor quantidade possível de substância sem que se torne inconveniente ou desagradável ao paladar. "Baixo", "limitado" e "restrito" são usados para indicar uma redução intermediária da quantidade da substância na dieta. Os termos "abundante" e "alto" indicam um aumento da substância na dieta, que é executado convenientemente. A extensão da quantidade implícita nesses termos gerais é especificada, quando possível, na dieta.

Dieta geral

Indicada para indivíduos para os quais não se justifica restrição de nutrientes ou da consistência dos alimentos, com funções de mastigação e gastrintestinais preservadas. A dieta geral hospitalar é dirigida ao paciente adulto que não requer modificações dietéticas específicas. O cardápio é escolhido pelo paciente ou planejado para ele, de acordo com suas preferências. Em ambas as situações, o objetivo da dieta é fornecer uma quantidade suficiente de proteínas, calorias e outros nutrientes.

Existem dois princípios na composição da dieta geral hospitalar: um deles, por meio da exemplificação, ensina ao paciente a prática nutricional, e o outro consiste em fornecer ao paciente alimentos que ele queira e possa ingerir. Comumente, chega-se a um meio-termo na aplicação dos dois princípios, visando a suprir as necessidades de cada paciente.

Alguns consideram que uma dieta baseada no controle de sódio, colesterol e gorduras pode ser uma prática de saúde vantajosa. Se o paciente for capaz de alimentar-se adequadamente, a hospitalização pode dar a ele a oportunidade de aprender esses princípios.

Características da dieta
- Sem alteração de consistência
- Sem alteração de nutrientes
- Valor energético total: 2.500 kcal
- Proteínas: 14%
- Lipídios: 29%
- Carboidratos: 57%
- Consistência normal.

Alimentos
- Recomendados: pães, cereais integrais, arroz, massas, leguminosas e seus produtos integrais, hortaliças e frutas frescas; leite, iogurte, queijo normal em gorduras e sal; carnes magras, aves, peixes (sem pele e gordura) e ovos; e gorduras, óleos e açúcares demerara ou mascavo
- Devem ser evitados: enlatados com sal e óleo e conservas com calda de açúcar.

Dieta branda

Similar à dieta geral, é constituída por alimentos macios, mas não moídos ou triturados. São permitidos pedaços de carne, vegetais cozidos e frutas frescas, e também o tradicional cozido (prato típico da culinária portuguesa, consiste em carne cozida com legumes na panela de pressão). Alguns condimentos devem ser evitados.

Indicações e explicação
É utilizada no período intermediário do pós-operatório. Tem vantagens fisiológicas e psicológicas quando usada como dieta de transição no pós-operatório ou em indivíduos cuja dieta tenha sido restringida previamente na quantidade e consistência dos alimentos. Pode ser útil também para o paciente debilitado, em razão da facilidade de ingestão.

As necessidades dietéticas recomendadas serão apresentadas mais adiante. As conclusões sobre a adequação nutricional podem ser vistas no Capítulo 3 | Composição de Alimentos | Nutrientes.

Dieta líquida

Consiste em líquidos e sucos que fornecem poucos resíduos e é facilmente absorvida.

Indicações e explicação

A dieta líquida é indicada para pacientes com restrição grave de material não digerível pelo trato gastrintestinal em virtude de uma diminuição temporária de sua função. Na maioria das vezes, é usada na primeira fase do pós-operatório e na preparação das cirurgias do cólon.

Adequação nutricional

Em comparação com as necessidades dietéticas recomendadas, é uma dieta pobre em todos os nutrientes, embora forneça calorias e vitamina C (Tabelas 6.1 e 6.2). Dietas de baixo resíduo ou quimicamente formuladas são desejáveis quando o uso da dieta líquida for prolongado.

➤ **Prescrição médica da dieta.** Pode ser prescrita com outras modificações dietéticas (p. ex., "dieta líquida sem estimulantes gástricos").

Dieta geral com modificações na consistência

Nessa categoria, a dieta geral hospitalar é modificada em sua consistência ou textura, ou ambas, para que seja aceita e tolerada pelo paciente.

Dieta leve

Incluem-se líquidos e alimentos semissólidos.

Indicações e explicação

É indicada na etapa intermediária do pós-operatório ou em situações nas quais a função gastrintestinal esteja moderadamente reduzida. A dieta leve também tem indicação em pacientes com dificuldade para mastigar e deglutir alimentos sólidos.

Adequação nutricional

Em comparação com as necessidades dietéticas recomendadas, a dieta leve é pobre em todos os nutrientes, com exceção do cálcio e do ácido ascórbico. A adequação nutricional pode ser facilmente melhorada com o uso de suplementos dietéticos (fonte concentrada de nutrientes, devem ser prescritos para aumentar a ingestão de um nutriente específico, escolhido de acordo com as necessidades do paciente). Por exemplo, leite em pó sem gordura pode ser incorporado a diversos alimentos para aumentar o conteúdo de proteínas e calorias da dieta.

As Tabelas 6.3 a 6.5 apresenta exemplos da dieta leve.

➤ **Prescrição médica da dieta.** Deve ser prescrita simplesmente como dieta leve e acrescida de outras modificações dietéticas (p. ex., "dieta leve sem estimulantes gástricos").

Dieta branda

Similar à dieta geral, é constituída por alimentos macios, mas não moídos ou triturados. São permitidos pedaços de carne, vegetais cozidos e frutas, e o cozido (carne cozida na pressão com legumes). Alguns condimentos são evitados (Tabelas 6.6 a 6.8).

Tabela 6.1 Alimentos permitidos e evitados na dieta líquida.

Grupos de alimentos	Permitidos	Evitar
Bebidas	Café (normal ou descafeinado), chá, bebida de cereais, bebidas carbonatadas, sucos de frutas adoçados artificialmente	Todos os outros
Carnes	Nenhuma	Todos
Leite	Nenhum	Todos
Amido	Nenhum	Todos
Vegetais	Suco de tomate	Todos os outros
Frutas	Todos os sucos de frutas	Todos os outros
Sopas	Consomê, caldo sem gordura, caldo de carne	Todos os outros
Sobremesas	Gelatina, sorvete de frutas, picolé	Todos os outros
Doces	Açúcar, mel, caramelos	Todos os outros
Diversos	Sal	Todos os outros

Tabela 6.2 Modelo do cardápio padrão da dieta líquida.

Desjejum*	Almoço*	Jantar*
Suco**	Sopa	Sopa
Bebidas	Suco**	Suco**
	Gelatina	Sorvete de frutas
	Bebida	Bebida

Alimentos entre refeições: disponíveis se requisitados.

*O volume da refeição é, em geral, pequeno, uma vez que a maioria dos pacientes pós-operatórios aceita, no início, somente um pequeno volume de ingestão de líquido.

**Alguns pacientes em pós-operatório estão nauseados, inicialmente, e não toleram sucos. Devem-se evitar sucos cítricos e de tomate na primeira refeição. Se as náuseas continuarem, o médico deve requisitar uma dieta líquida (pratos quentes) sem sucos.

Tabela 6.3 Composição aproximada* da dieta leve.

Calorias	Proteína	Gorduras	Carboidratos	Sódio**	Potássio
1.500	50 g	55 g	205 g	110 mEq	65 mEq

*A composição depende da quantidade de líquidos que o paciente realmente receber e consumir.

**O valor é para a quantidade de sal utilizada na preparação do alimento. O sal adicionado à mesa não está incluído.

Tabela 6.4 Alimentos permitidos e evitados na dieta leve.

Grupos de alimentos	Permitidos	Evitar
Bebidas	Café (normal ou descafeinado), chá, bebida de cereais, bebidas carbonatadas e sucos de frutas adoçados artificialmente	—
Carnes	Purê de carne na sopa	Todas as outras
Gorduras	Manteiga, margarina e creme de leite	Todas as outras
Leite	Leite, bebidas lácteas, iogurte sem sementes e sem frutas	Todos os outros
Amido	Cereais cozidos	Cereais secos e todos os outros
Vegetais	Todos os sucos e purê de vegetais na sopa	Todos os outros
Frutas	Todos os sucos de frutas	—
Sopas	Caldo sem gordura, caldo de carne e sopa-creme	Todas as outras
Sobremesas	Gelatina, sorvete, pudim e manjar	Todas as outras que contenham coco, nozes e frutas inteiras
Doces	Açúcar, mel e caramelos	Todos os outros que contenham coco, nozes e frutas inteiras
Diversos	Sal, pimenta, condimentos suaves*, cacau, xarope de chocolate	Todos os outros

*A inclusão de temperos e condimentos pode ser modificada de acordo com a tolerância e a preferência do paciente.

Tabela 6.5 Modelo do cardápio padrão da dieta leve.

Desjejum	Almoço	Jantar
Suco (1 porção)	Suco (1 porção)	Suco (1 porção)
Cereal cozido (1 porção)	Sopa-creme (1 porção)	Sopa-creme (1 porção)
Leite* (1 xícara)	Gelatina (1 porção)	Sorvete (1 porção)
Bebidas	Leite* (1 xícara)	Leite* (1 xícara)
	Bebidas	Bebidas

Alimentos entre refeições: disponíveis se requisitados.

*Embora o leite seja permitido como bebida, alguns pacientes não o toleram bem após a cirurgia.

Tabela 6.6 Composição aproximada da dieta branda.

Calorias	Proteína	Gorduras	Carboidratos	Sódio*	Potássio
1.860	80 g	70 g	225 g	115 mEq	80 mEq

*O valor é para a quantidade de sal utilizada na preparação do alimento. O sal adicionado à mesa não está incluído.

Tabela 6.7 Alimentos permitidos e evitados na dieta branda.

Grupos de alimentos	Permitidos	Evitar
Bebidas	Café (normal ou descafeinado), chá, bebida de cereais, bebidas carbonatadas	—
Carnes	Qualquer carne tenra, peixe ou ave*	Carnes fritas ou muito condimentadas (como frios), queijos com alto teor de gordura
Gorduras	Manteiga, margarina, creme de leite, óleo vegetal, *bacon*, abacate, molho de carne, cremes e molhos suaves para saladas	Azeite, frutas oleaginosas e molho de salada muito condimentado
Leite	Leite, bebidas lácteas, iogurte com as frutas permitidas, requeijão e queijo suave	Todos os outros menos queijos fortes
Amido	Qualquer produto elaborado com farinha de trigo branca e refinada, com centeio ou farinha de trigo integral; cereais refinados (cozidos ou prontos para comer); batata e seus substitutos	Qualquer produto feito com grão não refinado; todos que contêm sementes; nozes ou frutas secas; todas as frituras
Vegetais	Vegetais cozidos e temperados suavemente, aspargos, feijão-verde ou branco, cenoura, beterraba, cogumelos, vagem, abóbora, espinafre, suco de tomate e de legumes	Todos os outros cozidos ou crus
Frutas	Todos os sucos; frutas cozidas ou enlatadas: compota de maçã, damasco, cereja, pera, pêssego e abacaxi; frutas frescas; banana e frutas cítricas sem membranas	Todas as outras secas
Sopas	Consomê, caldo de carne sem gordura, cremes e sopas enlatadas feitas com os alimentos permitidos	Todas as outras
Sobremesas	Gelatina, sorvete, pudim, manjar, biscoito, massas, bolos	Todos os outros; todos os preparados com coco, nozes e frutas não permitidas
Doces	Açúcar, mel, caramelos	Todos os outros; todos os preparados com coco, nozes e frutas não permitidas
Diversos	Sal, pimenta, condimentos suaves* e ervas*, *catchup*, vinagre, chocolate	Condimentos fortes*; mostarda*, picles, raiz-forte

*Considera-se também ovos e pasta de amendoim.

**A inclusão de temperos e condimentos pode ser modificada de acordo com a tolerância e a preferência do paciente.

Tabela 6.8 Modelo do cardápio padrão da dieta branda.

Desjejum	Almoço	Jantar
Suco (1 porção)	Carne (1 porção)	Carne (1 porção)
Cereal (1 porção)	Batata (1 porção)	Substituto da batata (1 porção; p. ex., outros tubérculos como mandioca, cará ou inhame)
Carne (30 g) ou 1 ovo	Vegetal (1 porção)	Vegetal (1 porção)
Torrada (1 porção)	Pão (1 porção)	Pão (1 porção)
Gordura (1 porção)	Gordura (1 porção)	Gordura (1 porção)
Bebidas	Fruta	Sobremesa (1 porção)
Açúcar	Bebidas	Bebida

Alimentos entre refeições: disponíveis se requisitados.

Indicações e explicação

É utilizada no período intermediário do pós-operatório. Tem vantagens fisiológicas e psicológicas quando usada como dieta de transição no pós-operatório ou em pacientes cuja dieta tenha sido restringida previamente em quantidade e consistência dos alimentos. Pode ser útil também para o paciente debilitado, pela facilidade de ingestão.

➤ **Prescrição médica da dieta.** Deve ser prescrita como dieta branda.

Dieta pastosa

A dieta pastosa difere da dieta geral pela modificação da textura dos alimentos. Inicialmente inclui carne moída e purês de vegetais e frutas. Na organização do serviço de nutrição, o nutricionista modifica, posteriormente, a textura dos alimentos, de acordo com a aceitação e a tolerância do paciente, incluindo vegetais e frutas tenras e inteiras. Pão e outros produtos de panificação são permitidos. O enfermeiro deverá avaliar a tolerância do paciente aos produtos de panificação. Os condimentos não são restringidos, salvo especificações em contrário. Se for necessária outra modificação além da textura, isso deverá ser comunicado ao serviço de nutrição.

Indicações e explicação

A dieta pastosa é voltada ao indivíduo com dificuldade em mastigar e deglutir e permite a ingestão de alimentos com relativo conforto e em quantidades suficientes. Pode ser usada no pós-operatório de cirurgias plásticas, da laringe e do esôfago. Deve-se empenhar em adequar a dieta a essas situações especiais e às necessidades e capacidades do indivíduo.

➤ **Prescrição médica da dieta.** Deve ser prescrita como dieta pastosa.

Dietas pré-operatórias

Pode-se prescrever uma dieta oral na noite anterior à cirurgia. Geralmente, após essa refeição noturna, nada é permitido por via oral (VO).

Caso seja necessário limitar o resíduo de alimentos no trato gastrintestinal, uma dieta com controle de resíduos pode ser usada antes da cirurgia. Uma dieta líquida (pobre em resíduos) é preferível na preparação de cirurgias do cólon.

Dieta pobre em resíduos consiste em alimentos pobres em fibra crua. Entre os alimentos que não são permitidos, estão aqueles com conteúdo elevado ou moderado de fibras e os que supostamente aumentam o resíduo fecal, apesar de seu baixo conteúdo de fibras.

Adequação nutricional

Como a dieta pode ser pobre em quantidade de nutrientes, deve ser seguida durante um período curto. Se a dieta de baixo resíduo for aplicada a longo prazo, deve-se considerar o uso de uma fórmula baixa em resíduos, quimicamente definida ou nutrição parenteral.

Nutrição parenteral

Geralmente, as fórmulas comerciais são preferidas aos alimentos passados no liquidificador, em razão de sua comodidade, da quantidade menor de bactérias, do custo mais baixo e da menor possibilidade de problemas de passagem pela sonda. As fórmulas padronizadas de alimentação custam cerca de R$ 5/dia na quantidade requerida para a manutenção de um paciente médio; as dietas químicas podem custar de 2 a 4 vezes mais. As fórmulas podem ser selecionadas, mas livres de lactose ou restritas em gordura, de acordo com cada situação clínica. As dietas quimicamente definidas fornecem proteínas sob forma de misturas de aminoácidos ou unidades peptídicas pequenas, carboidratos (como açúcares livres ou simples ou oligossacarídeos) e gorduras (como gordura poli-insaturada) em quantidades suficientes para prover as necessidades de ácidos graxos essenciais; em algumas preparações, há a adição de triglicerídeos de cadeia média. Por isso, as dietas quimicamente definidas podem ter uma osmolaridade mais elevada, são menos agradáveis ao paladar e mais caras do que as fórmulas-padrão, mas são apropriadas para uso em casos de má digestão, má absorção, obstrução parcial do intestino e fístulas enterocutâneas. As dietas para a identificação de alergias podem começar com as dietas quimicamente definidas, as quais são presumivelmente livres de alergênios.

Exemplos

Alimentação oral

As pessoas com disfagia, ingestão alimentar inadequada ou que tenham sido operadas da mandíbula podem necessitar de alimentação líquida. As dietas hospitalares normais líquidas e leves, consumidas nas quantidades habituais pelos pacientes, são insuficientes em muitos nutrientes e não devem ser usadas como único suporte nutricional por mais de 2 a 3 dias. As fórmulas podem ser usadas para prover uma alimentação agradável ao paladar, que, sozinha ou em adição à dieta líquida convencional do hospital, satisfará as necessidades nutricionais dos pacientes.

Alimentação por sonda

As técnicas de alimentação por sonda são empregadas quando a deglutição é difícil ou perigosa, como em alterações neurológicas ou após cirurgias extensas de cabeça e pescoço. Os pacientes com má digestão, má absorção, obstrução parcial do intestino ou fístulas podem necessitar de dietas quimicamente definidas (dietas elementares) para satisfazer suas necessidades nutricionais.

Indicações e explicação

A dieta por sonda pode ser utilizada antes de uma cirurgia ou de maneira temporária em caso de determinados transtornos, como obstrução parcial que afete a porção inferior do intestino delgado ou grosso.

O termo "resíduo" refere-se aos constituintes da dieta que não são absorvidos (como a fibra), às células mortas procedentes do trato gastrintestinal, às bactérias intestinais e a alguns dos produtos metabólicos das bactérias. O objetivo da dieta por sonda é diminuir o volume fecal, e o efeito da fibra sobre o volume das fezes é bem conhecido.

Alguns alimentos, como o leite e o tecido conjuntivo da carne, que têm baixa quantidade de fibras cruas, podem afetar também o volume das fezes. Entretanto, a restrição dos alimentos denominados produtores de resíduos se deve mais à tradição do que a provas cientificamente estabelecidas.

Recomendações dietéticas gerais

1. Evitar frutas e verduras inteiras. Utilizar sucos de frutas e verduras (exceto de ameixas-pretas).
2. Evitar pão e cereais integrais. Utilizar produtos de trigo refinado, pão francês, biscoitos *cream cracker*.
3. Evitar batatas, legumes, sementes e nozes. Utilizar arroz branco e massa feita com farinhas refinadas.
4. Evitar a carne e os mariscos com tecido conjuntivo denso.
5. Limitar o consumo de leite a 1 xícara/dia ou menos.
6. Limitar o uso de alimentos que contenham leite, como sorvete, pudins, requeijão e outros queijos, a 2 porções/dia ou menos.

A prescrição médica da dieta deve indicar dieta com resíduo mínimo.

Enfermagem cirúrgica

Dietas gerais pós-operatórias

As dietas inclusas no regime pós-operatório são a líquida, a leve e a branda. A velocidade de progressão depende do tipo de cirurgia e da resposta subsequente do paciente.

Embora as soluções intravenosas de glicose e eletrólitos sejam suficientes para manter a maioria dos pacientes durante uma curta parte do período pós-operatório, sem depleção importante de proteínas corpóreas e de outros nutrientes armazenados, a ingestão oral de alimentos deve ser recomeçada o mais rapidamente possível. A alimentação enteral, por meio de uma dieta líquida, pode começar quando, a critério do cirurgião, o trato gastrintestinal puder tolerá-la. Em geral, não é indicada até que ruídos hidroaéreos sejam ouvidos e que haja flatulência; no entanto, sob circunstâncias especiais, as dietas líquidas elementares requerem pouca ou nenhuma digestão, e as que têm poucos resíduos podem ser oferecidas cautelosamente antes da evidência da atividade peristáltica. Em todos os casos, deve-se estar pronto para interromper a alimentação ou revertê-la para o estágio anterior, caso haja distensão abdominal, cólicas ou outra evidência de intolerância alimentar.

Métodos alternativos de alimentação – como suplementos dietéticos, alimentação por sondas, aminoácidos suplementares dietéticos, aminoácidos suplementares administrados perifericamente e alimentação parenteral total – devem ser considerados para pacientes gravemente debilitados e mal nutridos e para aqueles que estejam relutantes ou impossibilitados de se alimentar por longos períodos.

Progressões dietéticas gerais pós-operatórias

A progressão de dietas apresentada na Tabela 6.9 possibilita ao cirurgião determinar quão rapidamente a alimentação deve ser reassumida após a cirurgia. A enfermeira e o cirurgião avaliam a tolerância e a aceitação da dieta de cada paciente e podem ajustar a velocidade de progressão.

> **Prescrição médica da dieta.** Deve indicar a velocidade de progressão (rápida, regular ou lenta) ou a dieta específica (líquida, pastosa ou branda) em todos os estágios de convalescença do paciente.

Alimentação infantil

Atualmente, a maioria das crianças e dos jovens prefere refeições como hambúrgueres, batatas fritas, pizza e cachorro-quente, regados a condimentos como *ketchup*, mostarda e maionese, além de chocolate, sorvete e outras guloseimas – um tipo de alimentação muito deficiente que põe em risco, a curto prazo, o pleno desenvolvimento do organismo e, a longo prazo, o estado geral da saúde.

Desde o nascimento, o ser humano caminha no sentido da independência, da capacidade de tomar suas próprias decisões. Nessa caminhada, é acompanhado pelos familiares mais próximos, que transmitirão seus próprios hábitos, servindo como exemplos. Pouco adianta usar a política do "ouça o que eu digo" porque o "veja o que eu faço" tem maior impacto e é imitado.

Alimentação a partir do 1º ano de vida

Comportamentos

- Deve-se comer à mesa, com os demais membros da família, em um ambiente agradável, em que o mais importante são as pessoas

Tabela 6.9 Iniciar com dieta líquida (primeira refeição) e avançar para a dieta geral na refeição indicada para a velocidade de progressão desejada.

Progressão	Refeição
Rápida	Terceira
Regular	Sexta
Lenta	Nona

- A criança deve estar sentada de modo confortável, em uma cadeira adequada ao seu tamanho
- Deve haver uma rotina horária em relação às refeições
- Deve-se passar, gradualmente, da utilização da mamadeira para o copo
- Devem-se escovar sempre os dentes, com ajuda enquanto for necessário
- A criança não deve ouvir os adultos próximos dizerem que não gostam de determinados alimentos
- Quanto ao consumo de certos produtos, como doces, deve-se negar principalmente quando próximo do horário da principais refeições.

Alimentos

- Deve-se variar os alimentos o máximo possível
- Deve haver sempre e em quantidade suficiente alimentos como leite e derivados, frutas e legumes
- Deve-se beber muita água. Se necessário, podem-se usar canudos e copos atrativos
- Deve-se eliminar os embutidos, os doces e outros produtos com muitos aditivos, particularmente aqueles que usam corantes
- Deve-se usar alimentos naturais, frescos ou pouco manipulados
- Os alimentos devem ser preparados de modo que estejam tenros, mas que exijam mastigação
- Os pratos devem ter aspecto atrativo, com os diferentes alimentos separados, de modo que se possa distingui-los, e não devem estar demasiadamente cheios
- Deve-se evitar frituras como modo de preparação
- Não se deve beber nenhum tipo de refrigerante nem água gaseificada.

Sugestões para a alimentação na infância

Na infância, as necessidades nutricionais são altas, uma vez que as crianças estão mais suscetíveis às doenças contagiosas e à infestação por parasitas intestinais, sendo, portanto, indispensável muita atenção à educação alimentar.

Cabe ao adulto a manutenção de uma rotina saudável de alimentação, tanto com relação a horários quanto relação à qualidade, quantidade e variedade dos alimentos oferecidos.

Nessa fase, é muito importante a ingestão de proteínas de alto valor biológico, sais minerais (cálcio) e vitaminas, tornando-se indispensável o consumo de carnes, ovos, leite e seus derivados, legumes, verduras, raízes, frutas, cereais etc.

Os brinquedos e as brincadeiras empolgam tanto as crianças que suas necessidades acabam sendo esquecidas, e elas alegam, com frequência, estarem sem apetite no horário das refeições básicas (desjejuns, almoço, jantar e ceia).

(continua)

(Continuação) Sugestões para a alimentação na infância

O processo de educação alimentar requer muita paciência, criatividade e persistência, pois essa fase também é a da autoafirmação, e as crianças tendem a reagir defensivamente contra a coação dos pais. Uma pergunta comum é: "o que fazer para que elas se alimentem melhor?". Algumas sugestões, apresentadas a seguir, costumam produzir bons resultados.

1. Quando ser exigente:

• Não abrir mão da alimentação nos horários de refeição

• Introduzir alimentos diferentes, oferecer novas formas de um mesmo alimento e pedir que experimentem

• Evitar líquidos durante as refeições

• Introduzir regras de convívio social e utilização de talheres

• Pedir que preste atenção ao que está fazendo (lembre-se que também os adultos deixam cair comida e bebida na toalha limpa)

• Permitir que a criança decida a quantidade que quer comer, desde que não deixe sobrar no prato

• Sugestão: deve-se oferecer uma sobremesa gelada e refrescante, acompanhada de uma fruta

2. Quando relaxar e entrar no jogo das crianças:

• Criar horários e quantidades determinadas para o consumo de guloseimas

• Sempre respeitar suas preferências alimentares (desde que não sejam guloseimas)

• Ao introduzir um alimento novo, fazer uma boa "propaganda" a respeito dele

Exemplos:

• Bolinhos ou legumes com formas divertidas

• Usar toalha da cor preferida no dia do alimento novo

• Falar que o personagem preferido também gosta do alimento e por esse motivo ele ou ela é forte

• Contar histórias, mas cessar a narrativa quando a criança para de mastigar ou de comer

• Perguntar se ela quer ajudar a fazer a comida que vai comer

• Elogiar a criança se ela está comendo de maneira correta

• Oferecer e incentivar a criança a experimentar novos alimentos

Considerações gerais sobre a alimentação infantil

A alimentação tem como objetivos principais fornecer as substâncias necessárias ao desenvolvimento, funcionamento, manutenção e reparação do organismo, e assegurar o fornecimento energético necessário a toda atividade realizada.

A alimentação deve ser sempre um veículo de saúde, apesar de serem cada vez mais frequentes as solicitações de refeições e produtos nocivos. No caso da alimentação infantil, o melhor é permitir o consumo desses produtos de vez em quando, mas demarcando bem o caráter de exceção desses momentos, embora nunca se deva voltar atrás depois de ter dito "não".

Com relação à necessidade hídrica, as características observáveis da urina são um bom indicador para identificar se o consumo de água é suficiente. Não raramente, a desidratação, particularmente em idosos e bebês, pode levar à óbito prematuro, o que pode parecer uma ironia no Brasil, em razão da grande disponibilidade de água no país.

Nutrição na gravidez com diabetes melito

A gestação é caracterizada por um acréscimo da resistência insulínica. Isso se deve à secreção placentária de hormônios considerados diabetogênicos, como: hormônio de crescimento, estrogênio, progesterona, prolactina, cortisol e hormônio lactogênico placentário (HpL). Este último é sintetizado pela placenta em teores crescentes com a gestação e faz oposição à ação da insulina.

Muitos fatores contribuem para uma alteração no metabolismo da insulina, como dieta de alto índice glicêmico, fumo, adiposidade visceral, estresse crônico, sedentarismo e suscetibilidade genética. Esses fatores possibilitam afirmar que a resistência à insulina é a consequência de um processo inflamatório, considerado o elemento central na fisiopatologia de doenças como o diabetes gestacional.

Na condição do diabetes gestacional, o fígado, o músculo e o tecido adiposo tornam-se resistentes à ação da insulina que envolve uma complexa interação em sua sinalização intracelular. O estresse oxidativo é um importante gatilho para a resistência insulínica como também a disfunção da célula beta pancreática no diabetes gestacional.

Para modular esse estresse oxidativo, é importante que o enfermeiro conheça os alimentos que são fontes de betacaroteno, vitaminas E e C, zinco, selênio e manganês.

No diabetes pré-gestacional, o objetivo é normalizar níveis de glicose. A intervenção nutricional é considerada fundamental para o tratamento de todas as gestantes com diabetes. A American Diabetes Association (ADA) aconselha que todas as gestantes diabéticas realizem atendimento dietoterápico com enfermeiro ou nutricionista sempre que possível.

Cuidado nutricional | Ganho de peso e requerimentos calóricos

O tratamento deve ser individual e personalizado, com a manutenção de uma dieta para diabetes que propicie ganho adequado de peso de acordo com o estado nutricional da gestante, avaliado pelo índice de massa corporal (IMC) pré-gravídico. Este é determinado dividindo-se o peso pré-gravídico da paciente pelo quadrado da altura (cm). Para a promoção de um ganho de peso favorável, a National Academy of Science (NAS) recomenda um ganho de peso conforme ilustrado na Tabela 6.10.

Usar alimentos mais alcalinos durante a gestação auxilia na redução da fadiga, no cansaço e nos edemas em membros inferiores. Os alimentos com efeito alcalino liberam magnésio nas paredes do estômago. O magnésio é cofator de cerca de 300 enzimas, estando, desse modo, envolvido em quase todos os aspectos do metabolismo anabólico e catabólico.

Não existe um consenso que estipule as necessidades energéticas para gestantes com diabetes. A ADA sugere que o aporte energético deve ser calculado por meio da avaliação do peso pré-gestacional.

Para mulheres que apresentam peso pré-gestacional ideal (entre 80 e 120%), sugere-se 30 kcal/kg de peso corporal gravídico; para mulheres que apresentam entre 121 e 150% do peso pré-gestacional ideal, sugere-se um aporte de 24 kcal/kg de peso corporal gravídico; para mulheres que apresentam mais de 151% de peso pré-gestacional ideal, sugere-se um aporte de 12 kcal/kg de peso corporal gravídico; e para mulheres que apresentam menos que 80% de peso pré-gestacional ideal, sugere-se 40 kcal de peso corporal gravídico.[2]

No Brasil, o Ministério da Saúde recomenda que, em um IMC pré-gravídico normal, a ingestão calórica pode ser estimada pela tabela usual pré-gravídica, acrescentando-se 300 kcal/dia a partir do 2º trimestre da gestação.[3]

Tabela 6.10 Ganho de peso recomendado para grávidas, baseado no índice de massa corporal (IMC).[1]

Peso pré-gravídico	Ganho de peso recomendado (kg)
Abaixo do peso (IMC < 19,8)	12,5 a 18
Normal (IMC 19,8 a 26)	11,5 a 16
Sobrepeso (IMC 26 a 29)	7 a 11,5
Obesa (IMC > 29)	< 6

Para gestantes obesas que apresentam IMC > 30, uma ingestão calórica de aproximadamente 1.800 kcal/dia é satisfatória para a redução da hiperglicemia e triglicerídeos plasmáticos, como prevenção contra o aparecimento de cetonúria materna.[4] Uma redução importante no quociente de inteligência nos descendentes esteve associada à presença de cetonúria materna.[5]

Os melhores indicadores de que as necessidades calóricas estão sendo alcançadas são a satisfação do apetite e o aumento de peso.[6]

Carboidratos

Os carboidratos complexos devem ser fornecidos em maior proporção na dieta[2,6] e deve ser estimulado o consumo daqueles que contêm menores índices glicêmicos.[7,8] A utilização da sacarose e seus derivados pode ser permitida em quantidades moderadas para gestantes com bom controle metabólico e deve entrar no cálculo do valor total da dieta; esses produtos devem ser substituídos a cada grama, e não simplesmente adicionados ao plano alimentar.

Apesar de a frutose produzir menor resposta glicêmica do que a sacarose ou a maioria dos amidos, os produtos alimentícios que contêm frutose não são boas escolhas, em virtude de relatos sobre efeitos adversos sobre o metabolismo das gorduras (LDL-colesterol).

A porcentagem de carboidratos depende dos hábitos individuais e dos efeitos na glicemia materna[2], e não existe um consenso a respeito da proporção de carboidratos no plano alimentar; a ADA sugere uma proporção de 50 a 60% do total de calorias (proteínas 20% e gorduras 30%), mas alguns autores afirmam que a limitação da ingestão de carboidratos em 35 a 40% pode proporcionar efeitos benéficos na redução da glicemia pós-prandial.[9,10]

Proteínas

As recomendações proteicas para gestantes com diabetes são as mesmas das gestantes não portadoras de diabetes. O consumo deve ser 10 g de proteínas de alto valor biológico acima da *Recommended Dietary Allowance* (RDA), perfazendo um total de 60 g/dia.[1]

Gorduras

Devem ser utilizadas em quantidades moderadas, dependendo do plano dietético, sendo que menos de 10% deve provir de gorduras saturadas.

Vitaminas e minerais

As recomendações são iguais às das gestantes não diabéticas, junto com a suplementação de 30 a 60 mg de sais ferrosos para prevenção da anemia por deficiência de ferro.

Fibras

O consumo de 20 a 35 g de fibras de todas as variedades de fontes é recomendado para a prevenção da constipação intestinal e outras patologias gastrintestinais e de sensação de plenitude gástrica, além dos efeitos positivos no metabolismo lipídico.

A inibição da absorção de glicose pelo consumo de fibras solúveis (pectina, gomas, mucilagens, algumas hemiceluloses) está relatada como provavelmente insignificante.[1,5,11]

Cafeína

Existem evidências conflitantes a respeito dos possíveis malefícios do consumo de cafeína durante a gravidez. Como medida de prevenção, recomenda-se que o consumo de café, chá e bebidas carbonatadas que contenham cafeína seja feito com moderação.

Álcool

O limite seguro para o consumo de álcool na gravidez para a prevenção da síndrome alcoólica fetal não é conhecido, portanto seu consumo é desaconselhável para qualquer gestante.

Adoçantes

Hoje, na União Europeia, são permitidos os seguintes adoçantes calóricos: acessulfame-K (E950), aspartame (E951), sal de aspartame e acessulfame (E962), ciclamato (E952), neo-hesperidina DI (E959), sacarina (E954), sucralose (E955), taumatina (E957) e neotame (E961).[12]

Os adoçantes mais seguros para o período gestacional são o açúcar de coco e o demerara em doses pequenas (2 colheres de chá ou 5 g por refeição). A FDA não recomenda o uso de sacarina durante a gestação e de ciclamato para a população em geral.

Gravidez no diabetes tipo 2 e diabetes gestacional

De forma geral, o perfil da gravidez no diabetes tipo 2 e do diabetes gestacional traduz-se em mulheres com idade acima de 25 anos e com sobrepeso pré-gestacional. As gestantes com diabetes tipo 2 frequentemente não têm conhecimentos a respeito dos conceitos básicos da patologia e do tratamento e necessitam de intervenções educativas constantes da equipe de saúde para a melhor adesão à dieta e aceitação ao tratamento insulínico. As portadoras de diabetes gestacional passam por um período conflitante diante da notícia do diagnóstico e necessitam do mesmo tipo de cuidado empregado às gestantes com diabetes tipo 2.

As pacientes pertencentes aos dois grupos estão sujeitas a apresentar principalmente hipoglicemias e devem ser constantemente informadas sobre a prevenção e o tratamento, observando-se a glicemia e hemoglobina glicada. É importante que a hemoglobina glicada seja controlada em 10% no máximo, pois aumenta o risco de o bebê nascer maior que a idade gestacional. A importância da manutenção de um peso pós-gravídico ideal, tanto para o controle das portadoras de diabetes tipo 2 quanto para retardar o possível aparecimento do diabetes gestacional, também deve ser salientada para a melhoria da qualidade de vida dessas pacientes. O risco de mulheres com diabetes gestacional desenvolverem diabetes tipo 2 é de 60%, e essa prevalência pode diminuir a 25% se houver a manutenção do peso ideal.[1]

Orientação nutricional para gravidez com diabetes

Aspectos educativos

A gestante com diabetes tipo 1 traduz-se por uma jovem de 16 a 25 anos, de peso pré-gravídico em uma faixa de nível baixo a normal, com diabetes diagnosticado há um período de 8 a 15 anos. A gestação é um momento propício para que a jovem possa assumir progressivamente a responsabilidade pelo próprio tratamento, que, anteriormente, era relegado à família.

Existe uma preocupação por parte da equipe de saúde em abrir espaços para facilitar que a gestante possa expressar suas dificuldades com relação à manutenção da dieta e estimular as mudanças de conduta, revendo a conceituação da doença, salientando sobre a importância do controle rigoroso da dieta e dose insulínica para prevenção das hiper ou hipoglicemias.

O uso de derivados de estévia, glicosídeos de esteviol como adoçante natural não calórico foi aprovado na Europa. Ele pode ser usado como aditivo alimentar e, assim, proporcionar uma alternativa saudável e natural para adoçar alimentos, especialmente para pessoas com diabetes ou para gestantes.

Distribuição de refeições

As refeições devem ser regulares, de 3 refeições e 4 lanches intermediários por dia, para haver equilíbrio entre a atividade insulínica e proporcionar uma liberação contínua de glicose.

Os alimentos integrais devem ser usados nas refeições, com maior quantidade de farelo de arroz (2 colheres de chá) ou farelo de aveia.

Exercícios

Pacientes sedentárias podem ser orientadas a iniciar um programa de caminhadas regulares e/ou de exercícios de flexão de braços. Gestantes que já praticavam exercícios regularmente podem manter as atividades físicas habituais, evitando exercícios de alto impacto. Assim como a atividade física, pode-se determinar que os receptores de insulina terão aumento nas células musculares, incrementando a eficiência da insulina.[13]

A atividade física não deve causar sofrimento e/ou baixo ganho de peso fetal, contrações uterinas e elevação da pressão arterial materna.[2]

Referências bibliográficas

1. Franz MJ *et al.* Nutrition principle for the management of diabetes and related complications. Diabetes Care. 1994;17(5):490-505.
2. Jovanovic L. American Diabetes Association's Fourth International Workshop – Conference on Gestational Diabetes Mellitus: Summary and Discussion. Diabetes Care. 1998;221(Suppl 2):131-7.
3. Schirmer J *et al.* Assistência pré-natal: manual técnico. 3. ed. Brasília: Secretaria de Políticas de Saúde – SPS/Ministério da Saúde; 2000. p. 66.
4. American Diabetes Association. Gestational Diabetes Mellitus. Diabetes Care. 2000;23(Suppl 1):577-9.
5. Mahan LK, Scott-Stump S. Alimento, nutrição e dietoterapia. 9. ed. São Paulo: Roca; 1998. p. 188-93; 721-3.
6. Worthington-Roberts BS, Williams SR, Vermeersch J. Nutrição na gravidez e na lactação. 3. ed. São Paulo: Interamericana, 1985. p. 142-9.
7. Fagen C, King JD, Erick M. Nutrition management in women with gestational diabetes mellitus: a review by ADA's diabetes care and education dietetic practice. J Am Diet Assoc. 1995;95:460-7.
8. Kjos SL, Buchanan TA. Gestational Diabetes Mellitus. N Engl J Med. 1999;341(3):1749-56.
9. Metzger BE, Coustan DR. Summary and recommendation of the Fourth International Workshop – Conference on Gestational Diabetes Mellitus. Diabetes Care. 1998;21(Suppl 2):161-7.
10. Jovanovic L. Role of diet and insulin treatment of diabetes in pregnancy. Clinical Obstetrics and Gynecology. 2000;43(1):46-55.
11. American Diabetes Association. Nutrition recommendations and principle for people with diabetes mellitus. Diabetes Care. 2000;23(Suppl 1):43-6.
12. Associação Internacional dos Edulcorantes. Disponível em: http://www.info-edulcorants.org/es/recursos-profesionales/folleto-isa.
13. Schmidt MI, Reichelt AJ. Consenso sobre diabetes gestacional e pré-gestacional. Arq Bra Endocrinol Metab. 1999;43(1):14-20.

7 Enfermagem em Saúde Coletiva

Aplicação da oligoterapia na Enfermagem

Por que aprender sobre saúde quântica

Apenas por meio das análises clínicas habituais, não é possível detectar a insuficiência de determinado oligoelemento na célula humana, bem como os catalisadores de que as diferentes células estão deficitárias. Assim, atualmente, tem-se um campo experimental e empírico, após muitos estudos, com analogias ou antagonismos.

A visão quântica não precisa ser complicada ou mitificada. O conceito de cura quântica, resultado da pesquisa do médico endocrinologista indiano Deepak Chopra, aplica-se aos enfermeiros e profissionais da área da saúde mental, que não se restringem apenas aos aspectos biológicos do sofrimento psíquico, mas, ao contrário, alargam seu campo de visão ao abordar aquilo de que o paciente necessita e é suscitado na anamnese e no processo terapêutico, ou seja, por meio de uma consulta de enfermagem, centrada no paciente.

Em estudos sistemáticos sobre a receptividade do organismo a certas doenças, Jacques Ménétrier (1908-1986), médico francês, registrou a analogia entre determinados estados de pacientes e seu comportamento com alguns oligoelementos. Ele chegou à conclusão de que cada paciente, de cada diátese (predisposição mórbida, comportamento físico-psíquico), apresenta sintomas e comportamentos articulares. O oligoelemento ou complexo de oligoelementos, que corresponde à sua diátese, melhora parcial ou totalmente suas manifestações gerais.

Terreno biológico

A comparação entre os métodos da medicina tradicional e da oligoterapia mostra que ambas visam a tratar os pacientes em relação à sua doença. Na oligoterapia, estuda-se, em primeiro lugar, o terreno doente ou com tendência para determinadas doenças e, por acréscimo, os sintomas. Já na medicina tradicional, somente se trata a doença se os sintomas são evidentes; se não o são, não se pode instaurar um tratamento tradicional. É aqui que se leva a um tratamento do terreno.

A utilização da oligoterapia teve início em meados do século 13, com publicações de Arnaud del Villeneuve (1238-1311), médico e químico franco-espanhol, que foram testadas por Basílio Valentin (1394-?), químico alemão, que tratou o bócio endêmico com esponjas-do-mar queimadas.

A evolução da importância dos oligoelementos remonta a 1912, quando Gabriel Bertrand (1867-1962), biólogo e químico francês, demonstrou a necessidade do manganês para o desenvolvimento do fungo *Aspergillus niger*. Mais tarde, forneceu a prova de que o cobalto era imprescindível para o crescimento de camundongos e, em 1928, entendeu que o manganês também atuava, concomitantemente, no processo do crescimento.

Outro pesquisador, MacCraft, em 1935, mostrou que a carência de cobre na dieta alimentar das porcas levava à reprodução de leitões anêmicos. E estes não podiam ser tratados apenas com ferro suplementar, mas precisavam corrigir a carência de cobre para que houvesse uma intervenção na síntese de hemoglobina.

Na Austrália, em 1937, Auston descobriu que o cobalto curou a anemia que dizimava os gados e, também, que o cobre melhorava a qualidade da lã das ovelhas; tais achados foram publicados por Marston em 1952.

Em 1932, Ménétrier deu início às primeiras experiências terapêuticas e defendeu sua tese, obtendo, nesse mesmo ano, o *Prêmio Bouloumiè* entregue pelo Instituto Bouloumiè a diversas áreas do conhecimento. Em *A medicina das funções*, importante livro a respeito da oligoterapia, Ménétrier deixou seu testemunho, sempre atual:

> Por necessidade, a medicina se opôs ao mais evidente, ao mais imediato: a doença que ameaça diretamente a vida. No plano das infecções, assim como no domínio dos distúrbios anatomopatológicos, tóxicos ou acidentais, enfim, em todos os casos em que o primeiro papel do médico é o de se opor, de

aliviar e de tratar, pode-se afirmar, hoje, que a arte e a ciência terapêuticas trouxeram soluções eficazes e incomparavelmente superiores aos processos antigos. Pode-se também certificar que os progressos dos meios de diagnóstico dão à espécie humana garantias desconhecidas há alguns decênios.[1]

A homeopatia, que se interessa por todos os sintomas e particularidades do paciente considerando-o um ser global, também é uma abordagem necessária no estudo da oligoterapia. Para Ménétrier, "existem diáteses e terrenos que dão uma unicidade a uma multiplicidade de sintomas". Essas diáteses, para as quais serão detalhados os aspectos clínicos, "constituem uma entidade etiológica que pode ser provada pela ação plurissintomática de um oligoelemento ou de um agrupamento de oligoelementos específicos". Na oligoterapia nutricional, não são utilizadas as diáteses, mas elas são ainda muito empregadas na oligoterapia catalítica.

Vantagens da oligoterapia

Quais são as vantagens dessa nova concepção nosológica e terapêutica? Por que utilizá-la? Para responder essas perguntas, é necessário analisar a oligoterapia sob dois aspectos: frequência das doenças funcionais e interesse terapêutico e socioeconômico.

Frequência das doenças funcionais

A quantidade de pacientes que apresentam doenças funcionais é alta, sendo necessária sua definição, a fim de não serem confundidas com as doenças psicossomáticas.

Alguns autores chegaram a propor a substituição do termo "funcional" por "psicofuncional", demonstrando, assim, a importância ao fator psíquico quando do aparecimento e da evolução das doenças funcionais. Seria fácil responder que, se o psiquismo tem uma ação frequentemente determinante sobre o "soma", o inverso também é verdadeiro; ainda que não haja interesse em debater sobre a preeminência do fator psíquico ou somático. É importante lembrar que ambos dependem, juntos ou separados, de um terceiro fator, o equilíbrio (ou desequilíbrio) das trocas (oxidorredução e ácidobase).

Interesse terapêutico

Sem negar o valor das terapêuticas clássicas, deve-se recordar que a oligoterapia complementa as terapêuticas mais comuns que agem sobre os agentes patogênicos, ainda que tenha pouco efeito sobre o terreno. Outros fatores, como a alimentação, o meio ambiente etc., também podem, de certo modo, agir sobre o terreno. Entretanto, os oligoelementos, cuja utilização é obrigatória ao equilíbrio biológico, são os únicos capazes de restabelecer o equilíbrio das trocas. Com efeito,

basta a introdução de um catalizador iônico em uma concentração da ordem de miligrama por litro para se obter a regularização dos diversos circuitos metabólicos regidos pelas enzimas para estocagem ou transporte de determinado íon.

Interesse social

Visto que a oligoterapia é uma terapia eficaz e de largo espectro de aplicação, que torna possíveis a cura e a melhora rápida de inúmeras doenças, fazendo recuperar, de modo mais célere, as capacidades profissionais, torna-se óbvio seu interesse social. Se utilizada no início de uma doença, em sua fase puramente funcional, pode evitar, graças ao "reforço do terreno", a evolução para o estado lesional. Além disso, não somente evita a doença e seus sofrimentos, como também possibilita a luta mais eficaz e humana contra o absentismo.

Interesse econômico

Tratando-se de uma "medicina preventiva", a oligoterapia torna possível a redução dos gastos pelo governo com a seguridade social. Utilizada na França e na Itália há mais de 40 anos, milhares de médicos e terapeutas fazem uso dessa terapia na atualidade. No Brasil, centenas de médicos e terapeutas holísticos também a utilizam com grandes resultados. Apesar de, em alguns casos, a prescrição exigir vários oligoelementos, à medida que o paciente melhora, a frequência do uso diminui, permanecendo apenas alguns oligos consumidos 2 vezes/semana.

Oligoterapia e outros tratamentos

É necessário analisar a oligoterapia a partir de dois aspectos importantes: a prevenção e os estados patológicos manifestados.

É no campo da prevenção que a oligoterapia revela-se uma arma indispensável. Alguns médicos chegam a atribuir a ela um papel exclusivo, ou pelo menos uma posição privilegiada quantificável, em cerca de 80% das prescrições. O percentual restante é reservado aos minerais que requerem doses maiores (como o magnésio, o potássio, o cálcio) ou à integração das vitaminas (grupos B, E e C).

Nos estados patológicos manifestados, a oligoterapia será utilizada como um complemento (indispensável) às terapias clássicas.

Oligoterapia e medicina alopática

A associação da oligoterapia com os fármacos alopáticos não apresenta inconvenientes. Ao contrário, os oligoelementos, na grande maioria dos casos, reforçam a ação dos antibióticos e dos quimioterápicos anti-infecciosos modernos, possibilitando uma cura mais rápida, com significativa redução das doses, além de as recidivas serem mais raras (ou mesmo suprimidas), pelo agente patogênico ter sido atacado; e a receptividade às infecções modificada.

Outra de suas associações interessantes é com a opoterapia*, na qual são utilizados extratos totais de órgãos, em doses moderadas (equilibrantes e não substitutivos) e associadas aos oligoelementos correspondentes, obtendo a harmonização do sistema endócrino referente. Nos EUA, a maioria dos médicos naturopatas prefere o uso de aminoácidos em doses terapêuticas.

A relação entre o manganês e a tireoide é extremamente evidente. Da mesma maneira, há uma relação estreita entre o fósforo e as paratireoides, o cobre e as suprarrenais, o zinco e a hipófise. O zinco e o cobre se associarão de modo eficaz à tireoide, à hipófise e ao timo para agir sobre o desenvolvimento somático das crianças. Os mesmos oligoelementos, associados à tireoide, à hipófise e às glândulas genitais, trarão resultados sensíveis para o eixo hipófise-genital. O zinco, o níquel e o cobalto, quando relacionados com o pâncreas, harmonizam o eixo hipófise-pancreático.

Tudo se passa como se a adição opoterápica "ativasse" a catálise no sentido preciso da glândula correspondente. Deve-se assinalar que os oligoelementos não são indicados, ou, pelo menos, sua ação é atenuada de maneira drástica, simultaneamente a fármacos psicotrópicos, entorpecentes ou cortisona.

Oligoterapia e fitoterapia

Muitos médicos versados em fitoterapia, que também prescrevem oligoelementos, têm observado que as duas terapias são perfeitamente complementares, reforçando uma à outra. As ervas apresentam um poder de tratar o terreno de maneira básica e profunda, purgando o tecido celular para a ação catalítica dos oligos. Se utilizada de modo correto, a fitoterapia pode eliminar as causas objetivas das patologias, como as toxinas, os parasitas, os fungos etc., facilitando o papel dos oligoelementos na manutenção e nos desbloqueios enzimáticos.

Oligoterapia e homeopatia

Numerosos adeptos das teorias hahnemannianas utilizam voluntariamente oligoelementos de modo paralelo à homeopatia, obtendo excelentes resultados. Dada sua formação, os homeopatas

são os profissionais mais aptos a entender o papel dos oligoelementos como reguladores do fator "terreno". No entanto, não se deve confundir as duas terapias, distintas tanto por sua concepção teórica quanto por suas aplicações práticas. Deve-se ter em conta unicamente que as duas são compatíveis e complementares.

Tratamento

São vias utilizadas para a administração dos oligoelementos:

- Oral: oligoelementos em soluções iônicas
- Sublingual: oligoelementos originários de gliconatos, ou sulfatos
- Injetável: subcutânea ou intramuscular, pouco utilizada
- Transdérmica, por meio da ionoforese: corrente galvânica.

Posologia

A forma mais utilizável é a sublingual, com dose, em geral de 30 gotas. Usa-se a própria tampa para pingar as gotas e, depois, levá-las diretamente à boca, procurando mantê-las por 2 min, antes de sua ingestão. A absorção ocorre na boca, mas recomenda-se engolir mesmo assim. Com exceção de casos de sensação de enjoo com alguns dos elementos, recomenda-se manter o medicamento na boca por 2 a 3 min e, em seguida, o cuspi-lo.

Dosagem

Não há perigo de oligoelementos ionizados causarem intoxicações, pois eles são preparados em doses muito pequenas, com medição em partes por milhão (ppm). Um bilionésimo de grama (0,000000001 g) contém 2,5 bilhões de átomos. Para ativar uma enzima, bastam 1 a 10 átomos.[1]

Ação dos oligoelementos

Certos oligoelementos são ativadores de enzimas, agindo em seu local ativo (p. ex., tornando possível a fixação de um substrato) ou diretamente na estrutura da proteína enzimática, modificando sua forma operacional ou aumentando sua estabilidade.

Ao analisar a composição do organismo humano, as pesquisas iniciais constataram, além dos elementos encontrados em grande quantidade (carbono, oxigênio, hidrogênio e amônia), a ocorrência de outros componentes em quantidades diminutas, em dezenas de miligramas, os quais eram considerados de pouca importância até a descoberta de Bertrand, em 1912, do papel do manganês em uma cultura de fungos *Aspergillus niger*. Uma das principais funções dos oligoelementos é coordenar a produção de energia celular, uma vez que, sem minerais, as vitaminas não cumprem seu papel no organismo (Figura 7.1).

---

* É um tratamento realizado por extratos brutos ou purificados de diversos tecidos ou órgãos, nomeadamente, de glândulas endócrinas de origem animal. Trata-se de um termo utilizado apenas na literatura francesa (adj.: opoterápico).

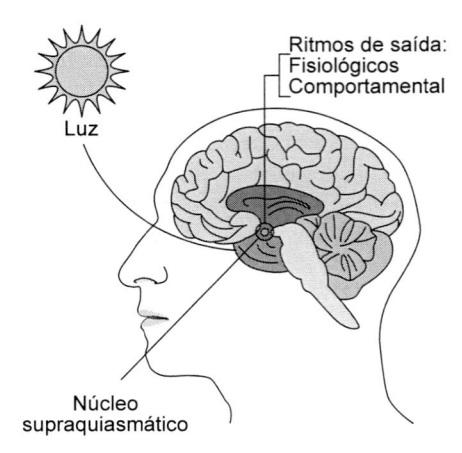

Figura 7.1 Minerais e oligos produzem alterações vibracionais em nível celular, pois, ao chegar ao sítio ativo, aguardam o movimento solar para produzir energia. Cada mineral é ativado a seu tempo, dependendo do ângulo de movimento do sol. Os físicos têm comprovado a relação entre minerais e irradiação solar.

Síndromes reacionais

As cinco síndromes reacionais, ou diáteses, são constituídas por um conjunto de sinais habitualmente correlacionados e de indicadores de uma modalidade particular de respostas a um estímulo.

De fato, sabe-se que uma das características essenciais da vida não é somente a troca incessante de matéria e energia, mas também a aquisição de informações que possibilitam a toda estrutura viva conservar sua organização e suas funções apesar das modificações do meio externo. A cada modificação do meio externo, corresponde uma resposta da estrutura viva, no sentido de resgatar seu estado de equilíbrio. E a vida funcional de uma célula ou de um organismo, que faz suas trocas incessantes, mais ou menos ritmadas e intensas, está em uma perpétua oscilação desse estado de equilíbrio. Pode-se afirmar que o ser humano é vibracional e oscila com todos os elementos naturais que o compõem, vibrando a 3 bilhões de ciclos por segundo. Tudo o que afeta sua frequência vibracional também afeta seu bem-estar.

Quando a resposta for perturbada em sua latência, duração e intensidade, ocorre o distúrbio funcional, o qual pode se manifestar de cinco modos diferentes (ou cinco diáteses):

- Diátese I: hiper-reativa
- Diátese II: hiporreativa
- Diátese III: distônica
- Diátese IV: anérgica
- Diátese V: desadaptação.

Hiper-reativa | Diátese I

Quando ocorre uma aceleração das trocas com resposta muito rápida, brutal e excessiva. Os sinais de caráter "alérgico" se manifestarão clinicamente no quadro da síndrome hiper-reativa, que pode desencadear, no campo imunológico, o surgimento das doenças alérgicas e, no campo comportamental, a hiperemotividade com hiperatividade.

A diátese I predomina em jovens e adolescentes, e os fenômenos patológicos são agudos, mas raramente graves. Os acometidos por esse tipo são ativos, agressivos, irritáveis e têm acessos de cólera, por vezes, violentos. O hiper-reativo é o típico alérgico.

Comportamento

Fisicamente, o hiper-reativo sente cansaço pela manhã, que desaparece com o esforço do trabalho. Ele tem necessidade de atividade, e a vida sedentária lhe provoca mal-estares múltiplos e uma sensação de intoxicação. A fadiga pela manhã é um sinal maior (às vezes, com dor de cabeça ao despertar), assim como a euforia da noite e a dificuldade em adormecer. Intelectualmente, é instável, inconstante e, às vezes, apresenta memória insuficiente. Seus esforços são descontínuos e seus resultados, mais brilhantes que sólidos. Em termos psicológicos, é um otimista, em geral, ativo, até mesmo agitado, nervoso, irritável e frequentemente emotivo. No limite do patológico, pode apresentar uma verdadeira agressividade, a qual pode alternar com períodos depressivos (que lembram um início de anergia). Nos Quadros 7.1 e 7.2, estão descritos os sintomas e as patologias da diátese I.

$$pH = ácido$$
$$pH2 = reduzido$$
$$Corretor\ de\ base = manganês$$

Quadro 7.1 Sintomas da diátese I.

Hemicrânias oftálmicas e digestivas

Eczemas alérgicos

Urticária

Asma alérgica

Rinite de repetição

Coriza espasmódica

Hipertensão arterial

(continua)

Quadro 7.1 (*Continuação*) Sintomas da diátese I.

Irritabilidade cardíaca

Angina de peito

Dores erráticas

Neuralgias essenciais

Alterações digestivas do tipo hepáticas

Artrites

Alterações intestinais do cólon direito

Litíases urinárias e vesiculares

Gota úrica

Alterações urinárias

Alterações dentárias

Distireoidismo do tipo hiper

Fibromas

Dismenorreias

Metrorragias

Quadro 7.2 Patologias da diátese I.

Hipertensão arterial sistêmica

Artrite crônica

Litíases vesiculares e renais

Asma crônica

Eczema crônico

Líquen plano

Hipertireoidismo

Fibroma tumoral ou hemorrágico

Hiporreativo | Diátese II

Também denominada hipostênica, essa diátese é observada principalmente em adolescentes e adultos jovens, e suas manifestações desaparecem próximo dos 50 anos, cedendo lugar, em geral, à diátese distônica. Na diátese II, há diminuição das trocas celulares com resposta lenta e intensidade insuficiente. Ocorre, então, uma sintomatologia do tipo hiporreativa, na qual prevalece tendência a infecções e cansaço anormal. A diátese II encontra-se com frequência nas famílias cujos ascendentes (pais e avós) sofrem ou sofreram de problemas respiratórios. A sintomatologia relacionada com o aparelho respiratório caracteriza-se por influenciar a esfera neuropsíquica, tornando os indivíduos desatentos, fatigáveis e pouco agressivos e empreendedores. Essa diátese conduz a uma astenia psicofísica progressiva.

Os oligos-chave para corrigir essa falha são o manganês-cobre (corretor de base) e o fósforo (nos sintomas recentes).

$$pH = ácido$$
$$pH2 = oxidado$$
$$Corretor\ de\ base = manganês\text{-}cobre$$

Comportamento

Fisicamente, o hiporreativo é um fatigável, de resistência física limitada, cujo cansaço cresce com o passar do dia ou pelo esforço, mas a fadiga cede na distensão e no repouso. Esse indivíduo tem grande necessidade de sono e de férias, por isso poupa suas forças e organiza frequentemente períodos de repouso. Quanto mais envelhece, mais essa economia torna-se um hábito, tornando-se, na maturidade, um "sábio" que distingue a atividade da agitação.

Do ponto de vista da concentração, está incomodado na sua juventude e adolescência por uma dificuldade em se concentrar, isto é, fixar e focar sua atenção. Portanto, representa o tipo do estudante distraído, desatento e disléxico, que pode ter suas capacidades intelectuais diminuídas e se isolar em desatenção crônica e impotência de expressão. Mais tarde, será visto como dotado, mas mais de um conhecimento profundo do que de uma inteligência brilhante. Psicologicamente, é um pessimista ou mais inclinado para a reflexão que para o arrojo e a aventura. Em casos mais graves, esse pessimismo, mesmo compensado pela vontade, pode, às vezes, atingir a abulia e a demência precoce. Com natureza calma e calculada, o diatésico hipostênico pode ficar nervoso e irritável por reação contra excesso de tendências depressivas, sentimento de limitação e fatigabilidade. Nos Quadros 7.3 e 7.4, podem ser vistos os sintomas e as patologias da diátese II.

Distônico | Diátese III

Raramente constitucional, é mais normal no adulto e, em geral, trata-se de uma evolução da diátese I (diátese alérgica não tratada). É um sinal de alarme para o terapeuta, pois há instalação de disfunções orgânicas (de degenerescência). A distonia é uma desadaptação da resposta. Os sintomas funcionais dominantes são de caráter "distônicos", nos quais se nota uma sintomatologia do tipo "neurovegetativa distônica", que se prolonga e evolui com frequência para um quadro de ansiedade crônica.

Quadro 7.3 Sintomas da diátese II.

Sensibilidade respiratória

Sinusite

Otite

Rinofaringite

Traqueíte

Bronquite de repetição

Asma não alérgica

Reações serosas, pleurites

Enterocolite esquerda sigmóidea

Cistite leve recidivante

Hipotireoidismo

Dismenorreia do tipo hipo

Anemia e leucopenia

Retardo de crescimento

Criptorquidia

Fraqueza dos ligamentos

Retardo da ossificação

Estática vertebral alterada

Enureses

Prurido

Eritema nodoso e polimorfo

Acne

Psoríase

Manifestações artríticas atípicas, como asma, cefaleias, urticárias, eczemas e artrites

Quadro 7.4 Patologias da diátese II.

Tuberculose, em todas as formas

Reumatismo progressivo deformante

Enfisema

Colites esquerda e sigmóidea

Úlcera duodenal

Comportamento

Fisicamente, o distônico costuma ser astênico, embora a astenia não ocorra apenas pela manhã, mas também, com frequência, durante o dia todo ou mais intensa em períodos cíclicos. A recuperação da fadiga pelo esforço é menos nítida e há fatigabilidade periódica. Esse cansaço progressivo torna-se mais acentuado, na maioria das vezes, antes das refeições e, principalmente, no fim da tarde. Essa fadiga, mais comum e nítida nos membros inferiores, acompanha-se por uma lassidão de pernas.

Intelectualmente, a memória é acometida com perdas temporárias e até mesmo perda total. Em um grau superior, pode-se observar o aparecimento de obnubilação, que evoca a passagem ao estado anérgico.

Do ponto de vista psicológico, o paciente torna-se ansioso, nervoso, emotivo, angustiado e até depressivo ou melancólico (sem obsessão de morte). Pode apresentar crises ansiosas, angústias periódicas no limite do patológico e que anunciam com frequência o aparecimento da anergia psíquica. O sono também é prejudicado. Em geral, a evolução da diátese implica um agravamento progressivo, um sentimento de envelhecimento que contrasta com o passado tônico e otimista desses pacientes. Nos Quadros 7.5 e 7.6, são descritos os sintomas e as patologias da diátese III.

$$pH = \text{alcalino}$$
$$pH2 = \text{reduzido}$$
$$\text{Corretor de base} = \text{manganês-cobalto}$$

Quadro 7.5 Sintomas da diátese III.

Distonia neurovegetativa (simpaticotonia)

Alterações circulatórias dos membros inferiores

Esboços de sinais artríticos

Cefaleias difusas

Disestesias cefálicas e occipitais

Alterações digestivas pré-prandiais e gastralgias

Espasmos esplênicos epigástricos e mediastínicos

Flatulências

Precordialgias angustiosas

Alterações de tensão arterial supramáximas

Urticárias e eczemas crônicos

Edema de Quincke

Líquen plano

Artrose

Gota úrica

(continua)

Quadro 7.5 (*Continuação*) Sintomas da diátese III.

Oligúria

Alterações menopáusicas e pré-menopáusicas

Impotência e diminuição da libido

Congestão pélvica

Quadro 7.6 Patologias da diátese III.

Coronarites

Infarto do miocárdio

Arterites

Aortites

Acidentes vasculares trombóticos

Esclerose vascular

Uremia

Nefrite crônica

Úlceras digestivas e duodenais

Artroses dolorosas, deformantes

Esclerodermia

Estados pré-cancerosos

Anérgico | Diátese IV

A anergia é uma evolução grave das diáteses anteriores. Nunca é constitucional e aparece de súbito, após medicação prolongada e mal tolerada, em geral, nos tratamentos com antibióticos. Os indivíduos anérgicos normalmente têm sinais de abulia com diminuição das faculdades de concentração e compreensão e apresentam obsessões mórbidas com ideias fixas de morte. Quando as trocas energéticas estão muito diminuídas, ou quase nulas, é possível constatar o aparecimento dos sinais da síndrome "anérgica", agravada pelos processos infecciosos ou degenerativos.

A diátese anérgica é essencial, pois delimita bem a diferença entre os estados funcionais e lesionais, revelando, ao mesmo tempo, as relações e a necessidade de uma terapêutica precoce eficaz para evitar uma degeneração.

Comportamento

Do ponto de vista físico, o anérgico caracteriza-se pela diminuição rápida ou lenta da vitalidade, seja qual for o tipo inicial do cansaço (astenia). Essa queda de potencial é particularmente nítida nos "hiper-reativos", que passam, então, da euforia física à depressão. Menos evidente na evolução do "distônico", traduz um agravamento progressivo do estado de astenia que vai até a abulia física. A astenia "anérgica", global, manifesta-se durante todo o dia, mas é, com frequência, intermitente com períodos de euforia e agressividade; aparece como uma "frente fria" periódica, muito bem descrita pelos pacientes. Como regra geral, acompanha fome súbita e astenia por volta das 11 e 17 h, caracterizando uma hipoglicemia (zinco-níquel-cobalto).

Do ponto de vista intelectual, os distúrbios de memória e de concentração evoluem para a obnubilação e a confusão, com fases de regressão e alternância. Sob o ponto de vista psicológico, o anérgico apresenta todos os graus de desgosto da existência, desde simples indiferença até o desejo de morte e a ideia de suicídio – um estado psíquico grave. Paradoxal, trata-se de um sintoma decisivo, que implica a prova terapêutica do cobre-ouro-prata (também conhecida como cobre-magnésio pela marca Biocell®).

Esse comportamento se manifesta normalmente por: sentimento de absurdidade da existência, das atividades e dos esforços; desejo de desistência, de repouso e até mesmo de desaparecimento; e uma abulia geral, comumente entrecortada por períodos de revolta, agressividade, ansiedade e angústia. É especialmente frequente nos meios intelectuais e técnicos, nos *surmenés* (excesso de atividade) e em *workaholics* (excesso de trabalho). Pode ser latente, instalado há tempos e despertado pelos múltiplos traumatismos psíquicos da vida moderna, às vezes explicado por uma afecção há muito instalada, não diagnosticada, infecciosa ou tóxica. O sono torna-se irregular com insônias e pesadelos.

O corretor de base é o cobre-ouro-prata. Nos Quadros 7.7 e 7.8, podem ser vistos os sintomas e as patologias da diátese IV.

$$pH = alcalino$$
$$pH2 = oxidado$$
$$Corretor\ de\ base = cobre\text{-}ouro\text{-}prata$$

Síndrome de desadaptação | Diátese V

Ménétrier denominou a síndrome com base nas semelhanças dos fenômenos observados por Selye a respeito dos mecanismos orgânicos de resposta ao estresse. A escolha entre "lutar ou fugir" diante de um perigo reflete como esse mecanismo se processa (Figura 7.2), pois decidir pela opção inadequada pode trazer prejuízos incalculáveis, até mesmo a própria morte do indivíduo.

Quadro 7.7 Sintomas da diátese IV.

Infecções agudas ou subagudas recidivantes, especialmente as estafilocócicas de repetição

Otite

Cistite

Osteomielite

Reumatismo articular agudo

Afecções virais

Amigdalite

Alterações de temperatura corporal sem causa aparente

Quadro 7.8 Patologias da diátese IV.

Anergia

Diminuição da imunidade

Infecção ganglionar ou pulmonar

Tuberculose essencial

Reumatismo crônico evolutivo grave

Reumatismo articular agudo

Alterações linfáticas, de Hodgkin

Leucemia

Câncer

Depressão melancólica

Obsessão suicida

Envelhecimento acelerado

Degenerações teciduais

O estresse pode ser agudo, pontual, ou, ao contrário, crônico, de longa duração; em ambos, essa adaptação deve ocorrer para manter a homeostase; caso contrário, podem ocorrer alterações nos mecanismos autorreguladores orgânicos, dos quais decorrem os desequilíbrios do organismo. Segundo Ménétrier, essa diátese caracteriza-se por alterações exclusivamente funcionais, em especial, as endócrinas e hipofisárias.

Quando essas alterações estão no âmbito lesional, contraindica-se o uso dos oligoelementos corretores, em especial, o zinco-cobre, pois há risco de agravamento do processo degenerativo ou proliferativo.

Como nunca é constitucional, essa diátese deixa de ter características próprias, por ter origem

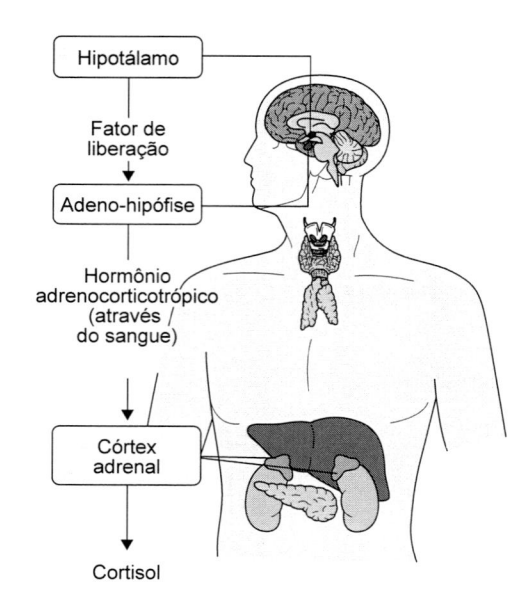

Figura 7.2 Mecanismo vinculado ao eixo hipotálamo-hipofisário, que controla todo o sistema endócrino.

nas diáteses básicas (I e II) e, muito raramente, na diátese III. Entretanto, em casos excepcionais, pode-se apresentar de maneira isolada.

Pode-se fazer uso de dois catalisadores distintos, o zinco e o cobre, pois se trata de uma síndrome endócrina complexa. Nos casos de síndrome endócrina com alteração da hipófise pancreática, empregam-se zinco, níquel e cobalto. As alterações endócrinas são basicamente dos tipos hipofisária e genital, acompanhadas de perda de libido ou hipófise sem pancreática.

Comportamento

Fisicamente, nem sempre se tem uma periodicidade, porém pode se manifestar pouco antes das refeições, com a sensação de fome. O fato de se alimentar e saciar a fome pode proporcionar bem-estar momentâneo, uma vez que a diátese está relacionada com a hipoglicemia. Contudo, também é possível o agravamento da sintomatologia, pois seu processo digestivo é lento e pesado. Pode haver hiperglicemia em razão de o processo estar ligado a uma disfunção pancreática.

Intelectualmente, o indivíduo pode apresentar sensação de vazio cerebral, com sintoma de cansaço mental e intelectual, confusão mental e dificuldade de concentração. Essas alterações intelectuais parecem ligadas a vários fatores hormonais. Quando há síndrome hipofisária, os indivíduos ficam sonolentos antes das refeições, embora, como mencionado, esse sintoma de sonolência extrema também possa se agravar após as refeições.

Do ponto de vista psicológico, podem ocorrer, em razão de estresse psíquico, fadiga, abulimia, depressão e melancolia.

Como tudo é estritamente funcional, não existe uma patologia exclusiva dessa diátese. Os sintomas da diátese V são apresentados no Quadro 7.9.

Quadro 7.9 Sintomas da diátese V.

Disfunções endócrinas em geral

Retardos de crescimento

Criptorquidias

Enureses essenciais

Impotência sexual

Distúrbios prostáticos

Colite direita

Diabetes

Pseudomongolismo

Alterações dos fâneros

Calvície completa

Alterações cutâneas atípicas

Síndrome adiposogenital

Oligoelementos diatésicos e suas principais funções

Manganês

Em 1903, Bertrand descobriu, por meio de experiências (como o cultivo de aveia), que o manganês era importante para o metabolismo dos vegetais. Ele observou que uma carência de manganês, encontrado nos vegetais em concentrações de 0,3 a 17,6 mg/kg de peso, sem manifestação patológica aparente, causava menor crescimento das plantas. Em 1912, Bertrand demonstrou a importância do manganês no combate ao *Aspergillus niger*.

Em 1928, demonstrou que o manganês é essencial para o crescimento do rato. Nos animais, o manganês localiza-se, sobretudo, no fígado, nos músculos e no sangue, em uma concentração entre 0,2 e 0,4 mg/kg. No entanto, as maiores concentrações podem ser encontradas em ossos, fígado, hipófise, pâncreas, rins e intestinos. Já nos pulmões e na medula óssea, sua concentração é mais baixa. O manganês está relacionado com diversos processos catalíticos, e sua carência nos animais provoca alterações de crescimento, atrofia de testículos, esterilidade de enzimas e diminuição em sua porcentagem, como arginase, fosfatase alcalina

e aminopeptidase do fígado. Age de maneira mais eficaz em ossos, ligamentos, fígado, hipófise, rins, pele, sangue, glândulas salivares e retina, e sua concentração máxima ocorre no fígado e nos rins. A concentração sanguínea no adulto é de aproximadamente 10 mg/100 mℓ, representando uma proporção de 0,0001.

Sua absorção ocorre no jejuno e a excreção se dá principalmente pela bile, pelos sucos pancreático e entérico e pelos rins, em pequenas quantidades. Em excesso na dieta, substâncias como cálcio, fósforo e ferro inibem sua absorção intestinal.

No ser humano, comprovadamente, age:

- Na fixação do cálcio e do ferro pelo organismo
- Nos mecanismos de ação das vitaminas do complexo B
- Nos processos anafiláticos, como potente dessensibilizante
- No metabolismo dos glicídios, protídeos (ou proteínas) e lipídios
  - Glicídios: atua no ciclo de Krebs, na via glicolítica e nos mecanismos de oxidação de glicose
  - Proteínas: age na ativação dos interconversores dos aminoácidos, e como na atuação das peptidases, no desdobramento específico de aminoácidos (p. ex., a leucina)
  - Lipídios: atua como fator clarificador das gorduras, pelas lipases. Também age nos ácidos graxos de cadeia larga, como um cofator essencial
- No ciclo de Krebs (Figura 7.3), ativando várias enzimas e a coenzima da aminopeptidase, e na ação direta desta
- No crescimento, regulando as funções glandulares
- No sistema nervoso, nas sínteses da acetilcolina
- No metabolismo da glândula tireoide (Figura 7.4)
- Sobre a lactância
- Nas atividades reprodutoras
- Sobre o sistema imunológico, pela formação de antitoxinas
- Na síntese da hemoglobina
- Nas reações oxidorredutoras, principalmente no fígado, como fosforilação oxidativa, oxidases, lipases e enzimas do catabolismo nitrogenado
- Também no fígado, ativa a desoxirribonuclease e a arginase
- Ativando as enzimas oxidases, hidrolases, carboxilase e a fosfatase.

O manganês é considerado um micronutriente, atuando como ativador de enzimas e participando da composição de outras metaloenzimas. Está envolvido no metabolismo de carboidratos e suspeita-se que tenha ação lipotrópica e participação na síntese do colesterol e nos ácidos graxos. Além disso, é essencial para o funcionamento normal do cérebro.

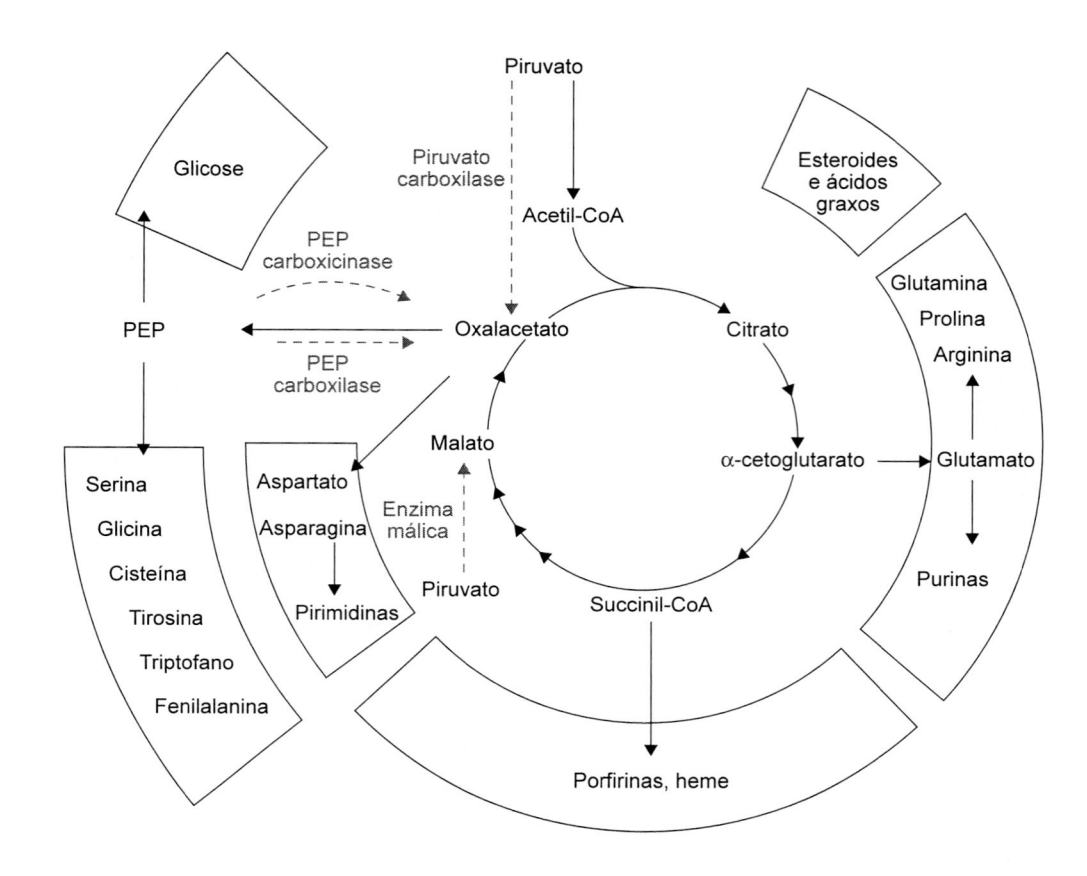

Figura 7.3 Ciclo do ácido cítrico. PEP: fosfoenolpiruvato.

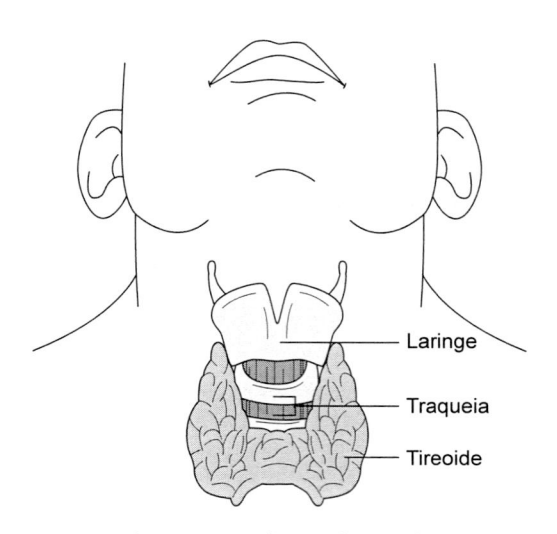

Figura 7.4 Localização da tireoide.

Nozes, cereais integrais, frutas secas, hortaliças e chás são alimentos considerados ricos em manganês. Já carnes, derivados de leite, aves e frutos do mar são fontes pobres desse metal. A elevação do manganês no cabelo é rara. A intoxicação ocupacional deve ser considerada, bem como o uso de água de poço. Os sinais de deficiência desse elemento incluem crescimento diminuído, anormalidades do esqueleto, desenvolvimento reprodutivo prejudicado, ataxia e defeitos no metabolismo de carboidratos e lipídios. O manganês é o cofator preferido de várias glicosiltransferases. Muitos dos defeitos dos tecidos conjuntivos observados com a deficiência desse metal podem ser explicados pela atividade reduzida dessas enzimas.

O excesso de manganês é descrito quando da sua inalação por minérios pelos operários indústrias. Esse excesso inibe, por mecanismo de competição, a digestão de substâncias como ferro, cálcio e fósforo, o que dificulta a síntese de hemoglobina e o depósito ósseo de cálcio e fósforo. Pode, por sua vez, depositar-se no fígado e no cérebro, mimetizando o mal de Parkinson.

Indicações

As indicações terapêuticas se enquadram nas condições descritas na diátese I, com todas as suas modulações. Todo tratamento deve ser realizado por meio de uma anamnese bem-feita, base de qualquer êxito terapêutico. Para efeito didático, descreve-se o esquema proposto por Embid e Ortega da seguinte maneira:

- Terapêutico: reequilibrador do terreno diatésico estênico ou artrítico-alérgico ou diátese I
- Respiratório: asma alérgica (acessos periódicos, variáveis em decorrência do clima e do lugar, estação de predominância noturna, período de melhora entre as crises, ocasionadas por um alergênio de origem exógena)
- Digestivo: alterações de tensão arterial (tanto hiper quanto hipotensão), mal toleradas, com sintomas de cefaleias, alterações visuais, vertigem, taquicardias etc.; inflamação das artérias, em geral, e das coronarianas, em particular
- Geniturinário: disfunção prostática
- Sistema nervoso: dor de cabeça com alterações digestivas e oftálmicas; atribuição clássica ao fígado
- Psiquismo: comportamento nervoso, instável e irascível em certas ocasiões; irritabilidade
- Osteoligamentar: dores articulares artríticas fugazes e móveis artríticos (sem aumento da velocidade de hemossedimentação), reumatismo inflamatório, gotoso e coexistente, com menopausa
- Ginecológico: dismenorreias e menstruações frequentes e abundantes
- Tegumentar: urticária, edema de Quincke, reações pruriginosas periódicas ou crônicas, eczemas alérgicos de sensibilização, dificuldade de cicatrização de ferimentos e alterações dos fâneros, das unhas e dos cabelos
- Otorrinolaringológico: coriza espasmódica ou febre do feno ligada a um alergênio exógeno
- Endócrino: distireoidismo em geral, hipertireoidismo com sinais basedowianos e astenia matinal, que desaparece com o esforço
- Sangue e metabolismo: anemia por taxas baixas de hemoglobina, indivíduos intoxicados em decorrência de hábitos sedentários da sociedade moderna, alergias alimentares e patologias exóticas.

Observações e contraindicações

- Podem ocorrer reações de intolerância
- Pode reativar, temporariamente, os sintomas do paciente, o que implica suspender temporariamente o tratamento durante alguns dias
- Contraindicado no caso de tuberculose e afecções pulmonares em período evolutivo.

Magnésio

Sua disponibilidade no citoplasma é o principal fator de coordenação do metabolismo, incluindo a biossíntese proteica, realizada à custa dos ribossomos. Há uma estreita dependência entre a concentração de magnésio e a síntese proteica celular. Aqui, o magnésio age como estabilizador da molécula de RNA mensageiro, cuja integridade é essencial para o fenômeno da geração de proteínas fora do núcleo celular. O magnésio é fundamental na estabilização da formação dos nucleotídeos para a estrutura helicoidal tridimensional do DNA, condição básica para a replicação e a duplicação da célula.

Nos organismos, sobretudo os complexos, o magnésio se destaca pela potencialidade de ativar reações químicas em praticamente todos os mecanismos, como os de hidrólise e os de transferência de grupos de alta energia de fosfatos, o sistema enzimático das reações que envolvem o ATP – condição básica para todas as reações envolvendo a combustão de glicose, gorduras, proteínas, ácidos nucleicos, síntese de coenzimas, contração muscular e transferência de radicais metila. Essas reações perdem a eficiência caso o magnésio não esteja adequadamente suprido no sistema vivo. O magnésio, cuja ingestão via oral é demonstrada na Tabela 7.1, ativa cerca de 350 enzimas no organismo.

No início do século, os alimentos naturais continham 450 mg de magnésio; em contrapartida, atualmente a dieta é de 150 a 250 mg. A prescrição suplementar é de 430 mg para homens e 320 mg para mulheres. É importante ressaltar a influência de variáveis alimentares: quanto mais rica a dieta em gordura, sal, açúcar, cálcio, bebidas de cola e álcool, menor será a absorção e maior a excreção e, consequentemente, o prejuízo do nível de magnésio intracelular no organismo.

Água

É condição fundamental para a existência de vida e um solvente universal. Para entender o sistema de circulação do organismo humano, que é fechado e plasmático, muitos estudos foram e ainda são necessários, pois a água sempre respeita seus princípios básicos, e o organismo é um reflexo daquilo que acontece com a água do ambiente.

A água atua no controle da circulação do sangue e na atividade dos fluidos linfáticos, bem como no controle da temperatura, no transporte de substâncias pelo corpo, na limpeza dos órgãos internos e na desintoxicação, sendo útil para evitar prisão de ventre e essencial para equilibrar a acidez e a alcalinidade. Assim, a mesma água bombeada pelo coração

Tabela 7.1 Ingestão de magnésio por via oral.

Alimento	Medida caseira	Quantidade de magnésio ingerido (mg)
Amêndoas	21 unidades	78
Cevada (crua)	1 xícara	158
Feijão-preto (cozido)	1 xícara	120
Castanha-do-pará	6 a 8 unidades	107
Avelãs	30 g	46
Aveia (farelo cozido)	1 xícara	221
Abóbora (semente)	30 g (142 sementes)	151
Arroz integral (cozido)	1 xícara	84
Espinafre (cozido)	1 xícara	163
Nozes	30 g (7 unidades)	45
Linguado	½ filé	150

Adaptada de FAO, 1985.[2]

com uma pressão de 120 mmHg, equivalente ao jato forte de uma mangueira de jardim, chega aos tecidos, menos de meio metro e alguns segundos depois, com a pressão de uma gota de orvalho.

Energia vital da água

A quantidade de água necessária por dia depende das diferenças físicas de cada indivíduo; da constituição etária (crianças, adultos ou idosos); do sexo; da atividade física; do clima; e da prática ou não de atividades físicas. A quantidade de água corporal eliminada normalmente é de 2,6 ℓ/dia, devendo ser reposta a mesma quantidade de líquidos por dia, o que inclui não apenas a ingestão de água em si, mas também a ingerida com frutas e outros alimentos aquosos, o que torna difícil uma medição exata.

Para excretar a água em excesso do organismo, há quatro canais de saída distribuídos pelo corpo: pele (transpiração pelo suor); urinário (excreção pela urina); anal (excreção pelas fezes); e sistema respiratório/respiração (pela expiração do ar umedecido).

É ideal a hidratação por meio de pequenos goles durante o dia, a fim de que a água atue como um remédio para problemas de estômago, em vez de uma grande quantidade única. A medida mínima é de 1 mℓ/caloria para adultos e 1,5 mℓ/caloria para idosos e crianças.

Dietas de 2.000 calorias precisam de 2 ℓ/dia de água. Indivíduos que transpiram moderadamente podem aumentar 500 mℓ a mais, e àqueles que têm excesso de transpiração recomenda-se o acréscimo de 1 ℓ, ou seja, 3 ℓ/dia.

Normalmente, os percentuais de perdas de água são de 23% pelo suor, 58% pela urina, 4% pelas fezes e 15% pela respiração.

Entretanto, é importante ressaltar a necessidade de equilíbrio na ingestão de líquidos, pois o excesso de água é tão prejudicial quanto sua falta. Pode-se dizer que os alimentos repõem 42% de água e as bebidas, 58%. Como exemplos de composição de água de alguns alimentos, podem-se citar:

* Melancia: 90%
* Alface: 95%
* Maçã: 85%
* Banana: 70%.

O sal tem um importante papel no controle de líquido corporal. As bebidas isotônicas são soluções que misturam água e sais minerais, e cuja concentração de moléculas é semelhante aos fluidos do corpo. Portanto, podem ser incorporadas pela corrente sanguínea e transferidas a ela com mais rapidez.

Teoria da água estruturada

A água dos vegetais e de alguns lugares do planeta contêm os minerais de modo estruturado nas moléculas de água, conferindo, assim, uma qualidade especial diferente da água comum.

De modo geral, há mais água estruturada nos sistemas biológicos do que na água comum. Como sistemas biológicos, as frutas têm a mais alta porcentagem de água (80 a 90%). Sua posição de crescimento acima do solo as expõe à luz solar, comprovadamente uma estruturadora de água.

Assim, as frutas são as fontes mais importantes de água estruturada para o sistema humano. Pode-se dizer que a água estruturada das frutas purga o organismo e introduz mais facilmente nas células as enzimas, os minerais e outros nutrientes.

Energia vital dos alimentos

Com o crescente interesse da população pelo tema da nutrição e pela maior veiculação de informações a respeito, alguns alimentos já apresentam no rótulo o seu valor calórico. As calorias de um alimento advêm da combustão de carboidratos, proteínas e lipídios. No entanto, a energia vital ainda é de desconhecimento da maioria das pessoas, uma vez que se trata de algo mais difícil de se mensurar. Algumas técnicas de medição de energia foram desenvolvidas com base na antiga arte da radiestesia ou rabdomancia. Por milênios, essa arte ou ciência, com o uso de uma forquilha ou um pêndulo, foi praticada por diferentes civilizações, como chineses, hindus, egípcios, gregos e romanos. No meio científico, vem obtendo reconhecimento e contribuindo para anular os efeitos, nos círculos oficiais, dos preconceitos contra a radiestesia.

As medicinas orientais e as tradições antigas buscam restabelecer a saúde pela circulação equilibrada da energia vital, uma vez que esta é responsável pela geração das substâncias que compõem o corpo. Tal afirmação é compatível com a teoria do médico psicanalista austríaco Wilhelm Reich (1897-1957) e de outros cientistas, os quais advogam que o funcionamento corporal está vinculado ao suprimento de energia vital em fluxo normal. Essa energia está em todo o universo e, evidentemente, em todos os alimentos, ou seja, interage com o alimento em níveis de matéria química e assimilação da energia vital. Cada alimento tem uma frequência de energia e um campo de ressonância, sendo os campos energéticos humanos também nutridos por essa energia vibracional.

Bovis descobriu que o pêndulo era capaz de indicar a vitalidade intrínseca e o frescor relativo de diferentes gêneros alimentícios mesmo em seus próprios invólucros, ante o poder de suas radiações. Para medir as frequências emitidas por um alimento, ele aperfeiçoou um biômetro. Simoneton estabeleceu que os alimentos que irradiam de 8.000 a 10.000 ângströms (Å) no biômetro de Bovis também levam um pêndulo a girar a uma velocidade notável de 400 a 500 revoluções por minuto, em um raio de 80 mm. Com alimentos que irradiam de 6.000 a 8.000 Å, o ritmo do pêndulo é de 300 a 400; e seu raio, de 60 mm. A carne, o leite pasteurizado e os vegetais supercozidos, que irradiam menos de 2.000 Å, não têm energia suficiente para acionar o pêndulo. As teses de Bovis e Simoneton afirmam que, para os seres humanos se manterem saudáveis, devem ingerir frutas, legumes, amêndoas e peixes frescos que emitam radiações superiores a 6.500 Å.

No campo de mensuração das energias vitais dos alimentos, buscou-se determinar se eles tinham taxas de energia "favoráveis à vida" (isto é, frequências de pulsações), mediante o uso do pêndulo. Segundo essas pesquisas, para que um alimento seja saudável, é preciso manter uma taxa de pulsação do campo de energia humano. Os alimentos orgânicos têm essa taxa, enquanto aqueles com pesticidas não.

Mesmo que os alimentos processados tenham o mesmo valor calórico de um alimento integral, eles não contêm a mesma "força vital", dissipada com o processamento. Um dos princípios de uma alimentação natural é que "alimento vivo é gerador de vida", devendo preferencialmente predominar no cardápio. Diferentemente de sua forma integral, o arroz branco, por exemplo, não produzirá uma nova planta, pois foram retiradas as partes essenciais do grão que contêm os nutrientes e a porção germinativa. O mesmo ocorre com os produtos muito cozidos, ou armazenados por longo período, e processados pela indústria dos alimentos, os quais, embora possam manter a energia calorífica, perdem a energia vital.

Há outros pesquisadores que mostram que os alimentos ingeridos também influenciam o ser humano por seu conteúdo em energia vital. Foi observado que frutas e vegetais cultivados organicamente, quando consumidos crus, afetam rápida e positivamente o sangue, em virtude de seu elevado potencial zeta (carga negativa), força que mantém o caráter individual das células; se o potencial zeta estiver baixo, as toxinas não podem ser eliminadas e os nutrientes não poderão ser transportados desequilibrando todo o sistema.

Propriedades particulares dos alimentos crus nas refeições

A perda de vitaminas pelo calor, a perda de minerais, a importância dos fermentos apropriados à célula para a flora intestinal e a importância dos elementos aromáticos para a leucocitose não bastariam para explicar a principal ação dos alimentos crus, isto é, o aumento das tensões microelétricas no tecido celular de todo o corpo. Com o aumento das tensões microelétricas, a respiração celular melhora; o metabolismo celular acelera; o poder de profilaxia, resistência e regeneração aumenta; todo o metabolismo ocorre de maneira mais econômica e intensifica-se o processo natural de cura. Em pesquisas recentes feitas na Universidade de Kyushu, Japão, demonstrou-se que um regime com alimentos crus, mesmo puramente vegetal, pode evitar a anemia, em decorrência do aumento da resistência do sangue aos agentes patogênicos.

Folhas verdes

Os vegetais frescos, em particular os de folhas verdes, têm valor inestimável para a conservação da saúde. A clorofila favorece a formação do sangue – sendo até melhor que a terapêutica pelo ferro –, melhora a respiração e as trocas azotadas do tecido celular, produz uma melhor utilização das albuminas, regulariza a pressão, diminui a necessidade de insulina, ativa a circulação, acelera a cura das feridas e regula a atividade da glândula tireoide.

Segundo da Costa[3], um dos grandes avanços científicos a respeito das folhas verdes foi a descoberta, por Willstatter e Stoll, de que um íon de magnésio ocupa a posição central da molécula de clorofila. Nos anos 1950, Calvin e Benson, por meio da metodologia do carbono radioativo, demonstraram conclusivamente que o dióxido de carbono atmosférico é incorporado à molécula dos carboidratos vegetais. É importante mencionar que essa teoria vale tanto para a fotossíntese, cujos resultados são a fosforilação fotossintética e a geração de moléculas de alta energia, o ATP, quanto para a respiração, que envolve a participação de muitas enzimas-agentes facilitadoras das reações químicas. Nesse sentido, o magnésio desempenha papel essencial.

Aconselhamento alimentar

Recomendações das necessidades alimentares

Conhecer as recomendações de nutrientes dos órgãos oficiais de saúde, como *Recommended Dietary Allowances* (RDA) e Organização das Nações Unidas para Alimentação e Agricultura (FAO), auxilia muito como referências para a adequação da alimentação usada. Mas as tabelas oficiais não devem ser encaradas de maneira rígida, pois são estimativas baseadas na média de diferentes grupos de população, nas quais há um acréscimo das quantidades de nutrientes recomendadas, como margem de segurança, que ajuda a orientar grupos populacionais.

Como exemplo, pode-se citar o fato de as recomendações de cálcio da RDA serem o dobro das previstas pela FAO, justificado pelo alto conteúdo em proteína e fósforo da dieta norte-americana, que provoca perda de cálcio. Assim, as recomendações da FAO condizem mais com a realidade brasileira.

No entanto, essas recomendações devem ser adaptadas de acordo com cada caso, uma vez que vários estudos revelam a existência de uma "individualidade bioquímica" expressa pelo modo como cada indivíduo interage com doses diferentes de nutrientes, além de serem considerados outros fatores importantes, como o estilo de vida (que interfere nas necessidades e na utilização dos nutrientes), as descobertas sobre o fenômeno da "transmutação biológica" e a "biodisponibilidade dos nutrientes".

Cuidado aplicado à obesidade

Aspectos gerais da obesidade

Considerada uma doença universal de prevalência crescente, a obesidade assume, hoje, um caráter epidemiológico como o principal problema de saúde pública na sociedade moderna.[4] O indivíduo é considerado obeso quando a quantidade de gordura relativa à massa corporal se iguala ou excede 30% em mulheres e 25% em homens; a obesidade grave é caracterizada por um conteúdo de gordura corporal que exceda 40% em mulheres e 35% em homens.[5]

Uma vez que o índice de massa corporal (IMC) evidencia uma proporção entre estatura e massa corporal, sem quantificar a gordura corporal, a Organização Mundial da Saúde (OMS) não utiliza mais o termo "obesidade", e sim sobrepeso I (IMC entre 25 e 29,9 kg/m^2), sobrepeso II (IMC entre 30 e 39,9 kg/m^2) e sobrepeso III (IMC maior ou igual a 40 kg/m^2).

Sabe-se que existem diferentes causas que desenvolvem a obesidade, entre eles os aspectos bioquímicos e genéticos, e os fatores psicológicos, fisiológicos e ambientais.[6]

A manutenção estável do peso e da composição corporal ao longo dos anos resulta de um balanço preciso entre a ingestão e o gasto energético[7]; um desequilíbrio nessa relação desencadeia o processo da obesidade.[8] Assim, a falta de atividade física, a vida sedentária e os distúrbios alimentares são, hoje, sem dúvida, os principais fatores predisponentes para a obesidade.[9]

Fatores que mantêm a obesidade

A transmissão genética da obesidade é bem conhecida. No entanto, membros de uma mesma família estão expostos a hábitos culturais e dietéticos que influenciam, sobremaneira, o ganho de massa corporal. Isso evidencia que, além da herança genética, a influência ambiental acaba desempenhando papel importante no desenvolvimento da obesidade.[10]

A redução da ingestão de alimentos preparados em casa, substituídos por alimentos industrializados (*fast-foods*, hambúrgueres, salgadinhos e doces); o aumento do consumo de refrigerantes e de grande proporção de calorias derivadas de gordura; e a redução de atividade física são os atores etiológicos responsáveis pelo aumento da prevalência de obesidade nas populações urbanas ocidentais.[11]

De acordo com Fisberg[12], a obesidade na infância preocupa pela possibilidade de manutenção na vida adulta. Se, nas idades menores, a morbidade não é frequente, no adulto a situação é de risco e leva a aumento da mortalidade, por associação a doença arteriosclerótica, hipertensão e alterações metabólicas. No adolescente, somam-se as alterações do período de transição para a idade adulta, a baixa autoestima, o sedentarismo, lanches pouco nutritivos em excesso e com exagero de molhos e condimentos e a suscetibilidade à influência consumista.

Diante disso, conclui-se que, por ser a obesidade doença de difícil tratamento na vida adulta, sua prevenção, evitando surgimento já na infância ou adolescência, e seu tratamento, impedindo a evolução dos casos já diagnosticados, são de fundamental importância, para melhorar o prognóstico desses pacientes na idade adulta.[12]

Soluções para a obesidade

Promover o aumento da atividade física e incentivar a aquisição de hábitos alimentares saudáveis, criando condições objetivas para sua realização, seriam, provavelmente, os principais componentes de políticas de uma vida saudável entre os adolescentes.

Para ser tratada, a obesidade infantil e na adolescência requer uma equipe multiprofissional, agregando médicos pediatras e endocrinologistas, psicólogos, nutricionistas e fisiologistas do exercício.[13]

Uma das estratégias na prevenção da obesidade na infância e adolescência, o exercício físico tem papel adjuvante no tratamento da obesidade, pois o gasto calórico proveniente da atividade física revela-se um grande aliado na perda de massa corporal, sendo também fator contribuinte para o aumento nos níveis de aptidão física.[4] O exercício físico, especialmente a resistência muscular localizada, promove aumento da capacidade aeróbia, diminuição da massa corporal e porcentagem de gordura corporal, sem, no entanto, limitar a velocidade de crescimento linear ou reduzir a massa corporal magra.[14] Diante dessas considerações, observa-se a existência de vários estudos na literatura que comprovam o efeito positivo da atividade física sobre a redução do tecido adiposo.

Indivíduos magros alimentam-se quando sentem fome. Os obesos, por sua vez, referem o desejo de ingerir alimentos estimulados por odores da comida e, muitas vezes, não resistem a estímulos compulsivos.

Todo paciente obeso deve, antes de iniciar qualquer tratamento sério, passar por um exame clínico completo, complementado por alguns exames laboratoriais, para se assegurar de não ser portador de doenças que acompanhem a obesidade,

como hipotireoidismo. O tratamento da obesidade simples, por sua vez, se baseia na tríade dieta, exercício físico e estabilidade emocional.

Uma das maneiras mais corretas de corrigir a obesidade é primeiro avaliar sua causa. Quando está envolvida uma razão emocional para a obesidade, é possível estar diante de um círculo vicioso – ansiedade (ou depressão), alimentar-se demais, obesidade, mais ansiedade (ou depressão), voltar a alimentar-se demais. Contudo, uma das atitudes mais incorretas em relação à obesidade é, de um dia para o outro, cortar tudo e passar à dieta zero.

Considerando que a maioria dos casos de obesidade ocorre por consequência da persistência de erros alimentares, são muito importantes um diagnóstico nutricional e o aconselhamento nutricional adequado aos seus hábitos. Essa orientação tem o objetivo de mostrar o valor calórico de cada alimento e elaborar um cardápio adaptado à vida e rotina do indivíduo nas consultas de nutrição como um dos pontos importantes do cuidado.

Aconselhamento nutricional diante dos aspectos emocionais da obesidade

Depreciação alimentar | Aconselhamento dietético individual

No primeiro aspecto, o indivíduo obeso apresenta sofrimento psicológico decorrente tanto dos problemas relacionados com o preconceito social e a discriminação contra a obesidade quanto das características de seu comportamento alimentar. A depreciação da própria imagem física leva à preocupação opressiva com a obesidade, tornando o obeso inseguro por sua inabilidade de manter a perda de peso.[15]

O aconselhamento centrado no paciente tem a abordagem propícia para o obeso desenvolver valores positivos, contribuindo para um comportamento integrado. A visão que ele tem de si mesmo, no contexto do meio, determina seu comportamento. Nesse processo, as etapas devem colaborar para a autodescoberta. As características centrais do conselheiro são empatia e congruência.

Falta de confiança e isolamento | Aconselhamento dietético racional-emotivo

No segundo aspecto, o obeso apresenta falta de confiança e sensação de isolamento, atribuídas ao fracasso da família e dos amigos em entender o problema, assim como a humilhação, decorrente do intenso preconceito e da discriminação aos quais os indivíduos obesos estão sujeitos, o que remete uma enorme carga psicológica ao obeso.[16] Entretanto, é importante enfatizar que, entre aqueles com excesso de peso, não foi demonstrada nenhuma condição psicológica própria, tampouco traços de personalidade comuns.[8]

O aconselhamento racional-emotivo pretende ajudar o paciente a eliminar os pensamentos autodestrutivos, promovendo visões de si mesmo mais tolerantes e racionais. Como os pacientes têm poder e tendem a interagir em ambientes de irracionalidade e racionalidade, a emoção negativa decorreria de pensamentos irracionais. O conselheiro, portanto, deve mostrar-se muito ativo nesse tipo de relacionamento. O esquema A-B-C pode explicar como o indivíduo identifica ou classifica as consequências de determinados fatos, sendo A o fato, B a crença ou o significado expresso por ele, e C a consequência. Um exemplo desse pensamento é o do indivíduo portador de diabetes (A), que se torna profundamente infeliz (C) por ter de fazer algumas restrições no seu comportamento alimentar (B). Essa linha pretende ajudar o paciente a reconsiderar os pressupostos sobre seus desejos.[17]

Comer como resolução de problemas | Aconselhamento nutricional ou psicanalítico

Em um terceiro aspecto psicológico da obesidade, há evidências de que grande parte dos indivíduos obesos ingere alimentos para resolver ou compensar problemas sobre os quais, às vezes, não têm consciência. Esses mesmos indivíduos podem apresentar dificuldades em obter prazer nas relações sociais, por se sentirem rejeitados ou discriminados, levando-os ao isolamento. Por sua vez, esses sentimentos contribuem para que os obesos enxerguem a comida como importante fonte de prazer, o que, em virtude do preconceito, restringe e empobrece ainda mais suas relações afetivas e sociais. Esse processo mantém o ciclo vicioso em que, de um lado, há o ganho progressivo de peso e, do outro, uma solidão cada vez maior.[13]

Nesse aspecto da psicologia da obesidade, tem-se utilizado como aconselhamento nutricional a linha teórica psicanalítica, segundo a qual os indivíduos são movidos por um desejo instintivo de satisfazer o prazer pessoal. A libido é a fonte de energia impulsionadora dos comportamentos que satisfazem o prazer. Esse pensamento fundamenta-se na teoria de Sigmund Freud (1856-1939), que concebeu a estrutura da personalidade dividida em *id, ego* e *superego*. O aconselhamento focaliza o ego, parte da personalidade em contato com a realidade exterior, sede do pensamento racional, que deve também influenciar o comportamento alimentar.

A ingestão alimentar, em diferentes condições emocionais, parece ocorrer mais evidentemente na vigência do excesso de peso, pois os indivíduos obesos consomem mais alimentos em situação de estresse emocional. Essa teoria, chamada de modelo psicossomático da obesidade[17], afirma que indivíduos obesos, principalmente as mulheres, comem excessivamente como mecanismo compensatório em situações de ansiedade, depressão, tristeza e raiva.[13]

Associando esse comportamento às características sociais da contemporaneidade, como a lipofobia, a obsessão pela magreza e a consequente rejeição à obesidade, grande parte da população obesa sonha em ser esbelta, vivendo e sofrendo essa contradição.

Entre aqueles que buscam tratamento para controle de peso, a incidência de compulsão alimentar aumentou de maneira significativa.[18] A prevalência de compulsão alimentar varia de 20 a 50% entre indivíduos obesos que participaram de programa de redução de peso.

De acordo com a quinta edição do *Manual Diagnóstico e Estatístico de Transtornos Mentais* (DSM-V)[19], da American Psychiatric Association (APA), a compulsão alimentar é um transtorno alimentar que inclui indivíduos que ingerem alimentos de maneira descontrolada, em um intervalo de tempo máximo de 2 h, em decorrência de estresse ou sentimentos negativos. Trata-se de uma quantidade de comida maior do que a maioria das pessoas ingere em um período semelhante. Durante o episódio, fica evidente a sensação de perda de controle do próprio comportamento.

Transtorno do comer compulsivo | Aconselhamento behaviorista

Um quarto problema na psicologia da obesidade são os indivíduos que apresentam o transtorno do comer compulsivo e que desenvolvem ataques bulímicos repetidos, mas não evidenciam as medidas patológicas de controle de peso que os pacientes com bulimia nervosa utilizam, como os comportamentos compensatórios (vômitos, abuso de laxantes, exercício físico excessivo) que sucedem o episódio bulímico. Durante o episódio, o indivíduo sente como se não tivesse possibilidade de controlar sua atitude compulsiva alimentar, referindo, em seguida, desconforto psicológico.[20] Há evidências epidemiológicas de que as dietas se iniciam, geralmente, após o aparecimento dos ataques de comer compulsivo, caracterizando a distinção entre o comer compulsivo e o quadro de bulimia, no qual os ataques se sucedem às dietas.[21]

Nesse caso, a abordagem deve ser o aconselhamento behaviorista, cujo objetivo principal é a mudança do comportamento inadequado do paciente – considera-se apenas o que é mensurável evidência de aconselhamento bem-sucedido. Enfatizam-se a definição e o alcance do objetivo.

Quando o paciente adquire novas práticas alimentares, ainda que condicionado por meio de reforço positivo (prêmio, elogio) ou negativo (punição, censura), pode-se entender que o processo se sucedeu.

Transtorno do comer compulsivo | Aconselhamento gestáltico

O quinto problema da psicologia da obesidade são os comedores compulsivos obesos, que frequentemente preocupam-se com a forma e o peso corporal e em fazer dieta; apresentam autoimagem corporal negativa e fortes impulsos para comer em excesso.[22] Sofrem maior angústia psicológica do que obesos não compulsivos, como baixa autoestima, altos níveis de depressão e outros distúrbios psiquiátricos, como ansiedade, síndrome do pânico e transtornos da personalidade.[19] Em geral, os indivíduos com esse padrão alimentar apresentam variados graus de obesidade e um histórico de flutuações ponderáveis mais acentuadas do que obesos sem compulsão alimentar. Alguns continuam as tentativas de restrição energética e, pelos fracassos repetidos, abandonam quaisquer tentativas de dieta.[23] A obesidade, por si só, remete a riscos para a saúde e, quando acompanhada de compulsão alimentar, esses riscos são ampliados. Na vigência desse quadro, o tratamento mais adequado seria centrar-se, inicialmente, na diminuição da frequência de compulsão alimentar e, depois, no emagrecimento.[24]

Nesse caso, o aconselhamento deveria ser gestáltico, que faz o paciente compreender os diversos significados que o indivíduo atribui às limitações da possibilidade do controle dietético para a resolução dos problemas relativos ao comportamento alimentar. O enfoque centrado no paciente prioriza os fatos e as condições atuais. Situações anteriores, mesmo as estreitamente ligadas ao sujeito, como as relacionadas com o vínculo mãe-filho, ou outras situações problemáticas vividas anteriormente, não são trabalhadas, mas sim aquelas que o indivíduo experimenta em seu tempo real.

Recomendações para a organização do aconselhamento dietético

No tratamento da obesidade, algumas orientações são de grande utilidade:

1. Não proibir alimentos, apenas determinar a porção a ser servida; estabelecer horários.
2. Ensinar a comer devagar e mastigar os alimentos.
3. Não fazer refeições assistindo à televisão.
4. Diminuir gradativamente a quantidade de alimentos ingerida.
5. Não proibir sanduíches, desde que elaborados com alimentos pobres em gorduras.
6. Mudar o hábito alimentar familiar se preciso.
7. Estimular atividade física regular.
8. Consultar um especialista na área ao menor sinal de perda de controle alimentar.

Outras recomendações para a população geral também devem ser levadas em consideração:[25]

- Cortar calorias nas refeições: os pais não devem superalimentar seus filhos à mesa. Se o cardápio é sempre muito calórico, talvez seja o momento ideal de repensar os hábitos alimentares da família em benefício da criança. Estudos comprovaram que os hábitos alimentares dos pais contribuem para o desenvolvimento da obesidade em crianças em idade escolar
- Limitar os "lanchinhos": liberar a ingestão de frutas e vegetais, e limitar a oferta de "guloseimas" nos armários. A criança dificilmente aceitará frutas ao ter biscoitos e outras massas ao seu alcance
- Limitar *fast-foods*: reduzir gradativamente as saídas para lanchonetes e outros *fast-foods*
- Introduzir atividades físicas: a atividade física é indispensável para a criança queimar calorias, reduzindo seu excesso de gordura.

Atualmente, um dos grandes problemas nutricionais diz respeito à prática do regime, isto é, dietas extremamente restritas, pois, depois de algum tempo, é comum que os indivíduos praticantes se sintam desmotivados, enjoados das dietas e, por fim, acabem cedendo às pressões psicológicas e sociais para retornar à alimentação anterior.

Portanto, o aconselhamento é uma estratégia educativa que precisa ser resgatada, a fim de redimensionar a atuação do nutricionista junto ao paciente que necessita mudar seu comportamento alimentar[26] e de favorecer para uma vida mais saudável e prazerosa, não apenas para a população geral, mas também para os indivíduos portadores de doenças que exigem mudança no padrão de alimentação.

Além de conhecer todos os preceitos propostos para o aconselhamento, é importante lembrar da ênfase dada ao vínculo entre o profissional e o paciente, por meio do contato pessoal – incluindo a linguagem não verbal. Cabe alertar para a necessidade de encontros que contemplem a formação desse vínculo, que precedam o atendimento instrumentalizado pelas tecnologias de comunicação.[26]

Destaca-se, ainda, a distinção de Boog[27] entre orientação e educação nutricional: a orientação significa o fazer imediato, as instruções propriamente ditas, dietas com objetivos específicos e certo rigor para horários e técnicas. Já a educação nutricional volta-se para a formação de valores, o prazer, a responsabilidade, a atitude crítica, e também para o lúdico e a liberdade.

Com a educação nutricional, não se está apenas lidando com nutrientes, mas com todas as interações e significados que compõem o comportamento alimentar, conforme conceituado por Garcia.[28]

O aconselhamento dietético, quando da descoberta inicial, é uma fase que influencia sobremaneira a condução do relacionamento entre paciente e nutricionista, pois caracteriza a formação do vínculo.[29] Empatia, autenticidade, considerações positivas, incondicionalidade e concreção são atributos importantes para a qualidade do encontro. O nutricionista deve estar preparado para captar o estado emocional do paciente (ansiedade, nervosismo, insatisfação etc.) declarado verbalmente ou por meio de gestos, posturas, movimentos do corpo, expressões faciais, qualidade da voz e silêncio repentino. O profissional deve saber ouvir e aceitar, criando um ambiente favorável para a construção de estratégias que favoreçam o desenvolvimento de ações pelo paciente.

É importante ressaltar a necessidade de uma avaliação conjunta, pelo nutricionista e paciente, das estratégias selecionadas para enfrentar os problemas, dos resultados obtidos e das mudanças conjunturais.

Os aconselhadores e os pacientes, no processo de entrevista, devem transmitir e receber mensagens verbais e não verbais continuamente. O aconselhador deve demonstrar que está com toda a sua atenção voltada para o paciente (postura que afirma comprometimento com ele, conduzindo-o a sentir segurança), manifestando-se com expressões faciais (olhar direto, meneios de cabeça, jogo dos músculos faciais para produzir rugas, olhares interrogativos e indiferença, entre outras expressões), mas tendo cuidado no comportamento verbal (a fala do aconselhador tem efeito imediato sobre o paciente; portanto, deve-se evitar o uso de expressões como "hum-hum", "eu entendo", pois esses estímulos verbais podem produzir um bloqueio na comunicação).

O aconselhamento dietético para a designação da atividade de consulta de nutrição e enfermagem está fundamentado teoricamente em bibliografia, tanto da área de ciências humanas quanto da área de nutrição. Essa modalidade de intervenção de educação nutricional requer encontros frequentes para a execução efetiva das etapas de todo o processo. Também exige a garantia da privacidade do paciente ou do grupo como atributo ético no atendimento. Ressalta-se que as habilidades e as competências do aconselhador devem constituir-se de uma junção de conhecimentos específicos de nutrição, educação nutricional e conhecimentos advindos das ciências humanas, especialmente da antropologia da alimentação.

É preciso ter empatia, ouvir atentamente o paciente, desenvolver comunicação não verbal, ser honesto, estar interessado no sujeito como pessoa (e não somente em seus problemas nutricionais), ser positivo, desenvolver um relacionamento estreito e a longo prazo, evitar sobrecarga de informações, ser específico, estabelecer prioridades, praticar com o paciente, não julgá-lo, ajudá-lo, negociar o processo, focalizar o tratamento em pequenos passos e não no resultado final etc. Assim, pode-se promover uma qualidade de vida saudável. A utilização dessa abordagem exige do nutricionista conhecimento, treinamento e prática para isso, uma vez que é um processo complexo que exige técnicas e estratégias para sua aplicação.

Por fim, o aconselhamento dietético é uma abordagem de educação nutricional efetuada por meio do diálogo entre o paciente portador de uma história de vida, que procura ajuda para solucionar problemas de alimentação, e o nutricionista, preparado para analisar o problema alimentar no contexto biopsicossociocultural do indivíduo. O profissional auxiliará a explicitar os conflitos que permeiam o problema, a fim de buscar soluções que possibilitem integrar as experiências de criação de estratégias para o enfrentamento dos problemas alimentares na vida cotidiana do paciente, buscando um estado de harmonia compatível com a saúde.

Diabetes melito

Método de contagem de carboidratos

Também conhecidos como açúcares, os carboidratos são nutrientes encontrados nos alimentos com a função básica de fornecer energia (calorias), que será consumida nas atividades diárias do organismo.

No processo de digestão, os carboidratos são quebrados em partículas menores conhecidas como glicose (açúcar), que entra na corrente sanguínea. Em um não diabético, a glicose que entra no sangue rapidamente passa para dentro dos órgãos pela ação da insulina. Quanto mais carboidrato ingerido, mais insulina será liberada pelo pâncreas para que toda a glicose absorvida no processo de digestão vá para os órgãos, onde será utilizada para gerar energia.

No diabetes tipo 1, o pâncreas perde a capacidade de produzir insulina, pois houve uma destruição das células responsáveis pela produção desse hormônio. Para substituir sua produção, os pacientes diabéticos necessitam de aplicações regulares de insulina. Atualmente, os esquemas de tratamento utilizam uma combinação de insulina de ação prolongada (NPH ou glargina – Lantus®), com aplicações de insulina de ação ultrarrápida (lispro – Humalog® ou aspart – Novo Rapid®), antes das refeições. Outra opção, cada vez mais comum, é o uso de aparelhos conhecidos como "bomba de insulina", que fazem uma infusão constante de insulina, programando, quando da alimentação, uma liberação rápida de insulina (*bolus*).

Tanto a quantidade do *bolus* de insulina quanto a aplicação de ação ultrarrápida devem ser calculadas conforme a quantidade de glicose que entrará na corrente sanguínea, imitando o que acontece no organismo sem diabetes. Em outras palavras, quanto mais carboidratos na dieta, mais glicose será absorvida e mais insulina será necessária para evitar elevação nos níveis de açúcar no sangue (glicemia).

Uma das metodologias que vigoram para orientar o paciente a determinar a quantidade de insulina a ser utilizada é a contagem dos carboidratos. Com ela, o paciente obtém maior liberdade ao se alimentar, além de apresentar menor número de hipoglicemias e melhor controle do diabetes.

Esse guia auxilia os pacientes diabéticos tipo 1 em terapia intensiva para o controle da doença. Contudo, é preciso lembrar que todo o tratamento deve estar de comum acordo com as orientações fornecidas pelo endocrinologista. Por isso, os pacientes devem discutir sempre com o médico, antes de praticarem qualquer mudança no tratamento. O auxílio de um nutricionista facilita a adequação da dieta com a dose de insulina preconizada.

É importante afirmar também que, esporadicamente, podem-se consumir alimentos ricos em açúcar, garantindo o controle do diabetes com a utilização da bomba de infusão de insulina.

O consumo excessivo desses alimentos acarreta em ganho de peso e aumento da necessidade de insulina, os quais podem ser prejudiciais à saúde. Portanto, a questão é moderação e controle.

Na Tabela 7.2, é apresentado um exemplo de refeição com a descrição de cada componente quanto à medida caseira, seu peso correspondente (g) e a quantidade associada de carboidratos.

Para calcular a necessidade de insulina, deve-se usar a seguinte fórmula:

$$\textit{Bolus de insulina} = \frac{45}{15} = 3$$

Em termos gerais, para usuários de bomba de insulina:

- Adultos: 1 unidade de insulina para cada 10 a 15 g de carboidratos
- Crianças: 1 unidade de insulina para cada 15 a 20 g de carboidratos.

Para usuários de múltiplas aplicações de insulina de ação ultrarrápida com seringa:

- Adultos: 1 unidade de insulina para cada 15 a 25 g de carboidratos

- Criança: 1 unidade de insulina para cada 20 a 30 g de carboidratos.

Deve-se tomar o *bolus* 15 min ou imediatamente antes de se alimentar, se estiver utilizando insulina de ação ultrarrápida; ingerir somente a quantidade de carboidratos planejada; e testar a glicemia 2 h e 4 a 5 h após a refeição. O ideal é que, depois de 2 h, a glicemia não tenha subido mais do que 50 pontos e retorne ao nível pré-refeição em 4 a 5 h.

Se, depois de 4 h, a glicemia estiver 20 pontos acima da dosagem inicial, é preciso diminuir a relação entre carboidratos e insulina em 2 pontos.

Se a glicemia estiver 20 pontos abaixo da dosagem inicial, deve-se aumentar a relação entre carboidratos e insulina em 2 pontos.

Deve-se anotar todos os dados cuidadosamente em uma tabela, não se esquecendo de anotar também o que foi ingerido em cada refeição e quantos carboidratos foram contados em cada porção de alimento. Anotar também os resultados de glicemia e a quantidade de insulina aplicada. Discutir com o endocrinologista e nutricionista os resultados.

Todos esses cuidados são fundamentais para se obter a definição da dose individualizada de insulina.

Regras para a contagem dos carboidratos

1. Ter a glicemia entre 80 e 120 antes da refeição: esse é o objetivo.
2. Anotar tudo o que será ingerido e a quantidade em medidas caseiras. Fazer isso cada vez que for se alimentar.
3. Identificar os alimentos que contêm carboidratos.

Nas Tabelas 7.3 a 7.6, são descritos alguns tipos de alimentos e a quantidade de carboidratos associada a eles.

Após tantas mudanças no campo da nutrição, sabe-se que, hoje, não existe uma dieta para portadores de diabetes ou dieta da American Diabetes Association (ADA). Pesquisas têm fornecido aos profissionais da saúde a guias mais flexíveis e menos rígidos.

Até 1950, listas padronizadas de porções não estavam disponíveis. Foi então que a American Dietetic Association e a ADA criaram um método de substituições, no qual os alimentos são agrupados de acordo com seus valores similares em calorias, carboidratos, proteínas e gorduras, possibilitando que alimentos do mesmo grupo sejam substituídos por outros. Infelizmente, esse método não leva em consideração as preferências do indivíduo, seu nível cultural ou estilo de vida, e, quando um diabético é incapaz de aderir a essa dieta, é considerado "não aderente", "desmotivado" ou "difícil".

Tabela 7.2 Exemplos de refeição com as respectivas medidas caseiras, seu peso correspondente (g) e a quantidade de carboidratos associada.

Alimento	Medida caseira	Correspondente (g)	Quantidade de carboidratos (g)
Arroz branco (cozido)	3 colheres (sopa)	60	15
Feijão (cozido)	2 colheres (sopa)	36	8
Carne assada	1 porção	100	–
Beterraba (cozida)	3 colheres (sopa)	42	3
Salada de alface	1 pires (chá)	22	1
Laranja	1 unidade média	150	18
Total de carboidratos			45

Tabela 7.3 Exemplos de leguminosas com as respectivas medidas caseiras, seu peso correspondente (g) e a quantidade de carboidratos associada.

Alimento	Medida caseira	Peso correspondente (g)	Quantidade de carboidratos (g)
Ervilha (cozida)	1 colher (sopa)	20	3
Sopa de ervilha	1 xícara (chá)	263	53
Feijão (cozido)	1 colher (sopa)	18	4
	1 concha pequena	60	13
	1 concha média	117	25
Grão-de-bico (cru)	1 colher (sopa)	18	11
Lentilha (cozida)	1 colher (sopa)	22	4

Tabela 7.4 Exemplos de sanduíches com as respectivas medidas caseiras, seu peso correspondente (g) e a quantidade de carboidratos associada.

Alimento	Medida caseira	Peso correspondente (g)	Quantidade de carboidratos (g)
Cachorro-quente	1 unidade média	82	17
Big Mac (McDonald's®)	1 unidade	204	41
Quarteirão (McDonald's®)	1 unidade	166	33
Cheeseburger (McDonald's®)	1 unidade	102	33
Cheeseburger com bacon	1 unidade	150	30

Tabela 7.5 Exemplos de leite e derivados com as respectivas medidas caseiras, seu peso correspondente (g) e a quantidade de carboidratos associada.

Alimento	Medida caseira	Peso correspondente (g)	Quantidade de carboidratos (g)
Leite B/C desnatado/integral	1 copo (americano)	150	7
Iogurte batido com açúcar e mel Nestlé©*	1 copo	200	28
Leite Parmalat©*	1 copo	200	30

(continua)

Tabela 7.5 (*Continuação*) Exemplos de leite e derivados com as respectivas medidas caseiras, seu peso correspondente (g) e a quantidade de carboidratos associada.

Alimento	Medida caseira	Peso correspondente (g)	Quantidade de carboidratos (g)
Leite Paulista©*	1 copo	200	31
Iogurte com frutas*	1 unidade média	120	22
Iogurte Corpus® *diet* com ameixa	1 unidade	130	8
Iogurte Dan'up® morango*	1 unidade	200	31
Iogurte *diet* Nestlé©	1 frasco	190	9
Iogurte natural	1 unidade média	120	6
Iogurte desnatado	1 copo	200	14
Queijo camembert	1 unidade	50	–
Queijo *catupiry*	1 fatia média	20	0,2
Queijo processado	1 fatia média	28	0,1
Queijo minas frescal	1 fatia média	40	–
Queijo minas meia cura	1 fatia média	40	0,7
Queijo muçarela	1 fatia média	15	–
Queijo parmesão	1 colher (sopa)	13	–
Queijo prato	1 fatia média	20	–
Queijo provolone	1 fatia média	30	1
Requeijão	1 colher (sobremesa)	20	1
Ricota	1 fatia média	40	1
Queijo suíço	1 fatia média	30	0,3

*Contêm açúcar.

Tabela 7.6 Exemplos de açúcares, chocolates e doces em geral (todos contêm açúcar) com as respectivas medidas caseiras, seu peso correspondente (g) e a quantidade de carboidratos associada.

Alimento	Medida caseira	Peso correspondente (g)	Quantidade de carboidratos (g)
Açúcar mascavo	1 colher (sopa)	15	14
	1 colher (sobremesa)	10	10
Açúcar refinado	1 colher (sopa)	15	15
	1 colher (sobremesa)	10	10
Bala caramelo de chocolate	1 unidade média	5	4
Bala de leite condensado Kopenhagen®	1 unidade	5	5
Bananada	1 fatia média	40	27
Beijinho	1 unidade	14	6
Bolo comum com glacê	1 fatia média	60	37

(*continua*)

Tabela 7.6 (*Continuação*) Exemplos de açúcares, chocolates e doces em geral (todos contêm açúcar) com as respectivas medidas caseiras, seu peso correspondente (g) e a quantidade de carboidratos associada.

Alimento	Medida caseira	Peso correspondente (g)	Quantidade de carboidratos (g)
Bolo comum sem glacê	1 fatia média	60	32
Bolo de chocolate com glacê	1 fatia média	60	33
Bolo de chocolate	1 fatia média	60	30
Bolo de coco com glacê	1 fatia média	60	36
Bolo simples	1 fatia média	60	33
Brigadeiro	1 unidade média	30	15
Cajuzinho	1 unidade pequena	12	6
	1 unidade média	25	13
	1 unidade grande	40	20
Canjica	1 porção	150	29
Chantili	1 xícara (chá)	60	7
Chicletes Adams®	1 unidade	1,7	2
Chocolate	1 bombom pequeno	20	12
Chocolate Alpino®	1 bombom	13	7
Chocolate amargo	1 bombom pequeno	20	9
	1 tablete	30	16
Chocolate Bis®	1 unidade	7	5
Chocolate com castanha de caju Nestlé®	1 tablete	45	26
Chocolate Chokito®	1 tablete	32	35
Chocolate crocante Nestlé®	1 tablete	45	61
Chocolate Diamante Negro®	1 tablete	30	19
Chocolate Diplomata®	1 tablete	80	58
Chocolate Galak®	1 tablete	45	25
Chocolate Crunch®	1 tablete	45	26
Chocolate ao leite	1 bombom pequeno	20	11
Chocolate ao leite Nestlé®	1 tablete	45	26
Chocolate ao leite Garoto®	1 tablete	30	17
Chocolate meio amargo	1 bombom pequeno	20	11
Chocolate Lollo®	1 tablete	28	20
Chocolate Prestígio®	1 tablete	35	26
Chocolate com recheio de coco	1 bombom pequeno	20	14
Chocolate Sensação®	1 tablete	50	34
Chocolate Serenata de Amor®	1 bombom	20	13

(continua)

Tabela 7.6 (*Continuação*) Exemplos de açúcares, chocolates e doces em geral (todos contêm açúcar) com as respectivas medidas caseiras, seu peso correspondente (g) e a quantidade de carboidratos associada.

Alimento	Medida caseira	Peso correspondente (g)	Quantidade de carboidratos (g)
Chocolate Sonho de Valsa®	1 bombom	21	13
Chocolate Suflair®	1 tablete	50	29
Chocolate com recheio de uva	1 bombom	20	8
Achocolatado em pó Vepê Gold® sem açúcar	1 colher rasa (sopa)	4,5	3
Cacau em pó Garoto® parcialmente desengordurado	1 colher (sopa)	20	10
Achocolatado Toddy®	1 colher (sopa)	20	16
Achocolatado Muky®/Qualitá®	1 colher (sopa)	20	18
Achocolatado Nescau®	1 colher (sopa)	20	17
Cobertura para sorvete Nestlé® caramelo	1 colher (sopa)	30	19
Cobertura para sorvete Nestlé® de chocolate	1 colher (sopa)	30	21
Cobertura para sorvete Nestlé® de morango	1 colher (sopa)	30	20
Cocada	1 unidade média	50	27
Curau	1 porção	150	30
Danete® chocolate branco	1 unidade	120	25
Danete® chocolate	1 unidade	120	28
Drops comum	1 unidade	5,5	4,4
Figo cristalizado	1 unidade média	28	21
Figo em calda	1 unidade média	28	6
Figo seco	1 unidade média	28	18
Gelatina dietética	1 tigela pequena	100	–
Gelatina comum	1 tigela pequena	100	14
Geleia comum	1 colher (sopa)	20	14
Goiaba em calda	1 metade média	43	4
Goiabada	1 fatia média	40	27
Karo®	1 colher (sopa)	15	10
Leite condensado	1 xícara de chá	300	166
	1 colher (sopa)	15	8
Marmelada	1 fatia média	40	25
Marshmallow	1 porção média	7,5	5
Mel de abelha	1 colher (sopa)	26	21
Melado de cana	1 colher (sopa)	20	11
Merengue de limão	1 fatia média	60	23
Mousse de chocolate	1 taça	63	10
Olho de sogra	1 unidade	17	9

(continua)

Tabela 7.6 (*Continuação*) Exemplos de açúcares, chocolates e doces em geral (todos contêm açúcar) com as respectivas medidas caseiras, seu peso correspondente (g) e a quantidade de carboidratos associada.

Alimento	Medida caseira	Peso correspondente (g)	Quantidade de carboidratos (g)
Ovomaltine® chocolate com mel	1 colher (sopa)	10	13
Ovomaltine® suíço sem açúcar com mel	1 colher (sopa)	10	12
Paçoca	1 unidade	30	20
Panetone	1 fatia pequena	25	13
	1 fatia média	45	23
	1 fatia grande	60	31
Panetone Bauducco®	1 fatia pequena	25	14
	1 fatia média	45	25
	1 fatia grande	60	33
Pé de moleque	1 unidade	8	6
Pera cristalizada	1 unidade média	68	52
Pera em calda	1 metade média	34	7
Pêssego em calda	1 metade média	76	15
Pipoca doce	1 xícara (chá)	15	13
Pirulito	1 unidade pequena	5	5
Pudim de baunilha	1 xícara (chá)	255	41
Pudim de caramelo	1 xícara (chá)	255	43
Pudim de chocolate	1 xícara (chá)	255	66
Pudim de leite condensado	1 fatia	130	25
Pudim de pão com passas	1 xícara (chá)	255	72
Quindim	1 unidade pequena	20	8
	1 unidade média	35	15
Sagu	1 porção	150	41
Sorvete de baunilha	1 xícara (chá)	133	32
Sorvetes Kibon®			
Chocolate	1 porção	100	27
Creme	1 porção	100	24
Flocos	1 porção	100	26
Morango	1 porção	100	24
Napolitano	1 porção	100	24
Picolé Chicabon®	1 unidade	67	19
Sorvetes Kibon® *diet*			
Chocolate	1 copo	75	14
Creme	1 porção	100	15

(*continua*)

Tabela 7.6 (*Continuação*) Exemplos de açúcares, chocolates e doces em geral (todos contêm açúcar) com as respectivas medidas caseiras, seu peso correspondente (g) e a quantidade de carboidratos associada.

Alimento	Medida caseira	Peso correspondente (g)	Quantidade de carboidratos (g)
Flocos	1 copo	76	13
Morango	1 copo	74	13
Napolitano	1 porção	100	17
Suspiro	1 unidade média	19	13
Torta de banana	1 fatia média	135	41
Torta de morango	1 fatia média	135	42
Torta de maçã	1 fatia média	135	51

Em 1994, um comitê da ADA observou que existiam poucas evidências científicas que sustentassem a ideia de restringir alimentos que contenham açúcar para indivíduos com diabetes. Notou-se que 10 g de carboidratos têm basicamente o mesmo efeito na glicemia do indivíduo, independentemente do tipo de carboidrato. Pode-se dizer que o mais importante é a quantidade de carboidratos que esse indivíduo ingere, já que 100% será transformado em glicose. A "contagem de carboidratos" foi também uma das quatro estratégias alimentares utilizadas pelo Diabetes Control and Complications Trial (DCCT), visto que muitos pacientes e profissionais consideram que esse sistema possibilita maior flexibilidade nas escolhas dos alimentos e ajuda a alcançar os objetivos glicêmicos.

Então, é possível definir a contagem de carboidratos como uma estratégia de plano alimentar com foco inicial em sua quantidade total. Enfatiza a relação entre alimentos, atividade física, glicemias e medicação. Pode ser utilizada tanto nos pacientes com diabetes melito tipo 1 quanto com tipo 2. O nutricionista determina o total em gramas de carboidrato que o paciente deve ingerir em determinada refeição ou lanche com base na medicação, nos exercícios, nos objetivos de peso e no controle glicêmico e, assim, o próprio paciente pode escolher como preencher a necessidade de carboidrato.

Em um exemplo prático com um portador de diabetes melito tipo 2, foi estabelecida a ingestão de 75 g de carboidrato para o jantar. Em uma noite, o paciente escolheu como cardápio:

Cardápio (opção 1)
• Macarrão – 1 xícara (chá) = 30 g de carboidratos
• Sobrecoxa de frango – 1 unidade = 0 g de carboidrato
• Hortaliças cruas – 1 xícara (chá) = 0 g de carboidrato
• Suco de laranja – 1 copo = 30 g de carboidratos
• Fruta – 1 unidade média = 15 g de carboidratos
• **Total = 75 g de carboidratos**

Em outro jantar, o paciente manteve o macarrão na refeição e, como sobremesa, optou por uma fatia de bolo com cobertura.

Cardápio (opção 2)
• Macarrão – 1 xícara (chá) = 30 g de carboidratos
• Sobrecoxa de frango – 1 unidade = 0 g de carboidrato
• Hortaliças cruas – 1 xícara (chá) = 0 g de carboidrato
• Suco de laranja – 1 copo = 30 g de carboidratos
• Bolo de chocolate – 1 fatia = 15 g de carboidratos
• **Total = 75 g de carboidratos**

É possível perceber, então, que esse paciente manteve as mesmas quantidades de carboidrato com a possibilidade de variar seu cardápio. Já no caso de um paciente com diabetes melito tipo 1, em terapia intensiva com múltiplas aplicações de insulina ao dia ou em uso de bomba da infusão contínua de insulina, tendo como base o mesmo exemplo:

Cardápio (opção 1)
• Macarrão – 1 xícara (chá) = 30 g de carboidratos
• Sobrecoxa de frango – 1 unidade = 0 g de carboidrato
• Hortaliças cruas – 1 xícara (chá) = 0 g de carboidrato
• Suco de laranja – 1 copo = 30 g de carboidratos
• Fruta – 1 unidade média = 15 g de carboidratos
• **Total = 75 g de carboidratos ÷ 15 = 5 unidades de insulina**

Pode-se substituir por:

Cardápio (opção 2)
• Macarrão – 1 xícara (chá) = 30 g de carboidratos
• Sobrecoxa de frango – 1 unidade = 0 g de carboidrato
• Hortaliças cruas – 1 xícara (chá) = 0 g de carboidrato
• Bolo de chocolate – 1 fatia = 15 g de carboidratos
• **Total = 75 g de carboidratos ÷ 15 = 5 unidades de insulina**

Nessas terapias, é possível saber qual a necessidade de insulina para cobrir os gramas de carboidrato por refeição a serem ingeridos. Parte-se de uma regra geral, na qual uma unidade de insulina regular ou ultrarrápida cobre 15 g de carboidrato, ou, então, descobre-se a sensibilidade com base no peso.

O paciente pode, asssim como no diabetes melito tipo 2, substituir suas refeições e, ainda, ter a liberdade de alterar os gramas de carboidratos, liberando apenas a insulina necessária para aquele momento.

Independentemente do tipo de diabetes, deve-se ressaltar a importância de o paciente avaliar sua glicemia antes e até 2 h após a refeição, para conhecimento do efeito exato individual dos alimentos na sua glicemia. Além disso, é importante reforçar que essa terapia sempre é orientada por profissionais nutricionistas, pois não se deve substituir alimentos saudáveis por doces em todas as refeições – nem mesmo os indivíduos não diabéticos. Também não se pode simplesmente ignorar as necessidades de proteínas e gorduras porque têm menor efeito na glicemia. O objetivo principal será sempre a alimentação saudável.

Produtos dietéticos

Glicose

Naturalmente presente em frutas e mel, é o substrato energético mais importante para o metabolismo humano. Constituinte do amido, sua obtenção industrial é feita a partir da hidrólise do amido por meio do sistema multienzimático. Muitas vezes, o termo "glicose" é utilizado para referir-se ao xarope de amido, que não se constitui apenas de glicose, mas também de maltose e dextrina.[30] Tem grau de doçura inferior ao da sacarose 70%; seu poder adoçante, porém, apresenta concentrações elevadas. Um grama de glicose fornece 4 kcal.

É rapidamente absorvida no trato digestivo e utilizada como fonte energética por todos os tecidos, porém é o único substrato energético utilizado por cérebro, rim, medula óssea, sistema nervoso periférico, leucócitos e eritrócitos. Armazena-se na forma de glicogênio hepático e muscular. Participa também da síntese de proteínas e gorduras, além de ser estimulante de neurotransmissores cerebrais. Até o momento, seu consumo é contraindicado para portadores de diabetes. A ingestão diária aceitável (IDA) ainda não está estabelecida.

Estévia

O esteviosídeo é quimicamente classificado como glicosídeo, o qual, por sua estrutura tridimensional, apresenta glicóforos capazes de sensibilizar as papilas gustativas da língua, produzindo sabor doce. A estévia extraída das folhas da *Stevia*

rebaudiana (Bertôni) já era utilizada pelos índios guaranis. Em 1900, o químico paraguaio Ovídio Rebaudi (1860-1931) estudou suas características, isolando um princípio amargo (com características de digestivo) e um princípio extremamente doce. Na década de 1970, a estévia foi levada para o Japão, onde foi estudada a partir de aspectos químicos, toxicológicos e de desenvolvimento de processos de extração.[31]

O perfil de sabor é semelhante ao da sacarose, mas mais persistente e residual de mentol. Adoça de 110 a 300 vezes mais que a sacarose. Apresenta sinergia com aspartame, acessulfame-K e ciclamato, mas não com sacarina. Não é cariogênico. Indicado para diabéticos. É resistente a algumas temperaturas associadas às faixas de pH.

A maioria dos estudos toxicológicos do esteviosídeo e dos extratos de estévia foi realizada no Japão, cuja conclusão é de que os glicosídeos não são tóxicos ao homem e a outras espécies animais.[32] No Brasil, foi estudado sob o aspecto de produção, sendo que, em 1987, o Divisão Nacional de Vigilância Sanitária de Alimentos (DINAL) licenciou o uso de esteviosídeo em alimentos. A IDA é de 5,5 mg/dia/kg de peso.

Polióis

O sorbitol é o poliol mais amplamente utilizado em produtos dietéticos.

Sucralose

Suas ligações carbono-cloro são estáveis e não hidrolisadas durante a digestão, sendo rapidamente excretada nas fezes. É uma substância que não apresenta efeitos teratogênicos, toxicidade ou carcinogenicidade.

Considerações finais sobre os produtos dietéticos

O desenvolvimento tecnológico na obtenção e industrialização de adoçantes dietéticos favorece o controle metabólico de diabéticos, possibilitando a estes melhor qualidade de vida.

Referências bibliográficas

1. Ménétrier J. A Medicina das Funções. Quebec: Le François; 1974.
2. Food and Agriculture Organization of the United Nations (FAO)/World and Health Organization. Codex Alimentarius Comission. Codex guidelines on nutrition labelling. CAC/GL 2. Rome, 1985. p. 33-41.
3. Costa AV da. Magnésio em Geriatria. Clínica; 110:99.
4. Pollock ML, Wilmore JH. Medicina e esporte. In: Exercício na saúde e na doença: avaliação e

prescrição para prevenção e reabilitação. 2. ed. Rio de Janeiro: MEDSI; 1993. p. 125-7

5. Perri MG, Nezu AM, Viegener BJ. Obesity: definition, prevalence and consequences. In: Improving the long-term management of obesity: theory, research, and clinical guidelines. New Jersey: John Wiley & Sons; 1992. p. 3-24.

6. Montoanelli G, Bittencourt VB, Penteado RZ, Pereira IMTB, Alvarez, MCA. Educação nutricional: uma resposta ao problema da obesidade em adolescentes. Revista Brasileira de Desenvolvimento Humano, São Paulo, 1997;7:85-93.

7. Sequeira, MM, Rickenboch M, Wietlisboch V, Tullen B, Schutz Y. Physical activity assessment using a pedometer and its comparison with a questionnaire in a large population survey. American Journal of Epidemiology. 1995;142(9):989-99.

8. Bouchard C, Tremblay A, Després JP, Nadeau A, Lupien PJ, Thériault G et al. The response to long-term overfeeding in identical twins. N Engl J Med. 1990;322(21);1477-82.

9. Cote J, Ruiz-Carrillo A. Primers for mitochondrial DNA replication generated by endonuclease G. Science. 1993;261(5122):765-70.

10. Negrão CE, Trombetta IC, Tinucci T, Forjaz CL de M. O papel do sedentarismo na obesidade. Rev Bras Hipertens. 2000;2:149-55.

11. Axelrud E, Gleiser D, Fischmann J. Obesidade na adolescência: uma abordagem para pais, educadores e profissionais da saúde. Porto Alegre: Mercado Aberto; 1999.

12. Fisberg M. Obesidade na infância e adolescência. Obesidade na infância e adolescência. São Paulo: Fundo Editorial BYK-Procienx; 1995.

13. Viuniski N. Obesidade infantil: um guia prático para profissionais da saúde. Rio de Janeiro: EPUB; 1999.

14. de Sousa AKP, de Paiva FR, Ramos FAL, Liberali R. Estratégias para o tratamento da obesidade infantil. Revista Brasileira de Obesidade, Nutrição e Emagrecimento. 2012;2(12).

15. French NK, Kent Gerlach. Topic# 2 Paraeducators and teachers: Shifting roles. Teaching Exceptional Children. 1999;32(2):69-73.

16. Fisberg M, Pedromônico MR, Braga JAP, Ferreira AMA, Pini C, Campos SCC et al. Comparação do desempenho de pré-escolares, mediante teste de desenvolvimento de Denver, antes e após intervenção nutricional. Rev Ass Med Brasil. 1997;43(2):99-104.

17. Kirschbaum C, Pirke K-M, Hellhammer DH. The 'Trier Social Stress Test' – a tool for investigating psychobiological stress responses in a laboratory setting. Neuropsychobiology. 1993;28(1-2):76-81.

18. Dâmaso AR, Teixeira LR, Curi CMON. Atividades motoras na obesidade. Obesidade na infância e adolescência. São Paulo: Fundo Editorial BYK-Procienx; 1995. p. 91-9.

19. American Psychiatric Association. Manual Diagnóstico e estatístico de transtornos mentais: DSM-V. Trad. Nascimento MI et al. Porto Alegre: Artmed; 2014.

20. Moreira MA. Modelos mentais. Investigações em ensino de ciências. Porto Alegre. 1996;1(3):193-232.

21. Deve, Aviva, Gerard E. Dallal e William H. Dietz. Dados de referência para obesidade: percentis 85 e 95 do índice de massa corporal (wt/ht2) – uma correção. American Journal of Clinical Nutrition; 1991.

22. Whatley JE et al. Does the amount of endurance exercise in combination with weight training and a very-low-energy diet affect resting metabolic rate and body composition? The American Journal of Clinical Nutrition. 1994;59(5):1088-92.

23. Sothern MS et al. The health benefits of physical activity in children and adolescents: implications for chronic disease prevention. European Journal of Pediatrics. 1999;158(4):271-4.

24. Krotkiewski M. Papel da morfologia muscular no desenvolvimento de resistência à insulina e síndrome metabólica. Paris: Presse Medicale, 1983.

25. de Vasconcelos AL, Ribeiro AT et al. The complete genome sequence of *Chromobacterium violaceum* reveals remarkable and exploitable bacterial adaptability. Proceedings of the National Academy of Sciences of the United States of America. 2003;11660-5.

26. Fabrício, SCC, Rodrigues RAP, da Costa Junior ML. Causas e consequências de quedas de idosos atendidos em hospital público. Revista de Saúde Pública 2004;38(1):93-9.

27. Boog MCF. Educação nutricional: passado, presente e futuro. Rev Nutr. 1997;10(1):5-19.

28. Plumb GW et al. Metabolismo do ácido clorogênico por plasma humano, fígado, intestino e microflora intestinal. Journal of the Science of Food and Agriculture. 1999;79(3):390-2.

29. Soares C. Educação física. Autores Associados; 2004.

30. Anderson K. Ingredients for reduced calorie foods. In: Birch GG et al. Foods for the 90's. London: Elsevier Applied Science; 1990. p. 149-167.

31. Sakaguchi M et al. Esteviosídeo um promissor adoçante natural. Alimentação, São Paulo, 1983;(66):56-68.

32 Crammer B, Ikan R. Progress in the chemistry and properties of rebaudiosides. In: Grenby TH. Developments in Sweeteners – 3. London: Elsevier Applied Science; 1987. p. 45-64.

Bibliografia

6º Congresso Brasileiro Multiprofissional em Diabetes 6ª Exposição Nacional de Produtos e Alimentos para Diabéticos Dias 7, 8 e 9 de Julho de 2001. Fundação Armando Alvares Penteado-FECAP/FAAP, São Paulo-SP. Diabetes Clínica. 2001;03.

Abbondanno U et al. The data acquisition system of the neutron time-of-flight facility n_TOF at CERN. Nuclear Instruments and Methods in Physics Research Section A: Accelerators, Spectrometers, Detectors and Associated Equipment. 2005;538(1):692-702.

Aguilar JM, Ander-Egg E. Avaliação de Serviços e Programas Sociais. Petrópolis: Vozes; 1994.

Beaser RS, Hill JVC. The Joslin Guide to diabetes. 1995.

Benner P. From novice to expert. American Journal of Nursing. 1982;8.

Benner P. From novice to expert: excellence and power in clinical nursing practice. Menlo Park: Addison-Wesley; 1984.

Buss PM. Promoção da saúde e qualidade de vida. Ciênc & Saúde Coletiva. 2000; 5(1):163-77.

Chalmers KH, Peterson A. 16 Myths of Diabetic Diet. Diabetes Medical Nutrition Therapy. A professional guide to management and nutrition resources. Holler, Harold and Pastors. The American Diabetes Association and ADA; 1999.

de Matos Fonseca V, Sichieri R, da Veiga GV. Fatores associados à obesidade em adolescentes. Rev. Saúde Pública. 1998;32(6):541-9.

Greenlee H et al. Uso de suplemento entre sobreviventes de câncer na coorte do estudo Vitaminas e Estilo de Vida (VITAL). Journal of Alternative & Complementary Medicine. 2004;10(4):660-6.

Hauchecorne CM, Barr SI, Sork TJ. Evaluation of nutrition counseling in clinical settings: Do we make a difference? J Am Diet Assoc. 1994; 94(4):437-40.

Ioshii, Pereira, Maria Angélica G et al. Prevalence of celiac disease in an urban area of Brazil with predominantly European ancestry. World Journal of Gastroenterology. 2006;12(40):6546.

Lamounier AJ. Situação da obesidade na adolescência no Brasil. In: Dutra de Oliveira JE, Lamounier AJ, Berezovsky MW, Portella Jr. OA (coords.). Obesidade e anemia carencial na adolescência: simpósio. São Paulo: Instituto Danone; 2000. p. 15-31.

Lopes MJ, Lourenço O. Concepções de enfermagem e desenvolvimento sócio-moral: Alguns dados e implicações. Análise Psicológica. 1998;XVI(4):655-65.

MERCOSUL. Grupo Mercado Comúm. Subgrupo de Trabajo nº 3. Resolucion nº 36/93. Regulamento técnico MERCOSUR para alimentos envasados. [S. l.], 1993. 8 p.

Paugam A, Bulteau AL, Dupouy-Camet J, Creuzet C, Friguet B. Characterization and role of protozoan parasite proteasomes. Trends in Parasitology. 2003;19(2):55-9.

Rogers M. Nursing science and the space age. Nursing Science. Quarterly. 1992;(1):27-34.

Swanson K. Empirical development of a middle range theory of caring. Nursing Research. 1991;40:161-6.

Viggiano CE. DAS, Jornal multidisciplinar do diabetes e patologias associadas. Diabetes Clínica. 2000;4.

Waldow V. Examinando o conhecimento na enfermagem. In: Meyer et al. Marcas da diversidade: saberes e fazeres da enfermagem contemporânea. Porto Alegre: Artmed; 1998.

Watson J. Nursing: human science and human care. A theory of nursing. Nova York: National League for Nursing; 1988.

Watson J. Nursing: the philosophy and science of caring. 2. ed. Boulder, Colorado: Associated University Press; 1985.

World Health Organization (WHO). Adolescents. In: Physical status: the use and interpretation of anthropometry. Geneva: WHO; 1995. p. 263-311.

8 Enfermagem em Saúde Comunitária

Introdução

As informações sobre a orientação alimentar nas diversas fases do desenvolvimento humano e em dietas especiais, como a vegetariana, têm por objetivo reforçar os conteúdos vistos em capítulos anteriores e relacioná-los com a prática da orientação alimentar.

Nutrição geriátrica

O envelhecimento é um processo natural, ao qual todo ser vivo está submetido, e é na redução progressiva dos tecidos que há perda da capacidade funcional destes e maior risco para doenças e enfermidades. Assim, para a manutenção e/ou recuperação da saúde, é fundamental uma alimentação equilibrada e balanceada.

Muitos fatores afetam o consumo alimentar dos idosos, como os socioeconômicos – muitas vezes, mais importantes que os fatores fisiológicos – e também os psicossociais, como depressão, distúrbios psiquiátricos e alteração de paladar e apetite em decorrência do uso excessivo de medicações. Outro problema grave, para os que vivem sozinhos, está relacionado com a dificuldade em preparar sua alimentação.

A possibilidade de deglutir alimentos que possam gerar a produção de bons nutrientes é também um dos fatores de boa qualidade de vida e saúde geral dos idosos; logo, é fundamental a presença de dentes naturais e sadios ou de próteses dentárias bem adaptadas. Se não houver adaptação fisiológica, os hábitos alimentares mudam, provocando a desordem orgânica. É importante saber que a trituração dos alimentos é um dos fatores essenciais para a redução dos problemas digestivos decorrentes de uma ingestão inadequada (mastigação insuficiente) do bolo alimentar.

As necessidades dietéticas das pessoas idosas são influenciadas pela saúde em geral, estresse nutricional de qualquer doença existente, grau de atividade física, entre outros fatores. A capacidade funcional de quase todos os órgãos diminui com o avanço da idade, mas não é possível determinar cientificamente como essas mudanças influenciam nas necessidades alimentares nutricionais.

Dados do Ministério da Saúde[1] indicam que os cidadãos na faixa etária de 65 a 74 anos perderam 93% dos dentes, revelando a precariedade de cuidados ao longo da vida adulta.

Não há estudos que comprovem que a necessidade proteica do idoso seja diferente da dos adultos jovens e dos amadurecidos. Entretanto, os idosos ficam mais frequentemente doentes, e as doenças comumente causam perda proteica significativa do organismo; assim, em face dessa exposição, as dietas planejadas para os idosos devem apresentar uma grande margem de segurança e garantia de bem-estar.

O idoso é particularmente vulnerável a várias anemias nutricionais por conta da diminuição da acidez gástrica, dificultando a absorção de ferro e vitamina B_{12}. A ausência de vegetais, como frutas, legumes e verduras, na dieta pode provocar anemia por carência de ácido fólico e vitamina C. Com o intuito de melhorar a acidez no organismo, recomenda-se a ingestão de água de abacaxi fermentada. Outro forte aliado para aumentar a acidez gástrica é o limão. E a receita é bem simples, prática e fácil: apenas deve-se deixá-lo submerso na água (de 15 a 20 min), sem precisar espremê-lo, fatiado em um copo (uma fatia em copo de 200 mℓ ou duas fatias em 250 mℓ) ou uma jarra (um limão inteiro fatiado em jarra de entre 1 e 1,5 ℓ). É importante ressaltar que é necessário ingerir o líquido em jejum, facilitando a capacidade de absorção pelo organismo, antes das refeições principais, como almoço, jantar ou ceia, em meados do período vespertino, ou no entremeio da manhã.

Outro problema relativo à alimentação com o avanço da idade é a diminuição da absorção de cálcio, podendo provocar osteoporose. O aumento da ingestão de fontes de cálcio, como o pó da semente de gergelim ou a folha de mandioca desidratada, como maneira de se intensificar tal substância no organismo, ainda é discutível.

A distensão abdominal causada por certos alimentos e a constipação intestinal são comuns, porque o tônus da musculatura intestinal diminui com o avanço da idade. Logo, a ingestão de alimentos ricos em fibras (legumes tenros, frutas e cereais integrais) deve ser incentivada para promover o peristaltismo normal. A constipação intestinal pode ser diminuída pela ingestão de 6 a 8 copos de água filtrada por dia. Nessas medidas dietéticas, deve ser evitado o uso inapropriado de alimentos laxantes, como banana, cebola, maçã e leite de vaca.

Podem-se prescrever dietas leves ou pastosas, como cremes e sopas, ao idoso que tenha dificuldades para mastigar alimentos mais endurecidos, como carnes, frutas e legumes.

Dietas vegetarianas

A dieta vegetariana é escolhida por diversos motivos, como saúde, ética, respeito aos animais e ao meio ambiente, economia, religião, entre outros. Também prevalece a escolha por um estilo de vida saudável, sem a ingestão de carne animal (tem-se disponível no mercado a carne vegetal, como o hambúrguer vegetal, à base de soja).

O vegetariano é aquele que não come nenhum tipo de carne. O vegano, ou vegetariano estrito ou puro, só consome cereais, frutas, grãos, hortaliças, leguminosas, nozes e sementes, sendo essa a base das dietas vegetarianas. Já os lactovegetarianos consomem quantidades variadas de leite, com ou sem ovos.

As três principais categorias do vegetarianismo são: ovolactovegetariana, o tipo mais popular, nos quais os alimentos vegetais são suplementados com laticínios e ovos; lactovegetariana, a mesma dieta anterior, mas sem ovos; e vegetariana estrita, conforme já descrito.

Quaisquer efeitos nocivos dessas práticas dietéticas no melhor *status* nutricional do indivíduo dependem da dieta particular, do volume e da variedade dos alimentos, e do tempo de prática. O enfermeiro deve primeiramente determinar se a prática é benéfica, neutra ou nociva. É importante mencionar que riscos nutricionais similares são aplicados a outros regimes dietéticos, bem como acostumar o indivíduo a ingerir cereais, frutas, grãos, hortaliças, leguminosas e nozes diariamente, como rotina.

Alguns fatores que podem aumentar o risco de deficiências nutricionais são: histórico de perda de peso, ingestão de laxantes ou enemas, restrição a líquidos e períodos de jejum. Mulheres grávidas e lactantes e crianças são especialmente vulneráveis às insuficiências nutricionais. Taxa de crescimento baixa em crianças vegetarianas são mais evidentes antes dos 2 anos, possivelmente em razão da inadequada suplementação alimentar das crianças amamentadas após os 6 meses de vida.[2] As dietas das pessoas com alto risco de deficiências nutricionais devem ser avaliadas cuidadosamente.

Os nutrientes que podem estar limitados ou escassos nas dietas vegetarianas são proteínas de alto valor biológico, vitamina B_{12}, riboflavina, cálcio e ferro. Esses nutrientes serão descritos a partir deste ponto.

Proteína

As proteínas vegetais têm menor valor biológico que as de origem animal. O valor biológico da proteína é sua capacidade em corroborar o crescimento e manter a estrutura corpórea, a qual está subordinada ao número e à proporção de aminoácidos que contêm. As proteínas de legumes, cereais, nozes e vegetais contêm todos os aminoácidos essenciais, mas em níveis muito menores do que as proteínas de origem animal. O baixo valor biológico das proteínas vegetais é resultado dos baixos níveis de um ou mais aminoácidos essenciais. Entretanto, quando é consumida uma mistura de proteínas vegetais, ocorre suplementação, e a proporção da mistura desses aminoácidos essenciais é análoga à das proteínas de origem animal.

Os aminoácidos essenciais são tão eficientes quanto as proteínas de origem animal, reunindo as necessidades proteicas em níveis mínimos de ingestão. Na realidade, quando combinadas diferentes proteínas de maneira apropriada, em nível nutricional, as proteínas vegetais não podem ser distinguidas das de origem animal. Contudo, deve-se considerar o perfil de aminoácidos, e não a origem ou "valor" de uma ou outra proteína, como critério nutricional para encontrar as necessidades proteicas nas dietas vegetarianas.

As fontes proteicas devem ser combinadas de maneira que a quantidade e a proporção de aminoácidos resultantes promoverão um crescimento normal e sua manutenção.[2] Para fornecer proteínas de alto valor biológico, que contenham todos os aminoácidos essenciais em proporções adequadas, as refeições devem consistir na combinação de grãos e legumes, grãos e nozes ou sementes, ou grãos e vegetais. A Figura 8.1 simplifica o planejamento das dietas vegetarianas.

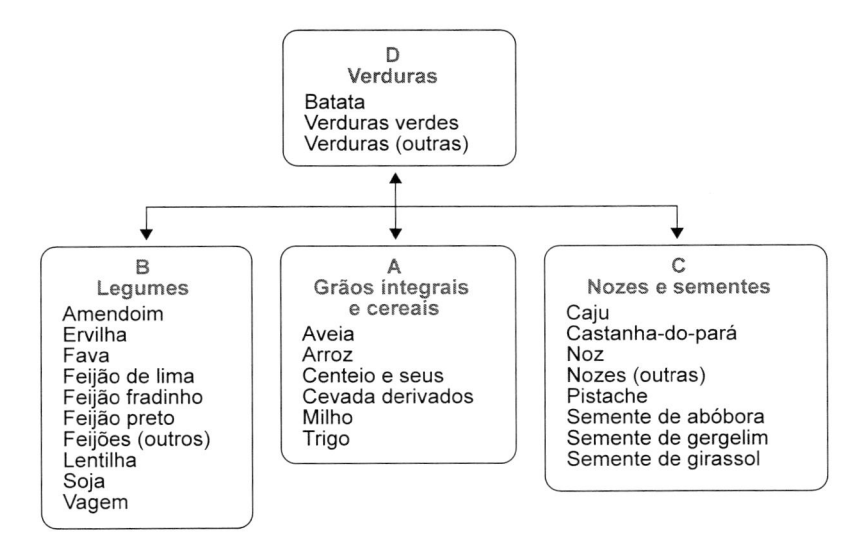

Figura 8.1 Esquema AD/BAC do balanço de suplemento proteico.

Todos os grãos integrais e seus produtos (quadro A) devem ser usados generosamente em qualquer dieta vegetariana. Eles são fontes de proteína, ferro e riboflavina, além de suplementarem as proteínas de legumes (quadro B), grãos e sementes (quadro C), e verduras (quadro D). Para que o balanço de aminoácidos seja equilibrado, a refeição deve incluir alimentos do grupo A e uma suplementação proteica do grupo B, C ou D. Se uma das refeições do cardápio diário não incluir a seleção de alimentos do grupo A, a mistura de aminoácidos resultantes não será balanceada e, nesse caso, deverá ser suplementada com ovos, derivados do leite ou por algum alimento do quadro de proteínas apropriadas.

Vitamina B_{12}

As categorias ovolactovegetarianas e lactovegetarianas em geral têm uma ingestão adequada de vitamina B_{12}, que não está presente em quantidades suficientemente significativas nos alimentos vegetais para que sejam considerados fonte dietética suficiente dessa vitamina. Entretanto, alguns indivíduos que se alimentam de dietas vegetarianas estritas, ou veganas, permanecem em boa saúde por muitos anos ou quase a vida toda, sem sintomas de deficiência. Outros são obrigados a fazer uso de uma suplementação de vitamina B_{12} ou adotar a dieta ovolactovegetariana ou lactovegetariana após alguns meses ou anos. A razão dessa variação não é clara, e os estudos nutricionais não são uniformes. A vitamina B_{12} suplementar para os vegetarianos estritos pode ser obtida por meio do leite de soja fortificado com vitamina B_{12} ou de alimentos comerciais análogos à carne fortificados com vitamina B_{12}.

Riboflavina, cálcio e ferro

Se o leite e seus produtos não estão incluídos na dieta, outras fontes de cálcio (alguns vegetais verde-escuros e algumas nozes) e riboflavina (a maioria dos grãos integrais, grãos enriquecidos e produtos de cereais) devem ser incluídas. A ingestão de ferro pode ser aumentada por meio de grãos enriquecidos e produtos de cereais. A proporção de ferro absorvida pode ser aumentada incluindo uma fonte de ácido ascórbico na dieta.

Recomendações dietéticas gerais

As dietas ovolactovegetarianas ou lactovegetarianas são saudáveis do ponto de vista nutricional, mas deve haver um esforço consciente para selecionar os alimentos apropriados em quantidades suficientes para manter um ótimo peso e saúde. Se selecionadas apropriadamente, essas dietas também são adequadas para satisfazer as necessidades dos alimentos básicos (Tabela 8.1), o que facilitará a seleção apropriada das dietas vegetarianas. Deve-se tomar cuidado no planejamento da dieta vegetariana estrita, visto que ela é deficiente em fontes proteicas com proporções de aminoácidos essenciais adequadas e também limitada em cálcio, ferro, riboflavina e vitamina B_{12}.

Tabela 8.1 Guia modificado dos alimentos básicos para as dietas vegetarianas.

Grupo de alimentos	Número de porções	
	Adulto	Gravidez e lactação
Leite e seus derivados	4	4+
Alimentos proteicos		
Legumes	2	2
Nozes	1	1+
Produtos de grãos integrais e cereais enriquecidos	6	6+
Vegetais e frutas ricos em vitamina C	3	3
Verduras verdes	1 ½	1 ½
Outros	3	3

Exemplos de receitas básicas na dieta vegana

Homus (pasta de grão de bico)

Ingredientes:
- 400 g de grão de bico cozido e escorrido (deixar 24 h de remolho para tirar todos os compostos flatulentos e antinutricionais)
- 3 col. (sopa) de *tahine*
- Suco de meio limão
- ½ col. (chá) de páprica defumada
- 1 col. (sopa) de azeite de oliva
- Sal e pimenta do reino
- 2 col. (chá) de gergelim preto ou branco
- ½ xícara (chá) de água.

Modo de preparo: bata todos os ingredientes no processador ou liquidificador, exceto o gergelim. Se a mistura ficar muito grossa, adicione água aos poucos até atingir uma textura mais lisa. Acrescente o gergelim ao final da preparação. Sugestão: usar como recheio em crepiocas, panquecas, tapiocas ou no pão pela manhã no desjejum ou no lanche da tarde.

Iogurte sem lactose

Ingredientes:
- 2 xícaras de leite de coco (ou do leite vegetal de sua preferência)
- ½ xícara de uvas-passas brancas (deixar de molho na água para amolecer)
- 1 sachê de ágar
- Suco de limão com raspas a gosto
- ½ xícara (chá) de água.

Modo de preparo: bata no liquidificador as uvas-passas (sem a água do molho) com um pouquinho do leite vegetal até formar um creme homogêneo. Adicione o restante do leite e bata bem. Leve essa mistura para uma panela com o ágar e mexa até ferver – deixe ferver de 3 a 5 min. Coloque a mistura em um recipiente e leve à geladeira. Assim que estiver consistente como uma gelatina, bata no liquidificador adicionando o suco de limão aos poucos, experimentando a mistura até alcançar o sabor desejado. Caso prefira um iogurte um pouco mais diluído, ou se estiver difícil de bater, adicione leite vegetal aos poucos até formar um creme liso e homogêneo. Sirva com frutas, geleia, granola ou com o acompanhamento de sua preferência.

Overnight vegano

Ingredientes:
- 2 col. (sopa) de chia
- 1 col. (sopa) de flocos de amaranto, quinoa ou aveia
- 1 col. (sopa) de aveia
- 1 col. (sopa) de açúcar de coco
- 1 col. (chá) de canela em pó

(continua)

(*Continuação*) Exemplos de receitas básicas na dieta vegana

• 1 col. (café) de óleo de coco
• 1 xícara de leite vegetal (coco, castanha de caju, gergelim, soja)
• 1 fruta de sua escolha picada (p. ex., morango, *kiwi*, maçã e amora).
Modo de preparo: misture tudo em um copo e deixe na geladeira por 8 h. O ideal é preparar a receita à noite para desfrutá-la no dia seguinte, durante o desjejum matinal ou o lanche da tarde.

Brownie de batata-doce com cacau

Ingredientes:
• 380 g de batatas-doces cozidas sem casca
• ½ xícara de farinha de amêndoas
• ½ xícara de óleo de coco
• ½ xícara de cacau em pó
• 3 ovos
• 4 col. (sopa) de mel
• 1 pitada de sal
• 1 col. (chá) de bicarbonato de sódio
• Castanhas-do-pará.
Modo de preparo: no processador, junte a batata-doce já cozida com a farinha de amêndoas, o óleo de coco, o cacau em pó, o ovo, o mel e a pitada de sal. Processe até obter uma mistura homogênea. Acrescente o bicarbonato de sódio, processe novamente e então adicione a castanha-do-pará picada. Processe tudo e, em seguida, despeje a massa em uma forma (untada) de 30 × 10 cm, levando ao forno preaquecido a 170°C por aproximadamente 30 a 40 min.

Pão *lowcarb* vegano

Ingredientes:
• 1 xícara de farinha de amêndoas
• 1 col. (sopa) de *psyllium*
• 1 col. (sopa) de farinha de linhaça
• 1 col. (sopa) de chia
• 1 col. (sopa) de óleo de coco
• 1 col. (sopa) de fermento [ou 1 col. (chá) de creme de tártaro + 1 col. (chá) de bicarbonato de sódio]
• 1 col. (sopa) de vinagre de maçã
• 1 col. (chá) de melado de cana
• ½ xícara (chá) de água.
Modo de preparo: misture tudo com as mãos. A massa deve ser moldada sem esfarelar-se ou ficar pegajosa, ficando úmida sem se rachar. Se precisar, adicione mais água aos pouquinhos. Leve ao forno preaquecido a 180° por aproximadamente 40 min.

Almôndegas de lentilha

Ingredientes:
• 2 xícaras (chá) de cebola picada
• 2 col. (chá) de sopa de alho
• 2 xícaras (chá) de lentilha cozida
• 1 col. (sopa) de azeitona picada
• 1 xícara (chá) de manjericão
• 1 xícara (chá) de salsa
• 1 xícara (chá) de coentro
• ¼ xícara (chá) de suco de limão
• ¼ xícara (chá) de azeite
• 1 xícara de (chá) de semente de girassol + abóbora + castanha-do-pará tostados e triturados
• ½ xícara (chá) de gergelim branco.
Modo de preparo: refogue a cebola e o alho no azeite. Processe as sementes tostadas. Processe a lentilha cozida. Acrescente manjericão, coentro, salsa, o suco de limão, sal, pimenta e azeite e processe tudo. Molde bolinhas e as envolva com o gergelim branco. Asse as almôndegas por 15 a 20 min.

Quinoa com legumes

Ingredientes:
• 1 xícara de quinoa
• 2 cebolas-roxas médias cortadas em fatias finas

(*continua*)

(*Continuação*) Exemplos de receitas básicas na dieta vegana

- 2 pimentões-vermelhos cortados em tiras de 1 cm
- 3 abobrinhas cortadas em fatias
- 100 g de cogumelo *shiitake* sem talos e fatiado
- 2 dentes de alho amassados
- 2 col. (sopa) de azeite de oliva
- 300 g de quinoa em grão
- 1 ramo de salsa picada
- 500 mℓ de água.

Modo de preparo: em uma panela média, aqueça água suficiente para cobrir o fundo. Coloque a cebola e cozinhe em fogo brando com a tampa até ficar macia, acrescentando água se necessário. Adicione o pimentão, espere amolecer e acrescente a abobrinha. Por último, acrescente o cogumelo *shiitake* e o alho, e tempere a gosto com sal. Mexa por 1 min e coloque um fio de azeite de oliva. Mexa novamente, apague o fogo e mantenha a panela tampada a fim de mantê-la quente. Cozinhe a quinoa com 2 xícaras de água. Use uma tigela pequena pincelada com azeite. Coloque primeiro os legumes, depois a quinoa, cubra com o prato, vire e retire delicadamente a tigela.

Comer nos fins de semana como refeição do almoço: cerca de 2 colheres (150 g). Adicionar mais 1 proteína além do *shiitake* da receita. Feijão, lentilha ou grão de bico (80 g). Caso sobre muito na receita, você pode congelar em porções.

Hambúrguer de *shiitake*

Ingredientes:
- 2 xícaras de *shiitake*
- 2 dentes de alho
- ½ cebola-roxa picada
- Cebolinha
- Salsinha
- Pimenta do reino
- Noz-moscada
- 1 col. (sopa) de semente de linhaça
- 1 col. (sopa) de farinha de arroz.

Modo de preparo: passe o *shiitake* no moedor. Tempere a moeção utilizando todos os ingredientes, com exceção da semente de linhaça e da farinha de arroz. Após o processo de tempero, adicione a semente de linhaça e a farinha de arroz. Misture tudo até formar uma massa, modelando-a em formato de hambúrgueres. Leve ao forno preaquecido a 200° por aproximadamente 20 min.
Serve 1 refeição.

Estrogonofe de cogumelos

Ingredientes:
- 1 xícara (chá) de cebola picada
- 1 col. (sopa) de alho picado
- 3 xícaras (chá) de *shiitake* fatiado
- 1 xícara (chá) de palmito
- Sal, pimenta e azeite (a gosto).

Para o creme:
- 1 xícara (chá) de cebola fatiada
- 2 col. (sopa) de alho picado
- 2 xícaras (chá) de extrato de tomate orgânico
- 1 xícara (chá) de tofu ou castanha de caju de remolho por 4 h
- 1 xícara (chá) de folhas de manjericão.

Modo de preparo: refogue a cebola e o alho no azeite. Junte o extrato de tomate, o tofu e o manjericão e bata tudo no liquidificador até ficar bem cremoso. Se necessário, acrescente um pouco de água. Para o creme, refogue a cebola e o alho no azeite, e junte os cogumelos, o palmito, o sal e a pimenta. Misture o creme com os cogumelos. Finalize com as folhas de manjericão.

Arroz de couve-flor

Ingredientes:
- 1 couve-flor pequena (ou metade de uma grande)
- 1 col. (sobremesa) de óleo de coco (pode ser azeite de oliva, manteiga *ghee*)
- 2 col. (sopa) de cebola cortada em cubos pequenos

(*continua*)

(Continuação) Exemplos de receitas básicas na dieta vegana

- 1 pitada de sal
- 1 col. (café) de açafrão-da-terra.

Modo de preparo: a primeira etapa é preparar a couve. Para deixá-la com aparência de arroz, há três modos de preparo. O primeiro é por meio do processador: basta colocar a couve-flor crua no processador e ir apertando a tecla pulsar até a couve ficar triturada com aparência de grãos de arroz. Essa forma é fácil e rápida. A segunda forma é por meio do liquidificador: coloque pequenas porções de couve crua e aperte a tecla pulsar. O segredo é fazer em pequenas porções por vez. E, por fim, por meio do ralador de textura densa: esse processo é um pouco mais trabalhoso, mas seu resultado é muito bom. É só ralar a couve crua no ralo grosso. Coloque o óleo de coco e a cebola em uma panela e deixe murchar; não precisa dourar. Acrescente a couve processada e refogue-a também. Vá mexendo de vez em quando. Não precisa colocar água; em poucos minutos, ela já estará cozida. Acrescente o sal e o açafrão-da-terra.

Diabetes melito

Terapêutica nutricional da criança e do adolescente diabéticos

Para o jovem diabético, a adolescência é um período crítico, e seu estilo de vida e de seus familiares requer transformações. No aspecto fisiológico, esse adolescente tem o aumento da secreção dos esteroides sexuais que caracterizam a fase e resistem às catecolaminas associadas aos conflitos psicológicos, gerando um aumento da insulinorresistência e da glicemia, e grandes dificuldades no controle metabólico.

As proteínas são essenciais para a formação de novos tecidos e sua manutenção, e devem compor 10 a 20% do total da ingestão calórica diária. Os carboidratos são a principal fonte de energia da alimentação. A porcentagem de calorias de carboidratos varia e é individualizada com base nos hábitos alimentares.

A resistência à insulina e a disfunção da célula beta estão relacionadas e envolvem uma intensa sinalização intracelular. Em condições diabéticas, o fígado, o músculo e o tecido adiposo tornam-se resistentes à ação da insulina. A tendência é a intensificação do esquema terapêutico, mas, para o adolescente diabético, o receio de ser considerado "anormal" pelos amigos dificulta as atitudes perante a doença, e eles acabam por omitir o cuidado e a administração de insulina, e também não evitam álcool e doces, gerando riscos para descompensações agudas. Outros adolescentes diabéticos se isolam e afastam-se do grupo de amigos. A doença não deverá condicionar a vida do adolescente, e sim ser integrada a ela; por isso, o enfermeiro precisa abordar nas consultas temas como álcool, contracepção e insatisfação com a imagem corporal, muito comum entre os jovens.

É importante ter sempre claros os objetivos do atendimento ao jovem diabético, não somente verificar se a insulinoterapia está correta. É preciso prevenir as complicações agudas, manter o tempo de ausência dos sintomas de hiperglicemia, promover a sensação de bem-estar físico e psíquico, manter um crescimento e desenvolvimento sexual normais, e também um peso ideal, manter apoio psicossocial e motivação ao adolescente diabético e sua família, e tentar o melhor controle metabólico para que as complicações crônicas sejam diminuídas.

A recomendação de ingestão de carboidratos é na faixa de 55 a 60% das calorias totais, dando-se preferência aos carboidratos complexos (mandioca, batata-doce, milho, banana verde, sementes, aveia em flocos grossos, arroz integral, grão-de-bico e feijão) e fibras com mais de 15 g.

Em relação às gorduras e ao colesterol, os ácidos graxos saturados devem compor 10% e as gorduras poli-insaturadas 7%, monoinsaturadas 10 a 15% totais, enfim, 30% de gorduras em relação às calorias totais.

A dieta também deve ser adequada em micronutrientes (vitaminas, minerais e oligoelementos):

- Cromo: envolve o aumento da ligação da insulina ao seu receptor e do número de receptores para insulina, tendo como fontes alimentares cereais integrais, brócolis, oleaginosas e farelo de arroz
- Vanádio: sensibiliza a ação da insulina, ativando a sinalização intracelular da insulina reduzindo a glicemia em jejum
- Zinco: antioxidante, atua no metabolismo de carboidratos e protege a insulina da degradação. Fontes: ostras, carnes vermelhas, cereais integrais, peixe e oleaginosas
- Magnésio: baixo no diabetes e, quando suplementado, melhora os receptores de insulina e o transporte da glicose dentro da célula. Fontes: vegetais folhosos escuros
- Ácidos graxos ômega-3, ácido docosa-hexaenoico (DHA) e ácido eicosapentaenoico (EPA): são potentes nutrientes anti-inflamatórios. Interferem na expressão e atividade das enzimas de metabolização da glicose

- Biotina: exerce função no controle de glicose e na hiperinsulinemia por aumentar a atividade glucoquinase hepática (enzima responsável pelo primeiro estágio na utilização da glicose pelo fígado). Fontes: gema de ovo, oleaginosas, arroz integral e maçã
- Vitamina D: funciona como um hormônio na homeostase da glicose por meio de mecanismos que ativam a secreção e liberação de insulina. O estudo do Hyppönen afirma que a vitamina D promove uma ativação geral da síntese proteica nas células beta-pancreáticas. Fontes: peixe e gema de ovo.

Terapia nutricional no diabetes melito e na insuficiência renal crônica

O diabetes melito constitui uma das principais causas de insuficiência renal crônica (IRC), que pode ser definida como uma síndrome complexa, caracterizada pela perda lenta, progressiva e irreversível das funções renais. Assim a homeostasia do organismo é rompida, ocorrendo o acúmulo de solutos urêmicos, água e eletrólitos que precisam ser removidos pela hemodiálise ou diálise peritoneal.

Vários fatores fazem o paciente de hemodiálise ter desnutrição energético-proteica, como falta de apetite (anorexia), que surge pelo acúmulo de metabólitos tóxicos; acidose metabólica; resistência à ação de hormônios anabólicos; e presença de doenças associadas, como diabetes melito e insuficiência ventricular direita. A orientação alimentar deve seguir os seguintes objetivos:

- Manter os níveis séricos de glicemia o mais próximo do normal
- Manter normais os níveis séricos de colesterol total e frações
- Evitar o desenvolvimento e retardar a progressão da IRC e de outras complicações
- Manter o estado nutricional adequado.

As recomendações de carboidratos e lipídios para pacientes com nefropatia diabética seguem o Consenso Brasileiro de Diabetes *Mellitus*, sendo 60% do aporte energético total da dieta proveniente de carboidratos e menos de 30% de gordura (menos de 10% proveniente de gordura saturada, 6 a 8% de gordura poli-insaturada e o restante de gordura monoinsaturada).[3] A restrição proteica na fase pré-diálise na IRC melhora alguns dos distúrbios metabólicos causados pela uremia, como resistência à ação da insulina, acidose metabólica, hiperparatireoidismo e outros. A prescrição de proteína na dieta de pacientes diabéticos se modifica de acordo com a fase da insuficiência renal. Para aqueles que apresentam a presença de microalbuminúria na urina ou que

têm insuficiência renal na fase pré-dialítica com taxa de filtração glomerular > 60 mℓ/min/1,73 m^2, a dieta deve conter 20% do total de energia de proteínas, o que corresponde a, aproximadamente, 1 a 1,2 g de proteína/kg/dia.[4] Já para pacientes com nefropatia estabelecida na fase pré-dialítica com taxa de filtração glomerular de 1 a 60 mℓ/min/1,73 m^2, duas formas de dieta restrita em proteínas podem ser empregadas.[4]

A primeira consiste na prescrição de 0,6 g de proteína/kg/dia, sendo que 60% devem ser de proteínas de alto valor biológico, ou seja, aquelas provenientes de alimentos de origem animal. Na segunda, pode ser prescrito 0,3 g de proteína/kg/dia proveniente apenas de alimentos de origem vegetal, suplementada com uma mistura de cetoácidos e aminoácidos essenciais. Este último regime deve ser empregado principalmente para pacientes em fase já avançada da insuficiência renal (taxa de filtração glomerular < 25 mℓ/min/1,73 m^2).

A recomendação de energia é de 30 a 35 kcal/kg/dia, para que o balanço nitrogenado neutro possa ser mantido. As recomendações de proteína e energia devem ser baseadas no peso desejado, e não no peso atual do paciente. A dificuldade normalmente encontrada consiste em alcançar esse aporte de energia, uma vez que dietas hipoproteicas limitam o uso de alguns alimentos com alto teor de energia que também contêm quantidades consideráveis de proteínas, como pães, batatas, arroz, macarrão etc. A restrição de açúcares simples, bem como a de lipídios, normalmente empregada, dificulta ainda mais alcançar a recomendação de energia proposta.

Com o início do tratamento dialítico (hemodiálise ou diálise peritoneal), as necessidades de nutrientes aumentam em razão do efeito catabólico da diálise, que, somado aos distúrbios metabólicos causados pela IRC, pelo diabetes melito e à redução do consumo alimentar decorrente da anorexia, torna esses pacientes mais suscetíveis ao desenvolvimento de quadros de desnutrição energético-proteica.[4] Assim, a recomendação proteica para pacientes diabéticos em diálise é de 1,2 a 1,4 g de proteína/kg/dia (50% alto valor biológico), acompanhada de um aporte de energia de pelo menos 35 kcal/kg/dia.

O monitoramento do estado nutricional de pacientes em diálise também deve ser frequente, e, naqueles em programa de hemodiálise, as medidas de composição corporal devem ser obtidas sempre após a sessão de hemodiálise.[5]

Em resumo, dietas hipoproteicas, associadas a uma ingestão energética adequada, devem ser empregadas para pacientes com nefropatia diabética na fase pré-dialítica, uma vez que podem retardar a progressão da IRC, além de reduzir e melhorar a sintomatologia urêmica. Já pacientes que iniciam terapia dialítica necessitam de aporte proteico mais elevado. Em ambos os casos, o monitoramento do estado nutricional desses pacientes deve ser realizado, a fim de se evitar o desenvolvimento de quadros de desnutrição.

Referências bibliográficas

1. Albuquerque PC, Stotz EN. A educação popular na atenção básica à saúde no município: em busca da integralidade. Interface-Comunicação, Saúde e Educação. 2004;8(15).
2. Hanken J, Hall BK (eds.). The skull, volume 3: functional and evolutionary mechanisms. Chicago: University of Chicago Press; 1993.
3. Sociedade Brasileira de Diabetes. Diagnóstico e classificação do diabetes melito e tratamento do diabetes melito tipo 2. Consenso Brasileiro de Diabetes Melito, São Paulo, 2000. Disponível em: http://www.diabetes.org.br/Diabetes/consenso1.htm. Acesso em: 22 jun 2017.
4. Ibrahim HN, Nath KA, Hostetter TH. Nutritional requirements of diabetes with nephropathy. In: Mitch WE, Klahr S (eds.). Handbook of nutrition and the kidney. Philadelphia: Lippincott-Raven; 1998. p. 166-200.
5. Ahmed KR, Kopple JD. Nutrition in maintenance hemodialysis patients. In: Mitch WE, Klahr S (eds.). Handbook of nutrition and the kidney. Philadelphia: Lippincott-Raven; 1998. p. 563-600.

Bibliografia

American Diabetes Association/Diabetes Clínica 04. 2000;102-32.

Brasil. Ministério da Saúde. Abordagem Nutricional em Diabetes Melito. Ministério da Saúde; 2000. p. 36-9.

Cardoso MCAF, Bujes RV. A saúde bucal e as funções da mastigação e deglutição nos idosos. Estudos Interdisciplinares sobre o Envelhecimento, São Paulo, 2010;15:1.

Hyppönen E, Power C. Vitamin D status and glucose homeostasis in the 1958 British birth cohort. Diabetes Care. 2006;29(10):2244-6.

Kopple JD, Monteon FJ, Shaib JK. Effect of energy intake on nitrogen metabolism in nondialyzed patients with chronic renal failure. Kidney Int. 1986;29:734-42.

Kopple JD. Nutritional management of nondialyzed patients with chronic renal failure. In: Kopple JD, Massry SG (eds.). Nutritional management of renal disease. Baltimore: Williams & Wilkins; 1997. p. 479-531.

Lewis EJ, Hunsicker LG, Bain RP, Rohde RD, for the Collaborative Study Group. The effect of angiotensina-converting-enzyme inhibition on diabetic nephropathy. N Engl J Med. 1993;329:1456-62.

Marques O. Diabetes na adolescência. Nascer e Crescer. 2007;16(3):179.

Pedrini MT, Levey AS, Lau J, Chalmers TC, Wang PH. The effect of dietary protein restriction on the progression of diabetic and nondiabetic renal diseases: a meta-analysis. Ann Interm Med. 1996;124:627-32.

Romão Junior JE. Doença renal crônica: definição epidemiologia e classificação. J Bras Nefrol. 2004;26(3 supl.1):1-3.

Sargent JA, Gotch FA. Mass balance: a quantitative guide to clinical nutritional therapy. J Am Diet Assoc. 1979;75:547-55.

Unfer B, Braun K, Silva CP, Pereira Filho LD. Autopercepção da perda de dentes em idosos. Interface-Comunic Saúde Educ. 2006;9(18):217-26.

Zeller K, Whittaker E, Sullivan L, Raskin P, Jacobson HR. Effect of restricting dietary protein on the progression of renal failure in patients with insulin-dependent diabetes melito. N Engl J Med. 1991;324:78-84.

9 Biodisponibilidade de Nutrientes e Visão Global das Deficiências Nutricionais

Introdução

O fato de um indivíduo ingerir uma dieta rica em nutrientes não significa que sua nutrição esteja adequada. Como se sabe, o organismo é nutrido daquilo que é digerido e absorvido, não daquilo que é unicamente ingerido.

A biodisponibilidade de um nutriente representa a medida quantitativa de sua utilização; os fatores que a determinam devem ser considerados sob os aspectos que influenciam sua absorção, distribuição para os tecidos, transformações metabólicas e excreção renal. Na prática, por exemplo, uma criança que toma diariamente leite com achocolatado em pó pode apresentar deficiência de cálcio, uma vez que o cacau contém oxalato, que forma um composto com cálcio, tor-

nando-o indisponível para absorção. O mesmo ocorre com uma dieta com excesso de proteína e de sal de cozinha, a qual aumenta a excreção urinária de cálcio.

Como se vê, é importante entender melhor as interações que ocorrem entre os vários nutrientes da alimentação. A deficiência de um nutriente pode ser causada pelo excesso ou pela falta de outro, conforme o tipo de interação entre eles (Tabela 9.1).

Esse é mais um motivo para substituir produtos refinados por integrais, pois o zinco presente nesses produtos é um mineral importante na realização de diversas funções, tendo sua necessidade aumentada principalmente no diabetes.

E não basta o alimento ter ferro na sua composição. A gema de ovo, embora rica em ferro, contém uma fosfoproteína que a torna não disponível.

Tabela 9.1 Interação entre nutrientes.

Nutrientes	Efeitos
Vitamina C (principalmente se ingerida antes da refeição), frutas cítricas, ácido cítrico e ácido málico (maçã)	Facilita a absorção do ferro
Caseína do leite de vaca	Forma coágulos grandes no sistema gastrintestinal, impedindo a absorção de zinco
Fósforo e cálcio em excesso	Prejudicam a absorção de zinco; é por isso que a adubação química muito rica em fósforo é prejudicial na agricultura atual
Cádmio	Metal pesado encontrado em grande quantidade na farinha branca e no fumo (também no fumante passivo), compete com a absorção de zinco
Alimentos enriquecidos com ferro	Podem reduzir a biodisponibilidade de zinco se, no total do dia, for ingerido ferro em excesso*

* Não é recomendado o consumo de alimentos suplementados com ferro ou qualquer outro nutriente se não for constatada carência ou se a dieta já for rica nesse nutriente.

Assim, ao contrário da crença popular, adicionar ovos na refeição prejudica não só a absorção de todo o ferro, mas também a de toda a refeição, não sendo, portanto, indicado como fonte de ferro.

Analogamente, o cálcio impede a absorção de ferro quando ingerido na mesma refeição. Hallberg[1], a partir de estudos com seres humanos, constatou que a inclusão de leite e queijo nas refeições pode reduzir a absorção do ferro em até 60%. Dessa maneira, um sanduíche de carne com queijo, regado a leite, não é uma boa combinação, visto que os laticínios interferem na absorção do ferro.

Outras interações são:

- Excesso de sal, refrigerantes à base de cola, laticínios e gorduras diminuem a absorção de magnésio em nível intestinal
- Excesso de proteína reduz a absorção de cálcio
- Fibras insolúveis, especialmente as que contêm maior quantidade de ácido fítico, impedem a absorção intestinal de minerais como cálcio, fósforo, ferro e zinco
- Alimentos ricos em ácido oxálico, como espinafre, beterraba e tomate, devem ser consumidos crus, pois assim não haverá o impedimento da absorção do cálcio decorrente da formação do oxalato de cálcio na presença de calor.

Atualmente, existem tantas influências negativas atuando sobre a saúde que não se percebe que elas provocam uma série de desequilíbrios. São exemplos desses desequilíbrios as deficiências nutricionais cada vez mais presentes na sociedade com relação a alimentação e estilo de vida antinaturais. Frequentemente, a deficiência nutricional é múltipla e complexa, e exige maior observação para identificar sua verdadeira causa.

Algumas das inúmeras possíveis causas dessas deficiências são:

- Efeitos colaterais de medicamentos
- Presença de infecção crônica
- Alergia alimentar
- Interação com outros nutrientes
- Estresse físico ou psicológico
- Presença, na dieta, de substâncias que impedem a absorção do nutriente
- Poluição ambiental
- Alimentação artificial
- Pouca oxigenação decorrente do sedentarismo e bloqueios da respiração
- Mal-absorção intestinal.

Diante desse quadro, mesmo a ênfase na suplementação ou em uma fórmula enriquecida não será capaz de resolver o problema enquanto não se tentar corrigir a verdadeira causa do desequilíbrio.

Anemia

É caracterizada pela diminuição das hemácias (células vermelhas do sangue) e pela deficiência de hemoglobina, o pigmento que transporta oxigênio. Nessa condição, o sangue leva pouco oxigênio aos tecidos, o que leva a vários distúrbios no organismo.

Existem diversos tipos de anemia; sendo a ferropriva, causada por deficiência de ferro, a mais comum. As causas associadas são inúmeras: disfunção na medula óssea, presença de infecções, parasitoses, doenças crônicas, deficiência hormonal, efeitos colaterais de medicamentos, deficiência nutricional, hipoxigenação e presença de substâncias que interferem na absorção do ferro (Figura 9.1).

Como o sistema circulatório está profundamente associado ao respiratório, qualquer alteração na capacidade respiratória afetará a circulação. Quando o fluxo respiratório no indivíduo é rápido, isso provoca uma hipoxigenação das hemácias que será refletida na diminuída oxigenação periférica, afetando os órgãos. Com o tempo, esse estado se agravará e o indivíduo torna-se anêmico.

Se o tratamento se restringir a superalimentação e medicamentos, poderá sobrecarregar o organismo e agravar o quadro, uma vez que o indivíduo precisa melhorar sua capacidade respiratória. A causa dessa deficiência respiratória pode ter origem múltipla: problemas posturais, estresse, tensões crônicas, ou problemas ortodônticos que requerem correção. Tratar de maneira holística não consiste apenas em uma atuação ampla, mas, muitas vezes, em ter uma

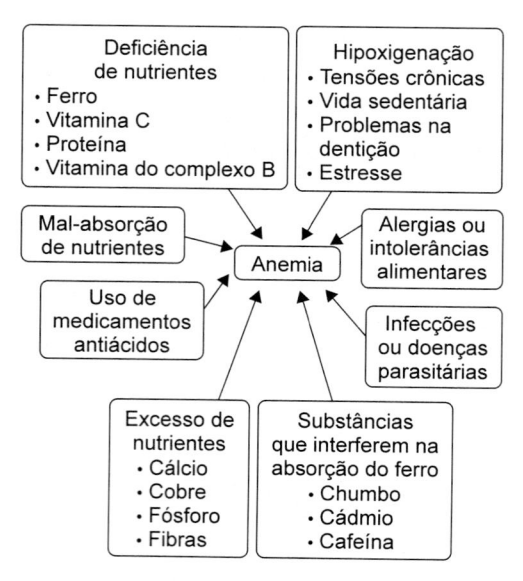

Figura 9.1 Causas de anemia.

compreensão global do indivíduo e determinar se há necessidade de encaminhamento para outros especialistas, em vez de agir de modo superficial e isolado, o que, além de não resolver a deficiência, poderá agravar o caso.

Pode ser que a causa da anemia ferropriva seja a soma de mais de um dos fatores citados. Se for de causa alérgica, de nada adianta ingerir uma dieta hiperférrica, a qual poderá piorar a situação caso os alimentos ricos em ferro (Tabela 9.2) sejam os que o indivíduo não digere adequadamente.

No entanto, caso a anemia seja de origem nutricional, algumas ações são importantes, como:

- Incluir na formulação da dieta fontes de ferro, vitaminas C e do complexo B, proteína etc.
- Evitar o excesso de cálcio e fósforo, que competem pela absorção do ferro
- Investigar a presença de reações adversas aos alimentos (alergia ou intolerância alimentar)
- Evitar cafeína e produtos industrializados que contenham cádmio, chumbo e outros metais pesados em excesso.

Tabela 9.2 Quantidade de ferro nos alimentos.

Alimento (100 g)	Ferro (mg)
Açaí	11,8
Amêndoa	4,4
Amora	3
Aveia	4,5
Brócolis (cozido)	1,3
Brócolis (cru)	15
Carne	2,5
Castanha-de-caju torrada	5,6
Castanha-do-pará	5,8
Coco seco	4,8
Damasco seco	7,6
Espinafre (cru)	3,08
Feijão-azuki	7,6
Gergelim	8,4
Hortelã	6,7
Lentilha	8,6
Merluza	0,7
Missô	3,5
Tofu	1,7

Deficiência de cálcio

Atualmente, a carência de cálcio ocorre com maior frequência, mesmo com o alto consumo de laticínios, o que confirma que somente a ingestão de alimentos ricos em cálcio não é suficiente. É imprescindível que esses alimentos sejam bem digeridos e que o cálcio esteja disponível para absorção no organismo.

O conhecimento das diversas interações possibilita avaliar a utilização biológica real dos nutrientes pelos indivíduos. Maiores investigações acerca do que ocorre durante os processos digestivos e do metabolismo, conforme apresentado no Capítulo 1 | Conceitos Básicos de Nutrição e Alimentação, e no Capítulo 2 | Fisiologia do Trato Gastrintestinal, poderão contribuir para compreender não só a importância da seleção do alimento, mas também da adequada combinação e equilíbrio entre os nutrientes que compõem a dieta. Essa visão holística dos desequilíbrios do organismo auxilia na prevenção e no tratamento das deficiências.

No entanto, a deficiência de cálcio não está associada apenas à alimentação. Uma série de fatores, como a falta de exercícios e problemas endócrinos, podem também estar envolvidos. No que tange especificamente à alimentação, são aspectos que devem ser considerados:

- Excesso de proteína que leva à perda de cálcio: estudos epidemiológicos revelam que vegetarianos não apresentam incidência elevada de deficiência de cálcio em virtude da ingestão controlada de proteína
- Presença de oxalatos e outras substâncias que impedem a absorção do cálcio: tanto o oxalato presente nos alimentos cozidos quanto as fibras interferem na absorção de cálcio. É recomendável evitar chocolates e fibras em excesso. Alimentos como tomate e espinafre são melhores se consumidos crus
- Deficiência de vitamina D: interfere no metabolismo do cálcio, uma vez que a vitamina D é fundamental nesse processo
- Deficiência de magnésio: quando existe mais cálcio do que magnésio, são liberados hormônios que retiram cálcio dos ossos e o levam para os tecidos moles. Para que o cálcio permaneça no lugar correto, isto é, os ossos, deve haver maior ingestão de alimentos ricos em magnésio
- Excesso de açúcar: o açúcar consome as reservas de vitaminas e minerais no processo de sua digestão e metabolismo. Além disso, ao causar acidez sanguínea, faz o cálcio e o magnésio serem mobilizados dos ossos para tentar reequilibrar o pH do sangue

- Presença de metais pesados: o chumbo é um metal considerado tóxico e que impede a absorção do cálcio. Esses e outros metais pesados estão presentes em enlatados, agrotóxicos, cigarros, poluição atmosférica e água tratada
- Excesso de fosfato: ocorre em razão do uso abusivo de agrotóxicos e aditivos à base de ácido fosfórico, o que resulta em um desequilíbrio na proporção de cálcio e fósforo na dieta
- Alergia alimentar: leva a distúrbios no sistema digestivo, dificultando a absorção dos nutrientes
- Excesso de cafeína: aumenta a excreção urinária de cálcio e outros minerais
- Excesso de sódio: o sódio não é ingerido apenas por meio do sal, mas também pelo uso constante de alimentos industrializados com conservantes à base de sódio.

Ingestão adequada de cálcio

Embora sejam ricos em cálcio, os laticínios têm vários fatores inconvenientes, como presença de um tipo de gordura que favorece o aumento de lipídios no sangue, fermentação digestiva, aumento da acidez no estômago, reações alérgicas, formação de muco e distúrbios gastrintestinais. É conveniente, portanto, recorrer a outras fontes, como os vegetais folhosos verdes, as castanhas e outras sementes, conforme mostra a Tabela 9.3. Aumentar a ingestão de folhas verdes temperadas com limão é um bom auxílio, pois o meio ácido favorece absorção de cálcio.

Tabela 9.3 Quantidade de cálcio nos alimentos.

Alimento (100 g)	Cálcio (mg)
Açaí	110
Acelga	112
Agrião	168
Alga marinha	1.100
Amêndoas	254
Aveia	392
Brócolis (cozido)	130
Brócolis (cru)	400
Castanha-do-pará	198
Cenoura	56
Coco	108
Couve	330
Gergelim	417

(continua)

Tabela 9.3 *(Continuação)* Quantidade de cálcio nos alimentos.

Alimento (100 g)	Cálcio (mg)
Iogurte	120
Leite integral	123
Merluza	61
Nabo	72
Salsa	195

Considerações finais

A energia vital é mais encontrada em alimentos orgânicos, uma vez que sofreram o mínimo de manipulação – são exemplos água da fonte, frutas e vegetais orgânicos frescos, cereais integrais, sementes, germinados etc. Em vários processos de armazenamento, mesmo sob refrigeração, dependendo do tempo e das condições, ocorrem alterações bioquímicas que alteram a vitalidade e o valor nutricional do alimento, como desidratação, oxidação, alteração enzimática etc.

Os alimentos frescos sempre têm energias mais elevadas do que os alimentos processados, murchos ou muito cozidos.

As necessidades nutricionais devem incluir conceitos como individualidade bioquímica e transmutação biológica. Mesmo que essa capacidade de transmutar elementos não possa ocorrer com todos os indivíduos, é uma das explicações dadas por alguns pesquisadores com relação ao fato de que algumas pessoas têm um estilo de vida diferenciado e uma dieta extremamente restrita (ou até mesmo longos períodos sem alimentação).

Outro fator importante que altera as necessidades de nutrientes é o tipo de dieta. A ingestão de açúcar branco e de cereais refinados aumenta a necessidade de cromo, assim como uma alta ingestão de proteínas e fósforo aumentam a de cálcio.

Como os nutrientes interagem o tempo todo de maneiras variadas, é preciso ter muito cuidado com suplementações isoladas e evitar os excessos de comida e combinações incompatíveis na alimentação, para reduzir as perdas que ocorrem em alguns tipos de interações.

Muitas vezes, as deficiências não se referem à falta do nutriente em si, mas a outros fatores correlatos. Um problema enfrentado, hoje, é a presença exagerada do fósforo na alimentação moderna, na forma de enlatados, refrigerantes e fertilizantes, que competem com o cálcio e podem causar ou agravar a osteoporose, principalmente se houver sedentarismo e outros fatores envolvidos.

A anemia pode advir de uma hipoxigenação (comum na atualidade), de modo que algum tipo de trabalho corporal é fundamental para sua prevenção. Se a anemia for decorrente de uma dieta errada, será necessária também uma abordagem mais ampla do que apenas a indicação de suplemento ou dieta hiperférrica, sendo, portanto, importante oferecer nutrientes que auxiliem na absorção do ferro, assim como evitar combinações inadequadas e metais pesados que interfiram no seu aproveitamento.

Referência bibliográfica

1. Trout DL, King SA, Bernstein PA, Halberg F, Cornélissen G. Circadian variation in the gastric-emptying response to eating in rats previously fed once or twice daily. Chronobiology Int., 1991;8:14-24.

Bibliografia

Coelho RG. Interações nutricionais. Parte 1: interações ao nível do trato gastrointestinal. Revista de Metabolismo e Nutrição. 1995;5(3):106-17.

Coelho RG. Interações nutricionais. Parte 2: interações ao nível do trato gastrointestinal. Revista de Metabolismo e Nutrição. 1995;5(4):179-82.

Coury SV. Terra, nutrição vital: uma abordagem holística da alimentação e saúde. Brasília: Aurora; 1999.

Cuppari L. Nutrição clínica no adulto: guias de medicina ambulatorial e hospitalar. São Paulo: Manole; 2002.

Olszewer E. ABC da medicina ortomolecular. São Paulo: Tecnopress; 1997.

Solá EJ. Manual de dietoterapia do adulto. Rio de Janeiro: Atheneu; 1988.

Apêndice 1

Manual de Enfermagem em Saúde Comunitária

Uronal Zancan e Themis Maria Dresch da Silveira Dovera

Programa de Saúde Integral para Capacitação de Grupos em Unidades Básicas e Programas de Saúde

Introdução

Programa de Saúde Integral é investir em saúde, evitando-se gastar recursos com doenças. Trata-se de uma mudança de paradigma, da doença para a saúde. A seguir, será apresentada, na íntegra, a apostila do programa para que o leitor tenha a oportunidade de desenvolver as salas de espera ou os programas particulares.

Programa de Saúde Integral

Este Programa de Saúde Integral é desenvolvido pela universidade em parceria com o dr. Uronal Zancan, ortopedista e médico do esporte. O Programa de Saúde Integral é uma seleção das melhores práticas de recuperação de saúde, algumas ainda não publicadas em português e outras que trazem avanços ainda não adotados pela maioria dos médicos. Tudo isso foi reunido de maneira didática, facilitando seu entendimento.

Zancan, em seus vídeos educativos, argumenta:

> Temos que parar de acreditar que a solução dos nossos problemas está com os médicos, terapeutas, psicólogos, consultores, *coaches*, "*personals*" de qualquer tipo. No máximo, eles podem nos ajudar com conselhos, dizendo o que outros já fizeram, mostrando alguns caminhos que serviram a outros, mas podem não ser úteis para nós.

O primeiro objetivo do programa é eliminar todo e qualquer mal-estar sintoma ou sinal de doenças. A partir daí, seu esforço será no sentido de conquistar um padrão de saúde que não possibilite mais a instalação de nenhum desconforto ou doença para buscar uma saúde integral, que é o completo estado de bem-estar físico, energéti-

co, emocional, mental, cultural, social, ambiental e espiritual. A proposta do Programa de Saúde Integral é conquistar graus cada vez mais elevados de saúde, até atingir a melhor condição saudável possível, melhorando todas as oito dimensões da saúde: físico, energético, emocional, mental, cultural, social, ambiental e espiritual.

O Programa de Saúde Integral é composto de várias técnicas, que serão apresentadas ao longo deste apêndice. A dedicação na aplicação dessas técnicas é o que determina o nível de saúde, bem-estar e qualidade de vida que será conquistado. Tudo isso dependerá da dedicação com que você aplicará os conhecimentos ensinados. A comunidade médica acredita que a saúde plena está ao alcance de todos. Aplicando-se sempre, a cada dia. Melhorando em cada situação. Zancan afirma que o paciente durante o programa deve dar um passo de cada vez, e um passo a mais, em cada momento. Isso ficará mais evidente com o desenvolver das técnicas.

Assim, o princípio fundamental do Programa de Saúde Integral é evoluir, crescer, melhorar alguma coisa em cada momento; é vencer a tendência de acomodar-se e de deixar para fazer depois, além de manter a atenção e a consciência em tudo o que estiver fazendo, não permitindo que o pensamento se ocupe de outras tarefas que não tenham a ver com a ação do momento.

Existe um provérbio tibetano que diz: "Se nós cuidarmos dos minutos, os anos cuidam de si mesmos".

O Programa orienta sobre o autossabotador que todos temos dentro de nós e ensina a dar atenção a cada minuto ao que fazemos como se fosse o momento mais importante de nossas vidas, sendo o exercício, a alimentação, a meditação e os relacionamentos geradores de saúde. Lembre-se de que a saúde está "no agora". O que você fizer agora lhe dará saúde ou doença amanhã. A saúde de hoje é consequência das ações feitas no passado. Tenha atitudes no presente que lhe tragam alegrias, e não arrependimentos no futuro.

A proposta do Programa de Saúde Integral é organizar 90 dias de treinamento. E, para Zancan, a satisfação não acontecerá ao chegar ao fim dos 90 dias. A satisfação ocorrerá durante todo o programa, em todos os dias e de maneira cada vez mais prazerosa à medida que você, gradativamente, retomar o domínio sobre seu corpo e sua mente.

Neste apêndice, são apresentadas as informações para os 90 dias de programa. As orientações serão divididas nas seguintes seções:

1. Princípios, filosofias e orientações gerais do Programa de Saúde Integral.
2. Exercícios e práticas para uma vida saudável.
3. Orientações teóricas sobre alimentação saudável.
4. Dicas de cardápios e receitas para facilitar a adoção de uma alimentação saudável.
5. Temas de saúde com informações científicas apresentadas da maneira mais didática possível para embasar seus novos hábitos de saúde.

Discussão sobre a saúde

O que é saúde e como é possível aumentá-la?

A Organização Mundial da Saúde (OMS), em sua fundação, definiu: "Saúde é o completo estado de bem-estar físico, emocional e social, e não apenas ausência de doenças e enfermidades".

Esse conceito tem dois graves problemas ou limitações: o mais importante, no entender deste programa, é definir saúde no paradigma de doença. A manifestação das doenças é tão forte na nossa vida e na nossa cultura que, mesmo para definir saúde, é necessário utilizar a lembrança de doença ou enfermidade. A segunda limitação é que, nesse conceito, deixou-se de fora a característica humana que nos diferencia dos animais. Todos os animais têm saúde física, emocional e social. Basta ver que mesmo os menos evoluídos (abelhas ou formigas) têm organização social.

Faltou uma palavra que abrangesse as qualidades inerentes ao ser humano, como altruísmo, compaixão, abdicação, ética, integridade, compartilhamento, entre outras, sem mencionar a espiritualidade. Então, em uma reunião, em 1983, foi sugerida a inclusão da palavra *espiritual* no conceito para englobar todas as características apenas encontradas no ser humano.

Por que não definir saúde apenas como "um completo estado de bem-estar", sem citar nenhuma dimensão da saúde, já que todas as dimensões estão completamente interligadas e, ao melhorar uma, automaticamente todas melhoram?

Optou-se em conceituar a saúde utilizando as quatro principais dimensões, visando ao lado prático. Quando se objetiva melhorar qualquer das dimensões da saúde, deve-se utilizar ferramentas diferentes para cada uma delas. Para melhorar o físico, utilizam-se exercícios, alimentação etc.; para melhorar o emocional, utilizam-se vivências, psicoterapias; e claro que, ao melhorar o físico, está-se automaticamente melhorando todas as outras dimensões.

Com isso em mente, muitos autores acrescentaram outras dimensões a esse conceito. Analisando todas as sugestões, resolveu-se adotar como definição: "Saúde é um completo estado de bem-estar físico, emocional, mental, cultural, social, ambiental e espiritual". Nega-se a complementar com ausência de doença e enfermidade, pois defende-se um novo paradigma de saúde, que visa à possibilidade de uma vida sem doenças, com uma morte sem enfermidades ou sofrimento.

Principais mandamentos da saúde integral

Existem centenas de ações que podem ser adotadas para desenvolver a saúde do corpo humano, mas as "dez mais", que você não pode deixar de fazer, são as seguintes, em ordem de prioridade decrescente:

1. Faça musculação. O principal fator causador de doença é o enfraquecimento muscular, que está na base desde um desconforto ou mal-estar até as doenças mais graves, como câncer ou Alzheimer, e a principal ferramenta para desenvolver a saúde é ter a maior massa muscular possível, conquistada por meios naturais.
2. Aumente a capacidade cardiovascular respiratória com exercícios anaeróbicos e aeróbicos. Quanto maior a capacidade cardíaca e a circulação do sangue pelo corpo, mais o organismo fica sadio e menos possibilidades de doenças ocorrerão.
3 Tenha uma alimentação saudável. Apesar de parecer óbvio, mais de 90% do que a maioria das pessoas ingere não é saudável.
4. Deite-se cedo, antes das 23 h.
5. Faça exercícios de gerenciamento e de estresse. Eles podem ser feitos em qualquer lugar, inclusive no trânsito, no trabalho ou em outra situação potencialmente estressante.
6. Use suplementos alimentares. É praticamente impossível se alimentar com 100% do que o corpo precisa todos os dias, por isso devem-se

adotar alguns suplementos básicos obrigatórios. À medida que seu corpo fica mais sadio, você poderá adicionar outros suplementos.

7. Exponha-se ao sol diariamente ou faça reposição de vitamina D. Mais de 95% das pessoas estão com o nível de vitamina D no sangue abaixo do adequado.

8. Melhore o funcionamento do intestino. Ter hábitos de evacuação adequados é apenas uma pequena parte da saúde do intestino. O funcionamento desse órgão é tão importante que ele é chamado de "segundo cérebro". Além disso, ele participa de outras funções fundamentais à vida saudável ou é causa de doenças.

9. Estimule seu cérebro. A degeneração cerebral que levará ao Alzheimer, ao Parkinson e a outras doenças pode começar na juventude se não forem adquiridos hábitos de exercitar adequadamente o cérebro.

10. Tenha consciência sobre cada uma de suas ações. A diferença entre uma pessoa evoluída e um troglodita é a capacidade de usar a consciência em cada momento do dia, avaliando cada pequena ação realizada. Para sobreviver em períodos mais difíceis de sua história, o homem precisou tomar decisões mais instintivas e automatizadas, o que o condicionou culturalmente a pensar pouco sobre o que fazer e a utilizar praticamente o dia todo o seu "piloto automático".

Causas para a ocorrência de doenças

1. Enfraquecimento muscular.
2. Diminuição da capacidade cardíaca.
3. Alimentação inapropriada.
4. Sono inadequado.
5. Estresse emocional e físico.

No tratamento das doenças ortopédicas, é possível afirmar que a fraqueza muscular é a principal causa de dores de coluna, tendinites, bursites, sinovites, artroses etc. Com relação aos programas de saúde, também se pode afirmar que o enfraquecimento muscular é o principal agente causador de todas as doenças degenerativas.

Assim, a melhor maneira de recuperar a saúde é fortalecendo o corpo como um todo. Para isso, a musculação é a principal ferramenta. Quanto mais se consegue aumentar a massa muscular, em qualquer idade, mais se aumenta a força e a resistência do corpo, e menos sujeitos a doenças o indivíduo fica exposto.

Cada pessoa nasce com uma capacidade de força muscular individualizada. Algumas nascem com músculos muito fracos e, ainda crianças e adolescentes, apresentam sintomas de dores musculares, tendinites e dores na coluna, decorrentes de uma capacidade muscular diminuída.

Após os 30 anos, todos começam a perder massa muscular. A partir dos 40 anos, perde-se em torno de 1% de massa muscular ao ano. Os indivíduos que já manifestavam fraqueza e dores antes dessa idade apresentarão dores mais intensas, e aqueles que eram biologicamente fortes em sua musculatura ficarão gradativamente mais fracos até que, inevitavelmente, com o avanço da idade, a musculatura se tornará tão fraca que causará o aparecimento de dores.

Há uma piada que diz que, após os 40 anos, chega-se à idade do "condor", isto é, "com dor aqui, com dor ali, com dor acolá". Na verdade, era melhor dizer que se está na "idade da fraqueza", para justificar a manifestação das dores constantes.

Paralelamente ao aparecimento dessas dores ortopédicas em todas as partes do corpo, começam a aparecer doenças como: pressão alta, diabetes, aumento do colesterol e dos triglicerídeos, obesidade, câncer, doença cardíaca, acidente vascular encefálico (AVE) etc.

Quando o indivíduo adere à musculação e começa a ficar mais forte, as dores ortopédicas vão diminuindo até desaparecerem completamente e, surpreendentemente, todas as doenças degenerativas também têm sua expressão diminuída. Quanto mais forte o indivíduo, menos doenças degenerativas ele manifesta.

Os outros quatro fatores causadores de doenças citados anteriormente também têm influência muito grande na origem das doenças, e serão vistos com mais detalhes nos tópicos seguintes, porém nenhum deles se compara com a fraqueza muscular.

Exercícios para a saúde
Musculação é o melhor exercício para o desenvolvimento da saúde

O exercício contra resistência, que aumente a força e a massa muscular, é a principal ferramenta no desenvolvimento da saúde. Existem vários exercícios que aumentam a força: ginástica com peso, pilates, exercícios funcionais, hidroginástica e outros, mas nenhum é tão seguro e eficiente como a musculação.

Em primeiro lugar, a musculação é o exercício mais seguro que existe e pode ser prescrita para qualquer pessoa, independentemente de sua condição física ou limitação, incluindo indivíduos acamados ou em cadeira de rodas. As grandes vantagens da musculação são: ela é individualizada, ou seja, o exercício com peso é definido para cada pessoa conforme a sua capacidade, e ela pode ser dosada com uma exatidão tão grande que, quando prescrita por um instrutor profissional, é impossível causar problemas para o praticante, independentemente de sua limitação.

Muitos correlacionam musculação com levantamento de quantidades absurdas de peso feitas por indivíduos mastodônticos com musculatura exagerada. Esse é um tipo de musculação chamada de fisiculturismo. Imagine uma situação em que uma pessoa de 90 anos, sentada em uma cadeira, levanta um pequeno peso de meio quilo, pois esse é o seu limite – esse também é um tipo de musculação.

Outra vantagem da musculação é que as repetições com peso podem ser interrompidas a qualquer momento, ao menor sinal de desconforto, desde que o indivíduo seja treinado a realizar o exercício com a atenção voltada às reações de seu corpo e dos segmentos envolvidos em cada exercício. Não existe nenhum outro exercício que possibilite tal controle, com tanta eficiência.

A maioria dos médicos, que, embora não estudem os efeitos dos exercícios na saúde e não pratiquem exercícios, afirma que as pessoas não deveriam fazer musculação em razão do impacto causado. Entretanto, a musculação é um dos poucos exercícios que *não* tem nenhum impacto. Os mesmos médicos mandam os pacientes fazerem hidroginástica porque tem menos impacto, quando, na verdade, a hidroginástica exige uma dose de esforço muito maior do que a dose inicial de uma musculação segura sob uma quantidade muito grande de impactos.

Outros médicos contraindicam a musculação para pacientes cardíacos, desconhecendo as indicações da Diretriz de Reabilitação Cardíaca, organizada pela Sociedade Brasileira de Cardiologia e publicada pelo Arquivo Brasileiro de Cardiologia, em 2005, que defende o uso de treinamento de força para pacientes acometidos de infarto do miocárdio. Os pacientes que realizam a recuperação com musculação têm resultado melhor do que os que realizam apenas o treinamento aeróbico convencional. Existem centenas de artigos defendendo o uso de exercícios de força para todas as patologias cardíacas. Obviamente, o exercício deve ser prescrito com cuidado redobrado por um instrutor experiente.

A musculação tem como principal objetivo o aumento da massa e da força muscular. Lembre-se sempre disso.

Se você precisa emagrecer alguns quilos, a prática de musculação é obrigatória. Qualquer programa de emagrecimento sem musculação fará o praticante perder massa muscular juntamente com o tecido adiposo e, como visto, o enfraquecimento causado pela perda da massa muscular é o principal fator causal de doenças.

Escolha da academia

Se a fraqueza muscular é a principal causa da perda de saúde, o fortalecimento muscular é a principal ferramenta na recuperação da saúde. E, para aumentar a força muscular, os exercícios contra a resistência são a melhor solução. Entre todos esses exercícios, a musculação é a melhor opção.

Hoje em dia, é muito fácil fazer musculação, pois existem academias em cada esquina de cidade grande e em qualquer cidade do interior, mas a grande pergunta é: "Como saber se essa academia da esquina é adequada para alguém que nunca fez musculação na vida?". Mais importante do que a academia e seus instrutores é o praticante estar preparado e consciente (como já visto anteriormente) de que ele é o único responsável pela recuperação de sua saúde. E, se a musculação é a principal ferramenta, ele deverá aprender a ser o principal responsável pela execução correta dos exercícios de musculação.

As academias variam muito. A cada ano, são abertas mais academias com instrutores preparados e interessados em melhorar o nível de saúde dos alunos. Entretanto, a maioria delas tem instrutores que não estão preparados para orientá-lo adequadamente, e esses profissionais nem se sentem motivados para auxiliá-lo; mesmo assim, você poderá ter todos os benefícios da musculação e nenhum problema de má execução se cuidar de alguns detalhes, explicados adiante.

Deve-se ter em mente os seguintes passos para a escolha da academia de musculação:

1. Procure uma academia perto de sua residência ou de seu trabalho. Ninguém será persistente se tiver que fazer muito esforço para chegar à academia.
2. Antes de se matricular, visite todas as academias que ficam perto de sua residência ou trabalho. Visite no horário em que você vai frequentar, assim poderá conhecer o tipo de pessoas com quem vai conviver.
3. Peça para conversar com o instrutor que vai atendê-lo. Explique para ele seus objetivos e suas dificuldades e preste atenção às suas reações. Não importam muito os detalhes técnicos que ele dará, já que você, provavelmente, não saberá avaliá-los, mas você pode avaliar o grau de interesse dele e a vontade em auxiliá-lo.
4. Mostre para o instrutor as orientações sobre musculação e o treinamento intervalado anaeróbico e preste atenção às suas reações.
5. Depois de visitar todas as academias e falar com os instrutores em potencial, escolha uma

academia, mas faça matrícula para apenas 1 mês. Todas têm pacotes para vários meses com descontos. Tente conseguir o mesmo desconto para o 1º mês de "experiência", afirmando que, no mês seguinte, fará o contrato. Assim, você poderá trocar de academia sem muito prejuízo.

> **Importante.** Nunca comece a levantar peso sem ter orientações seguras de um instrutor.

Musculação segura

Se você seguir as orientações a seguir, não haverá nenhuma possibilidade de se lesionar ou de agravar uma lesão que você já tenha.

Dez mandamentos de uma musculação segura

1. Mantenha sua atenção e sua consciência completamente focadas na postura, no movimento que está fazendo, nas reações do corpo e, principalmente, nas reações dos músculos e das articulações que estão trabalhando naquele exercício específico.
2. Para reforçar o primeiro mandamento, não se deixe distrair pelo movimento da academia, pelas pessoas bonitas que passam por você, pelas pessoas diferentes que cruzam, pela música.
3. Posicione seu corpo de maneira ereta, mas relaxada. Mantenha a coluna ereta, a cabeça bem posicionada sobre os ombros, o peito levemente para a frente e os ombros levemente para trás.
4. Mantenha a musculatura abdominal contraída mesmo se estiver fazendo exercícios com os braços ou pernas, como se toda a força do corpo partisse do abdome. Em inglês, essa região é chamada de *core*, que significa "núcleo".
5. Nenhum instrutor, nem mesmo um fisiologista de exercício, consegue saber como seu corpo está reagindo ao exercício. O instrutor sabe a técnica e pressupõe teoricamente um peso para cada exercício. Só você saberá como seu corpo responde a ele e se esse peso está adequado; por isso, preste atenção constantemente.
6. Mantenha a atenção no músculo e nas articulações trabalhando e no corpo como um todo. A qualquer sinal de desconforto ou mal-estar, interrompa o exercício e comunique ao instrutor. Com o passar do tempo, você aprenderá quais são os desconfortos considerados normais para aquele exercício e quais são os indícios de que, naquele momento, aquele músculo ou articulação não está preparado para o exercício e pode causar lesão.
7. Comece com um peso sensivelmente menor do que você suporta. Lembre-se de que as duas primeiras semanas serão de adaptação de seu corpo a uma nova rotina, e adaptação, nesse caso, significa mostrar para seus músculos e

articulações que serão exigidos em posturas, movimentos e esforços aos quais não estavam habituados. Se você está retornando de um período em que ficou sem fazer musculação, nunca recomece com o mesmo peso de quando tinha parado, use sempre pesos menores para readaptar o corpo aos exercícios.
8. Faça movimentos lentos. Quase todas as lesões durante a musculação são causadas por movimentos rápidos, chamados de balísticos. Por isso, a maioria dos casos de lesões provocadas pela musculação é em praticantes antigos.
9. Aumente o peso de maneira gradativa, degrau por degrau, sem dar "saltos" pulando pesos intermediários. Leia atentamente o tópico seguinte, sobre o período de adaptação.
10. Nunca se compare com os outros frequentadores. Não importa se aquela senhora de 79 anos está levantando mais peso que você.

Na Tabela 1, pode ser visto um exemplo de treino de musculação.

Treinamento intervalado de 8 picos

Embora esse treinamento tenha sido descrito em vários *sites* internacionais, até o momento, ainda não foi traduzido e publicado no Brasil. Talvez por isso poucos educadores físicos o conheçam.

O treinamento intervalado já é conhecido há muito tempo, mas era aplicado de maneira empírica e cada treinador tinha o seu. A Universidade de Yale, nos EUA, realizou uma pesquisa objetivando verificar o treino intervalado que liberava maior quantidade de hormônio de crescimento, já que este, no adulto, tem a função de realizar a recuperação, a remodelação e a reconstrução de todos os tecidos do organismo, incluindo o músculo cardíaco, o tecido neurológico e os órgãos (como fígado, pâncreas e tireoide, entre outros), além da produção de proteínas para a pele (colágeno e elastina) e, principalmente, na melhoria do músculo esquelético. Em consequência, também provocará uma melhoria de todos os processos metabólicos e o rejuvenescimento das células dos tecidos, trocando as mais velhas por células mais jovens, mantendo-as jovens e ativas por mais tempo.

Capacidade cardiovascular e respiratória

Certamente (todos sabem, mas poucos levam a sério), o segundo principal fator de saúde é o aumento significativo da capacidade cardíaca, vascular e respiratória, com o objetivo de ter:

- O melhor coração possível em capacidade de bombear sangue
- Um sistema circulatório capaz de levar o sangue com seus nutrientes em quantidade ade-

Tabela 1 Exemplo de treino de musculação.

Nº	Treino*	Exercício	Data		Data		Data		Data		Data		Data	
			Peso	NRUS	Peso	NRUS	Peso	NRUS	Peso	NRUS	Peso	NRUS	Peso	NRUS
1	A	Leg press												
2	A	Extensão de joelhos												
3	A	Abdução	30	12	30	16	33	10	33	14	33	20	35	7
4	A	Adução												
5	A	Tríceps												
6	A	Puxada supinada	15	13	15	15	17	11	17	12	17	13	17	14
7	A	Voador												
8	A	Abdominal infra												
9	A	Abdominal supra												
10	A	Panturrilha leg	20	10	20	13	20	17	25	10	25	15	30	8

NRUS: número de repetições da última série.

*Observações: três séries com 30 segundos de intervalo; as primeiras duas séries de 10 repetições. Na terceira série, não pare até alcançar a falha muscular. Se chegar ao esgotamento total com mais de 15 repetições, aumente o peso para alcançar a falha muscular até a 15ª repetição.

quada a todas as células do corpo e trazer eficientemente esse sangue de volta, com todas as toxinas e dejetos produzidos pelas células
- Um sistema respiratório capaz de realizar, da melhor maneira possível, a troca de gás carbônico por oxigênio.

Cérebro reptiliano | Responsável pelas funções fisiológicas

O cérebro humano é dividido em três diferentes unidades funcionais: o cérebro *reptiliano*, responsável pelas funções fisiológicas do corpo e reflexos simples; o *límbico*, que controla o comportamento emocional do indivíduo; e o *neocórtex*, que possibilita o raciocínio lógico e os pensamentos.

Os processos fisiológicos são administrados pela parte mais primitiva do cérebro, o reptiliano, mais comum nos animais que já existem há mais de um bilhão de anos. Ele tem o poder de dominar os dois cérebros mais evoluídos. Quando o cérebro reptiliano assume a coordenação do corpo, os dois outros são anulados. Sua função é, basicamente, *sobrevivência* e *reprodução*. Para a sobrevivência, são usados dois recursos: lutar ou pôr-se em fuga. Para isso, o cérebro deve dotar o corpo de recursos físicos e energéticos que façam o indivíduo sobreviver. Ele

se desenvolveu, e o ser humano só sobreviveu em um ambiente de falta de recursos porque otimizou o corpo no aproveitamento dos poucos recursos nutritivos disponíveis. Sim, porque a falta de alimentos só deixou de ser problema há menos de um século, e ainda não para todos.

O cérebro reptiliano domina e coordena todos os metabolismos fisiológicos do corpo, dando mais atenção ao sistema circulatório, pois dele depende todo o funcionamento dos outros órgãos e sistemas. Ao analisar o comportamento do coração, o cérebro sabe se o corpo está sob risco de morte ou não.

Se o coração começa a bater mais depressa, o cérebro reptiliano acredita que o corpo está em situação de perigo e deve lutar ou pôr-se em fuga. Se o batimento cardíaco sobe muito, é porque a dificuldade enfrentada é muito grande; se o batimento cardíaco alcança as frequências máximas, significa que ele e o corpo estão esgotando sua capacidade física de superar a dificuldade, e o corpo está na iminência de morrer.

Se, finalmente, o corpo superar a dificuldade e o batimento cardíaco voltar gradativamente ao normal, o cérebro reptiliano providencia imediatamente a recuperação dos tecidos lesionados e da energia esgotada, ao mesmo tempo em que libera substâncias que causam bem-estar e euforia por ter sobrevivido a essa dificuldade, e procurará, na primeira oportunidade, um repouso adequado para realizar a reparação completa dos tecidos danificados nessa luta pela sobrevivência.

Em seguida, esse cérebro lembra-se de que o corpo quase pereceu e sua capacidade de sobrevivência alcançou o limite máximo; então, ele providenciará uma mudança no metabolismo normal para melhorar todos os componentes do corpo que alcançaram seu limite máximo.

Algumas das ações que o cérebro reptiliano colocará em prática depois de superada a dificuldade são:

- Providenciar recursos para melhorar a capacidade cardíaca a fim de conseguir bombear mais sangue na próxima dificuldade
- Melhorar a capacidade vascular de conduzir esse sangue para as partes que mais precisaram dele
- Aumentar a capacidade pulmonar de oxigenar melhor esse sangue
- Analisar quais músculos chegaram ao esgotamento máximo e providenciar o aumento de sua capacidade.

Se houver alimentação disponível, o cérebro a utilizará para esses fins. Se for um período de crise e não houver alimentos à disposição, ele vai catabolizar aquelas partes que não foram utilizadas na luta pela sobrevivência, e que não eram importantes naquele momento, e vai utilizar as substâncias decorrentes desse catabolismo para alimentar melhor os tecidos que chegaram ao esgotamento máximo para salvar a vida.

Para desenvolver a capacidade cardiovascular e respiratória e ter um coração sempre forte, é preciso lembrar que seu batimento cardíaco deve ser elevado ao máximo possível, nem que seja por alguns segundos.

Para isso, devem ser realizados, principalmente, treinamentos anaeróbico (Tabelas 2 e 3) e aeróbico, além de se ter uma alimentação correta, que providencie os nutrientes necessários, e um período de repouso (sono) mais adequado possível, a fim de realizar a reparação e a construção desses tecidos com maior eficácia.

O cérebro reptiliano não tem a capacidade de entender que o batimento cardíaco alcançou a frequência cardíaca máxima por uma intenção voluntária do neocórtex correndo na esteira. Ele sempre interpretará que houve perigo de morte, lutando com um inimigo ou fugindo dele.

Tabela 2 Treino anaeróbico intervalado (8 ciclos de 30 segundos).*

	Velocidade máxima alcançada	Distância percorrida em 20 min
1º dia	9 km/h	1,7 km
2º dia	11 km/h	1,9 km
3º dia	12 km/h	2,0 km
4º dia	13 km/h	2,1 km
5º dia	15 km/h	2,1 km
6º dia	16 km/h	2,3 km
7º dia	17 km/h	2,7 km
8º dia	18 km/h	2,7 km
9º dia	18 km/h	2,9 km
10º dia	18 km/h	3,2 km
Tempo	**Velocidade**	**Exercício**
4 min	Aquecimento	Caminhando ou correndo
4' até 4'30"	Aumentar	Máxima velocidade possível
4'30" até 6'	Diminuir	Recuperação
6' até 6'30"	Aumentar	Máxima velocidade possível

(continua)

Tabela 2   (*Continuação*) Treino anaeróbico intervalado (8 ciclos de 30 segundos).*

Tempo	Velocidade	Exercício
6'30" até 8'	Diminuir	Recuperação
8' até 8'30"	Aumentar	Máxima velocidade possível
8'30" até 10'	Diminuir	Recuperação
Repetir no 10', 12', 14', 16' e 18'	Aumentar para 30" e, após, diminuir para 1'30"	Alcançar o máximo e recuperar

*Observações: após 4 min de aquecimento, iniciar aumentando gradativamente a velocidade dos 30 segundos a seguir, diminuindo a velocidade no próximo 1,5 min para sua recuperação. O 1º objetivo é alcançar o máximo de esteira (16 a 18 km/h) em um ciclo, e depois 2, 3 até alcançar 8 ciclos; o 2º objetivo é aumentar a distância, ou seja, aumentar a velocidade do aquecimento e da recuperação. Quando estiver confortável, aumentar o pico da velocidade de 30 segundos para 32, depois 34, e assim sucessivamente. Registrar sempre a velocidade máxima, mesmo que seja apenas em um ciclo.

Tabela 3   Treino aeróbico de corrida (30 min – academia ou rua).

	Tempo de corrida contínua*	Distância		Tempo de corrida contínua	Distância
1º dia	4 min	–	8º dia	30 min	3,1 km
2º dia	7 min	–	9º dia	30 min	3,13 km
3º dia	11 min	–	10º dia	30 min	3,2 km
4º dia	15 min	–	11º dia	30 min	Maior que a anterior
5º dia	21 min	–	12º dia	30 min	Maior que a anterior
6º dia	25 min	–	13º dia	30 min	Maior que a anterior
7º dia	30 min	3 km	14º dia	30 min	Maior que a anterior

*Observações: iniciar caminhando 5 min, correr e caminhar, aumentando o tempo de corrida contínua a cada treino. Quando chegar a 25 min de corrida contínua, já pode iniciar correndo. Quando estiver correndo 30 min contínuos, a cada treino, aumentar a distância.

Cérebro reptiliano na musculação

Ele interpreta o esforço físico da musculação como um trabalho essencial para conquistar alimento e sobreviver; além disso, interpreta que se trata de um esforço voluntário. Assim, se se interromper determinado exercício na zona de conforto, ele entende que a capacidade daquele músculo está adequada para a realização daquele trabalho em busca de comida. Se alcançar a falha muscular, ele interpreta que não se conseguiu terminar o trabalho, pois não houve musculatura adequada, e a comida desejada não foi adquirida. A partir dessa conclusão, ele altera vários metabolismos do corpo, a fim de providenciar mais nutrientes para aquele músculo, torná-lo mais forte e poder, na próxima tentativa, realizar completamente uma tarefa semelhante.

Princípios fisiológicos da alimentação saudável

Metabolismo da insulina

Para ser bem-sucedido na adoção de uma alimentação saudável, é fundamental ter algum conhe-cimento sobre a fisiologia da digestão ou como o que é ingerido se comporta dentro do corpo.

Mesmo sendo um tema científico, que tende a causar certo desconforto às pessoas, sua apresentação será realizada com o intuito de facilitar sua leitura e seu entendimento; por isso, é muito importante que você leia e entenda.

Entre todas as substâncias envolvidas na alimentação a mais importante, disparadamente, é a insulina. Produzida pelo pâncreas, um órgão que fica logo abaixo do estômago, a insulina tem a função de colocar a glicose para dentro das células, onde a energia será produzida. Ela é tão vital que sem sua produção e se não houver a devida reposição com injeções, ocorrerá óbito. Por outro lado, se houver qualquer aumento da produção de insulina, por menor que seja, será um dos principais causadores de inflamação no corpo inteiro e desencadeador de todas as doenças degenerativas que também acabarão em óbito prematuramente.

A produção da insulina é provocada, principalmente, pela entrada de carboidratos oriundos da alimentação no sangue. Essa produção é determinada pela velocidade com que cada alimento passa do intestino ao sangue (índice glicêmico) e pela quantidade ingerida de cada alimento (carga glicêmica).

Enquanto o pâncreas estiver completamente saudável, ele administra cargas exageradas de carboidratos sem aumentar a produção de insulina de maneira anômala. Entretanto, chega-se a um momento na vida em que o pâncreas dá sinais de sofrimento e começa a produzir insulina em demasia; a partir daí, ele nunca mais será o mesmo. Para saber se ele está produzindo insulina de modo excessivo, basta um simples exame de sangue, que mede a quantidade de insulina circulante após 12 h de jejum, junto com a dosagem de glicose.

Outra maneira de saber a situação de seu metabolismo insulínico sem fazer exame de sangue é avaliar se você já teve, em algum momento, qualquer acúmulo de gordura. Se, em alguma fase da vida, você teve um pequeno acúmulo de gordura (o famigerado "pneuzinho abdominal"), por menor que seja, é sinal de que, naquela fase, seu metabolismo insulínico estava comprometido; e se você ainda continua com esse acúmulo de gordura, você está com sua saúde comprometida.

Algumas pessoas, coloquialmente chamadas de "magras de ruim", que ingerem todo tipo de alimento exageradamente e não engordam, também têm seu metabolismo insulínico comprometido, que é constatado apenas por meio do exame de sangue. Essas pessoas tendem a apresentar manifestações de doença e até infarto do miocárdio com mais frequência do que os obesos, pois elas tendem a não controlar sua alimentação.

Então, para qualquer indivíduo que queira adotar uma alimentação saudável, independentemente de querer perder ou ganhar peso ou de ter alguma doença degenerativa, algum desconforto, mal-estar ou dor em alguma parte do corpo, depressão, estresse ou qualquer alteração de humor, a primeira coisa a se fazer é: melhorar e recuperar o metabolismo insulínico, e a melhor e mais rápida maneira é ficar um período razoável sem ingerir carboidratos.

Por período razoável, entende-se de 15 a 60 dias sem ingerir carboidratos. Todos os trabalhos científicos que analisaram esse assunto são unânimes em afirmar que adotar uma alimentação à base de proteínas e gorduras, sem carboidratos, em um período curto (até 60 dias), além de não prejudicar o organismo, é altamente saudável.

Carboidratos

São as principais fontes de energia do organismo. Existem vários tipos; alguns são saudáveis, como as frutas, e outros são altamente danosos à saúde, como o açúcar.

A grande epidemia das doenças degenerativas da vida atual é devida, principalmente, à ingestão dos carboidratos de baixa qualidade e de alto nível glicêmico (aqueles que entram rapidamente no sangue) e à alta carga glicêmica (oriunda da grande quantidade de carboidratos, em uma mesma refeição; p. ex., ingerir duas ou mais frutas).

Existem carboidratos de diferentes índices glicêmicos (baixo, médio e alto), assim como de diferentes valores nutricionais. Os de alto valor glicêmico, chamados de "carboidratos desfavoráveis", nunca devem ser ingeridos; portanto, é recomendado que, ao aderir ao programa, o indivíduo esteja preparado para isso.

Os carboidratos de baixo índice glicêmico e alto valor nutritivo têm sempre ingestão recomendada, exceto as frutas que, no início do programa, não estão liberadas.

Os carboidratos intermediários, de médio índice glicêmico, como banana, batata-doce, beterraba, cenoura e cereais integrais, serão liberados no decorrer do programa.

Primeira fase | Restrição de carboidrato

Princípio básico

Nesta etapa, não coma nenhum tipo de carboidrato, nem mesmo os saudáveis, como frutas e cereais integrais. Essa fase é fundamental para iniciar a recuperação do pâncreas e do metabolismo da insulina.

Você deverá evitar a ingesta de qualquer carboidrato por, no mínimo, 15 dias. Se for obeso ou tiver qualquer doença degenerativa por muito tempo, pode estender esse período por 30 dias. Nesse período, para "desintoxicar" o pâncreas e recuperar o metabolismo insulínico, você não deverá ingerir, nas refeições ou lanches, nenhum carboidrato, seja saudável, seja "venenoso".

Evite qualquer exceção. Cada vez que você ingerir um carboidrato, você estará prejudicando a recuperação do metabolismo insulínico por vários dias.

Alimentação nesse período

Esse é o período em que se deve ingerir apenas proteína e gordura.

1. Proteína animal: pode-se usar qualquer tipo de carne, mas lembre-se de consumir peixe pelo menos 2 vezes na semana. Nas refeições ou lanches, você deve ingerir sempre alguma quantidade de proteína.
2. Proteína vegetal: você encontra nas oleaginosas (castanha, noz, avelã e amendoim), nas sementes (de girassol e abóbora), nas leguminosas (feijões, lentilha e grão-de-bico) e nos cogumelos.

3. Sementes: pode-se usar chia, linhaça e gergelim. São alimentos ricos em fibras e auxiliam o funcionamento do intestino.

4. Proteína da soja: é encontrada no tofu (queijo de soja). Há sérias controvérsias científicas: alguns pesquisadores afirmam ser inadequada, pois, além de 90% da soja utilizada ser transgênica, causa alguns problemas de saúde. A orientação é a de evitar a soja.

5. Gorduras: você pode ingerir qualquer tipo de gordura natural. Utilize a gordura animal (manteiga, banha de porco e *ghee*) e a de origem vegetal (azeite de oliva extravirgem e óleo de coco). A gordura saturada (de origem animal) não é prejudicial como se imaginava. Nunca consuma nada com gordura industrializada, hidrogenada e gordura *trans* (margarina e todos os produtos industrializados).

6. Saladas e verduras: você pode e deve ingeri-las à vontade. Quanto mais cores colocar no prato, melhor. Antes do almoço ou do jantar, tente ingerir um prato inteiro de salada, separado do prato quente. Faça um prato exclusivamente com salada, e, só após terminá-lo, você deve se servir com o prato quente (apenas proteína).

7. Beba água: nessa etapa, você mobilizará e queimará muita gordura para produzir energia, o que levará a um aumento das cetonas no corpo. Esse aumento exige o dobro de ingestão de água, pois tende a desidratar os tecidos. Se você sentir gosto de cetona na boca é porque está tomando pouca água. Na primeira fase, beba 1 copo de água a cada meia hora e tome 1 ou 2 copos de água antes das refeições para não tomar nenhum líquido durante ou depois. Você pode também preparar águas saborizadas, acrescentando limão, gengibre, alecrim, hortelã etc.

8. Outras bebidas: com exceção das águas e dos chás naturais, todas as bebidas estão contraindicadas. Evite águas gaseificadas e em garrafas plásticas. A melhor água é a proveniente de filtros e, quanto maior o pH, melhor. Não tome bebidas alcoólicas nessa fase. Use chás à vontade (preferencialmente chá-verde ou similar). Podem ser tomados até dois cafezinhos, sem açúcar ou adoçantes.

9. Número de refeições: faça de 4 a 6 refeições por dia. Exemplo: desjejum (até 1 h após acordar), lanche da manhã, almoço, lanche da tarde, jantar, ceia. Coma quando estiver com fome, mas não deixe a fome exceder demais. Evite ingerir qualquer alimento se não tiver passado pelo menos 2 h da última refeição. A fome pode acontecer porque você se alimentou errado ou pouco na última refeição. Nessa dieta, não se passa fome nem se fazem sacrifícios.

10. Quantidade de comida: nessa fase, não há restrição de quantidade de alimento. Você pode ingerir a quantidade que quiser, mas o recomendável é que coma o suficiente para sentir-se saciado e não sentir fome pelas próximas 3 h. Nas outras fases dessa dieta, você vai aprender a controlar a quantidade de alimentos ingeridos para não se alimentar além do que precisa; por isso, é bom ir treinando a se alimentar menos. O grande segredo é ficar com aquele "gostinho de quero mais" na boca, levantar-se à mesa com um pouquinho de fome ainda.

11. Constipação intestinal: nos primeiros dias de restrição de carboidratos, as frutas do plano alimentar são retiradas, e isso causa redução da ingestão de fibras. Para não causar constipação intestinal (dificuldade de evacuar), deve ser incluída uma grande variedade de legumes e verduras nas refeições, para suprir a ausência das frutas nesse período. O prato deve ser o mais colorido possível (mínimo de quatro cores diferentes).

12. Suplementos de fibras: se você tiver tendência à constipação intestinal, é muito importante o uso de suplemento de fibras. Considerando a controvérsia quanto ao uso da soja, tente usar um suplemento não proveniente da soja, como Fibermais®, Benefiber® etc.

13. Exceções: evite qualquer exceção. Esforce-se para não ingerir nenhum carboidrato, frutas e cereais integrais e muito menos doces, pães, massas etc. Só assim você terá certeza de que seu pâncreas estará recuperado em 15 dias. Mas não se sacrifique; se a vontade for tão grande que esteja pensando em abandonar o programa, faça uma exceção: coma uma fruta. Quanto menos exceções fizer, melhor será a recuperação da sensibilidade das células à insulina.

➤ **Contraindicação.** Esse tipo de alimentação está contraindicado para pacientes com insuficiência renal.

Alimentos permitidos

- Carnes: gado, aves, cordeiro, carne suína, peixes e carnes de caça
- Frutos do mar: todos os tipos
- Queijos: todos os tipos
- Ovos (galinha, codorna): sem limitação. Dê preferência aos ovos de galinha-caipira. A clara pode ser usada à vontade. Pode também fazer omelete ou ovos mexidos
- Gorduras: use manteiga, *ghee*, banha de porco, óleo de coco e azeite de oliva extravirgem. Todas essas gorduras são saudáveis. Varie!
- Temperos e condimentos: invista no consumo de temperos naturais (alho, cebola, alho-poró, orégano, ervas finas, alecrim, manjericão, manjerona, pimentas, mostarda em pó, cominho,

curry, pápricas, canela, cravo-da-índia, gengibre, mostarda de Dijón etc.). O uso de temperos prontos é contraindicado, bem como o consumo de molho *shoyu* ou inglês, e condimentos como *ketchups* e mostardas convencionais, pois contêm açúcares e outros ingredientes artificiais que fazem mal à saúde

- Leite: o melhor é o tipo B (em saquinho)
- Feijão (preto, manteiga, mulatinho), lentilha e ervilha partida
- Hortaliças: abóbora, abobrinha, agrião, alface, berinjela, brócolis, brotos, cebola, chuchu, cogumelo, couve-manteiga, couve-flor, espinafre, abóbora, pepino, pepino em conserva, pimentão, rabanete, radite, repolho, rúcula, tomate, vagem etc.

Alimentos com restrições, mas liberados

- Soja ou queijo de soja (tofu). Há controvérsia mundial sobre o consumo da soja, conforme visto anteriormente
- Frios embutidos devem ser consumidos de maneira parcimoniosa (ou tente evitá-los).

Carboidratos

1. Carboidratos permitidos nessa fase: verduras e hortaliças, como brócolis, repolho, couve-flor, couve-manteiga, cebola, pepino, pepino em conserva, pimentão, berinjela, alface, chuchu, cogumelo, espinafre, broto de alfafa, tomate, abobrinha, abóbora-moranga e vagem. Todos os vegetais folhosos verdes, como alface, rúcula, agrião, radite etc.
2. Carboidratos favoráveis (bons) de baixo índice glicêmico (não permitidos nessa fase): alguns carboidratos são considerados bons (frutas) porque contêm importantes vitaminas, minerais e outros nutrientes essenciais à saúde, que ajudam a prevenir doenças cardíacas e câncer. Espere até a terceira fase para incluir as frutas na alimentação.
3. Carboidratos intermediários, de médio índice glicêmico: banana, batata-doce, beterraba, cenoura e cereais integrais serão liberados no decorrer do programa.
4. Carboidratos desfavoráveis, de alto índice glicêmico (nunca devem ser ingeridos): alguns desses carboidratos são chamados até mesmo de "calorias vazias", ou seja, não têm valor nutritivo. São os carboidratos refinados: açúcar branco, produtos que utilizam farinha e arroz brancos. Outros têm algum valor nutritivo, mas como têm alto índice glicêmico, fazem mais mal do que bem.

Alimentos permitidos em quantidades limitadas

- Leguminosas: 1 concha de feijão *ou* ½ concha de lentilha *ou* 2 col. de sopa de salada de grão-de-bico

- Azeitonas: 7 unidades
- Leite: 1 copo de leite integral
- Iogurte: 1 pote de iogurte natural
- Oleaginosas: 6 nozes *ou* 35 amendoins *ou* 50 pistaches *ou* 30 amêndoas *ou* 7 castanhas-do-pará *ou* 12 castanhas de caju
- Sementes: 2 col. de sopa de linhaça *ou* 2 col. de sopa de chia *ou* 2 col. de sopa de gergelim *ou* 2 col. de sopa de semente de girassol *ou* 2 col. de sopa de semente de abóbora
- Frutas gordurosas: 2 col. de sopa de abacate *ou* 2 pedaços pequenos de coco *ou* 2 col. de chá de coco desidratado ralado sem açúcar
- Sucos de frutas: devem ser evitados por todos que quiserem ter uma alimentação saudável. Eles são grandes estimuladores da produção de insulina. Os únicos sucos permitidos são o suco de limão e o suco verde.

➤ **Observação.** A linhaça e a chia são ricas em ômega-3 e fibras, evitam a formação de coágulos no sangue, diminuem o colesterol e auxiliam na saciedade e no funcionamento do intestino.

Oleaginosas

As frutas oleaginosas são sementes riquíssimas em nutrientes (Tabela 4). Representadas pelas nozes, amêndoas, castanhas e avelãs, entre outras, são bastante conhecidas por seu alto teor calórico, mas podem trazer diversos benefícios para a saúde. Fornecem as gorduras boas (mono e poli-insaturadas), que reduzem o colesterol e atuam como antioxidantes, proteínas essenciais para a formação e recuperação muscular, além de vitamina E e selênio, que também apresentam importante ação antioxidante. Devem ser acondicionadas em geladeira.

O alto teor calórico não contraindica o consumo das frutas oleaginosas, muito pelo contrário. Seus benefícios devem ser transmitidos ao organismo, mas com moderação, para que os nutrientes sejam fornecidos sem caracterizar excesso calórico, especialmente aos que controlam o peso corporal e o percentual de gordura.

Guloseimas permitidas

- Chiclete *diet* (Trident®)
- Chocolate 85% (1 ou 2 quadradinhos por dia)
- Cacau em pó para culinária
- Chá sem açúcar
- Café preto sem açúcar
- Adoçante: estévia ou xilitol (tente evitar ou diminuir).

Alimentos evitados na primeira fase

- Hortaliças: beterraba, cenoura, milho, batata, batata-doce e aipim

Tabela 4 Propriedades das frutas oleaginosas.

Frutas (100 g)*	Principais vitaminas	Quantidade de fibras (g)
Macadâmia	Vitamina B_1	5,31
Nozes	Vitaminas A e C	2,1
Amêndoas	Ácido fólico e niacina	9,5
Castanha-do-pará	Vitamina E e ácido fólico	5,93
Castanha de caju	Ácido fólico e vitamina E	3,02

*Observação: não abusar na ingestão de frutas oleaginosas, pois, em excesso, elas podem causar aumento no nível de insulina.

- Frutas: todas
- Cereais e produtos de panificação: pães, doces, bolachas, cereais, aveia, arroz e massas
- Álcool: cerveja, vinho, cachaça, vodca, uísque, licores etc.
- Açúcares: mascavo, demerara e de coco.

Dicas importantes

- Mastigue os alimentos 2 vezes mais do que está acostumado. Aproveite para sentir as diversas nuances dos sabores
- Não deixe de fazer lanches pela manhã ou pela tarde
- Tenha sempre com você algum tipo de lanche permitido. Nessa fase, podem ser castanhas, amendoim, avelãs, nozes, pistache etc.
- Tenha sempre pronto algum alimento para ser "atacado", em caso de fome: picadinho de frios, queijos picados, oleaginosas
- Aprenda a verificar os rótulos e a informação nutricional dos alimentos, observando quais têm menor teor de carboidratos ou são isentos.

Explicação científica

Ao ficar sem ingerir carboidrato, o pâncreas ficará sem receber grandes estímulos para produzir insulina. Sem receber o estímulo da glicose, as células produtoras de insulina começam, gradativamente, a diminuir a intensidade de produção, até voltarem a produzir de maneira muito comedida.

As células do corpo que adquiriram, aos poucos, resistência à utilização da glicose, exigindo cada vez mais insulina para colocar a glicose para dentro da célula, vão recuperando a sensibilidade à insulina. Por isso, é fundamental ficar esse período sem ingerir nenhum carboidrato.

A produção aumentada de insulina é o principal fator do aparecimento de todas as doenças degenerativas.

O tempo que o organismo precisa para recuperar o metabolismo da insulina varia de indivíduo para indivíduo. A maioria dos autores acredita que 10 a 15 dias são suficientes para a maioria das pessoas, mas há autores que defendem um período de 30 dias sem ingerir carboidratos para recuperar a produção de insulina e diminuir a resistência das células. Nenhum autor publicou estudo específico assinalando qualquer complicação decorrente de dietas sem carboidratos em menos de 90 dias. Por isso, esse período de recuperação do pâncreas é seguro.

Na proposta deste programa, 15 a 20 dias sem ingerir carboidratos são suficientes para regularizar o metabolismo da insulina. A partir daí, você vai, gradativamente, incluindo carboidratos de baixo índice glicêmico e alto valor nutricional na dieta, de modo que seu pâncreas nunca mais venha a funcionar de maneira anômala. Por isso, é fundamental que você tente, durante os 15 dias, não fazer exceções. Entretanto, se sentir muita vontade de ingerir carboidrato, é preferível que você faça alguma exceção a abandonar o programa, contanto que se opte apenas por uma fruta (e nunca mais do que uma). Se fizer exceções todos os dias, o programa de recuperação do pâncreas pode ser menos eficiente e seu metabolismo da insulina não ficará recuperado. Mesmo assim, continue o programa porque, no final, você terá seu metabolismo recuperado, apesar de levar um pouco mais de tempo.

Kefir

É considerado por muitos o alimento mais saudável que existe depois do leite materno. O kefir, ou quefir, é uma colônia de microrganismos simbióticos imersa em uma matriz composta de polissacarídeos e proteínas. Originário do Cáucaso (Leste Europeu), é formado por lactobacilos e leveduras aptos a fermentar diversos substratos, sendo o leite (caprino ou bovino), historicamente, o mais comum.

O metabolismo da colônia de microrganismos consome a lactose e reduz a caseína, albumina e outras proteínas aos aminoácidos que as constituem, além de sintetizar ácido láctico, a lactase e outras enzimas que ajudam a digerir a lactose restante depois da bebida ingerida.

A ingestão de kefir, em virtude de suas insuperáveis qualidades nutricionais, deve ser feita diariamente. Algumas pessoas tomam 1 ℓ/dia ou mais de kefir. Não há limites máximos.

Também não há contraindicação em administrar para crianças após o aleitamento materno. Não existem relatos tanto sobre o uso do kefir junto ao leite materno quanto contraindicando-o.

A ingestão do kefir deve ser propagado a todas as pessoas que querem um nível de saúde melhor, e seu uso deve ser orientado para que todos adquiram esse hábito saudável. A maioria das pessoas tem alguma dificuldade inicial com o gosto azedo do kefir, mas se adapta a ele em 1 ou 2 semanas.

Preparo e conservação

1. O kefir é mais bem conservado em potes de vidro.
2. A quantidade de colônia para produzir o kefir é em torno de 1 col. (sopa) cheia para um copo de 250 mℓ de leite.
3. Recomenda-se usar leite integral tipo B. A pasteurização do leite (tipo B) mata todas as bactérias, mas preserva os probióticos (lactobacilos). O UHT mata todas as bactérias, mas elimina todos os probióticos.
4. Pode-se usar leite de cabra, mas não o leite sem lactose. As colônias utilizam-se da lactose (açúcar do leite) para a produção dos lactobacilos. As pessoas com intolerância à lactose podem fazer uso do kefir, pois toda a lactose deverá estar transformada. Há relatos, porém, de que algumas pessoas podem ainda manter intolerância mesmo que toda a lactose tenha sido eliminada.
5. Pode ser mantido tampado ou coberto com um tecido (tipo tule) preso com um elástico. Alguns afirmam que, dessa maneira, fica menos ácido.
6. Devem-se utilizar, em seu manuseio, instrumentos não metálicos.
7. Recomenda-se mantê-los em locais com pouca luz e a temperaturas exteriores as mais constantes possíveis (15 a 40°C). Quanto maior a temperatura, mais rápida será a fermentação. Abaixo dos 10°C, o kefir entra em estado de hibernação; por isso, se quiser ficar um período sem utilizá-lo, guarde-o na geladeira.
8. Deve ser mantido fora da geladeira por 24 h em ambiente com menor luminosidade possível. Não há necessidade obrigatória de ser no escuro.
9. Se a colônia for grande demais para a quantidade de leite, o produto final estará pronto antes das 24 h e deverá ser transferido para uma geladeira. Caso isso não aconteça, o processo continuará e o kefir se tornará cada vez mais ácido.
10. Um dos sinais de que o kefir passou do ponto é a formação de uma "água" (alguns se referem a isso como "dessorar") em seu interior. Essa água pode ser ingerida, mas, quanto mais água houver, mais ácido será o produto final. Nesses casos, algumas colônias devem ser retiradas e separadas para doar.
11. O produto final estará pronto para ser consumido quando todo o leite estiver transformado em um creme. Se ainda houver alguma consistência líquida do leite, é sinal de que o processo não está concluído.
12. Em vez de tomar o produto final após as 24 h, alguns recomendam colocar em refrigerador todo o pote com as colônias e o produto final por mais 1 ou 2 dias antes de ingeri-lo. Nesses casos, deverá haver dois ou três recipientes em produção simultânea.
13. Quando o kefir estiver pronto para ser tomado, deverá ser coado. Sua consistência cremosa dificultará a passagem pelo coador. Pode-se utilizar uma colher de pau ou mesmo um dedo bem lavado.
14. O creme coado poderá ser tomado imediatamente ou guardado em refrigerador para ser tomado mais tarde. Assim como o iogurte, o creme de kefir pode ser adicionado a qualquer alimento e consumido junto. Alguns usam canela em pó, cacau ou fruta para melhorar o gosto.
15. As colônias que ficarem em cima do coador devem ser colocadas novamente no recipiente de vidro. A maioria dos usuários nunca lava as colônias. Não há motivos para isso. Aqueles que quiserem lavar não poderão usar água clorada (diretamente da torneira).
16. O recipiente onde são colocadas as colônias e o leite deve ser lavado, mas não todos os dias.
17. As colônias de kefir se reproduzem rapidamente.
18. As colônias retiradas do pote devem ser mantidas em refrigeração. Podem estar diluídas em leite ou não. Mesmo após vários meses, elas continuarão viáveis. Talvez demore alguns dias para produzirem kefir normalmente.
19. O kefir de água é uma adaptação do kefir de leite, mas sua qualidade nutricional é infinitamente menor. Ele tem vantagens na substituição da ingestão de água, pois, além de hidratar, contém uma quantidade de lactobacilos.

Importância das frutas

- São fontes de vitaminas e sais minerais
- Contribuem para fortalecer o sistema imunológico
- Têm ação na prevenção e no controle de algumas doenças
- Facilitam o desempenho de todo o sistema digestório
- Atuam intensamente na regularização intestinal
- Têm fibras solúveis, que ajudam a baixar o colesterol, reduzem o risco do câncer intestinal e melhoram o funcionamento do intestino

- Ajudam na redução dos níveis de gordura do sangue
- Diminuem o risco cardiovascular
- Diminuem o nível de radicais livres do corpo, retardando o envelhecimento
- Algumas frutas têm ações terapêuticas no combate a determinadas doenças (asma, alergias, cânceres) e são conhecidas como alimentos funcionais.

Frutas são carboidratos, pois têm açúcar sob a forma de frutose. A vantagem é que elas têm pouco açúcar e, como têm fibras, acabam sendo absorvidas lentamente. As porções equivalentes a unidades podem ser vistas na Tabela 5.

As frutas podem representar uma ótima fonte de nutrientes e de energia para todos, incluindo esportistas de todas as modalidades, pois são fontes de carboidratos, presentes principalmente na forma de frutose, o açúcar das frutas. Além disso, contêm vitaminas e minerais antioxidantes, como vitamina C e betacaroteno, essenciais no combate aos radicais livres formados na prática esportiva, e também ajudam no sistema imunológico.

Tabela 5 Porção de frutas e seu equivalente em unidades.

Fruta	Porção
Abacate (22 g)	¼ ou ½ abacate
Abacaxi (90 g)	2 fatias médias
Acerola (125 g)	10 unidades
Ameixa (90 g)	2 unidades médias
Banana (50 g)	1 unidade pequena
Bergamota (100 g)	2 unidades médias
Caqui (60 g)	1 unidade pequena
Goiaba (95 g)	1 unidade média
Kiwi (60 g)	1 unidade pequena
Laranja (100 g)	1 unidade média
Maçã (70 g)	1 unidade pequena
Mamão (110 g)	1 fatia média
Mamão-papaia	½ unidade
Manga (80 g)	1 unidade pequena
Melão (150 g)	1 unidade grande
Melancia (170 g)	1 fatia média
Morango (100 g)	10 unidades
Nectarina	1 unidade
Pera (75 g)	1 unidade pequena
Pêssego (100 g)	3 unidades médias
Uva (100 g)	12 unidades médias

As frutas, como sistema biológico, têm a mais alta porcentagem de água, de 80 a 90%. Sua posição de crescimento acima do solo as expõe à luz solar, comprovadamente uma "estruturadora" de água.

Água estruturada é a água contida nos vegetais e em alguns lugares do planeta que contêm os minerais de maneira estruturada nas moléculas de água, o que confere uma qualidade especial, diferentemente da água comum. Há mais água estruturada nos sistemas biológicos que na água comum.

As frutas são as mais importantes fontes de água estruturada para os sistemas do organismo humano. Pode-se dizer que a água estruturada das frutas limpa o organismo e introduz mais facilmente nas células as enzimas, os minerais e outros nutrientes.[1]

Alimentos ricos em água

A dieta do ser humano deve ser composta de 70% de água. Isso significa que, afora o hábito de beber água sempre, é necessário ingerir frutas frescas, vegetais ou sucos verdes recém-preparados.

Em vez de tentar limpar seu sistema afogando-o com água, tudo o que você tem a fazer é ingerir alimentos que sejam naturalmente ricos em água. Existem três tipos que fornecem água em abundância: frutas, legumes e brotos.

O dr. Alexander Bryce, em *The law of life and health*, afirma que:

> Quando o corpo é munido de pouco líquido, o sangue mantém um peso específico mais alto, e menos resíduos de tecidos ou células alteradas são eliminados. O corpo é assim envenenado pelas próprias excreções e a principal razão disso é que não foi fornecida uma quantidade suficiente de fluido para carregar em solução a matéria gasta que as células desprendem.[2]

O acúmulo de resíduos dentro do corpo favorece as doenças. Assim, prossegue o dr. Bryce: "Não há nenhum fluido conhecido que possa dissolver tantas substâncias sólidas como a água, que é na verdade um solvente universal".[2]

Importância das fibras

As fibras são diversos compostos de origem vegetal, ou seja, é um conjunto de moléculas complexas não fragmentáveis pelas secreções e enzimas digestivas do organismo. Existem as fibras insolúveis, encontradas em grande quantidade nos cereais, e as fibras solúveis, encontradas principalmente nas frutas e nos vegetais, especialmente na maçã, cenoura e laranja, e também em cascas e legumes.

A falta de fibras pode acarretar no desenvolvimento de diversas doenças, como obesidade, diabetes, hipercolesterolemia, constipação intestinal crônica, diverticulose, hemorroidas e câncer de cólon. Atualmente, recomenda-se o consumo de 20 a 30 g/dia de fibras.

O consumo de fibras deve estar associado a uma alta ingestão de água para que ocorra a formação do bolo fecal e sua evacuação. Quando se consome fibras sem a ingestão de água ou se ingere alimentos com pouca fibra, as fezes ficam ressecadas, o que dificulta sua evacuação, causando a chamada constipação intestinal.

Uma dieta pobre em fibras pode acarretar modificações na flora intestinal e transformar os lactobacilos em bacteroides, que, por sua vez, transformam os ácidos biliares em compostos cancerígenos.

Algumas fibras dietéticas exercem influência no metabolismo dos lipídios (gorduras), ou seja, são responsáveis pelas mudanças nos níveis de colesterol e triglicerídeos plasmáticos. Indivíduos que ingerem alta quantidade de fibras na dieta têm baixas concentrações de lipídios circulantes, pois elas reduzem os níveis de colesterol total e de colesterol ligado às LDL plasmáticas.

No caso de diabetes tipo I e II, as fibras melhoram o controle da glicemia, diminuindo as necessidades de insulina. As fibras solúveis são mais eficazes no controle glicêmico do que as insolúveis.

Uma refeição rica em fibras exige mastigação prolongada e retarda o esvaziamento gástrico, o que auxilia nas dietas de emagrecimento, pois elas dão saciedade por muito mais tempo.

Por inúmeros motivos, é de extrema importância o consumo de fibras na dieta humana, pois elas são extremamente benéficas para o organismo, proporcionando qualidade de vida.

Tipos de fibras

Solúveis

> **Pectinas, gomas, mucilagens e algumas hemiceluloses.** A fração solúvel das fibras traz benefícios à saúde, pois apresentam efeito metabólico no trato gastrintestinal, retardam o esvaziamento gástrico e o tempo do trânsito intestinal e diminuem a absorção de glicose e colesterol, além de proteger o intestino contra o câncer.

Insolúveis

> **Celulose e algumas hemiceluloses.** Fazem parte da estrutura das células vegetais e são encontradas em todos os tipos de substância vegetal. Constituem uma parte muito pequena da dieta (1 g/dia) e se encontram principalmente em frutos com casca comestível e sementes. Não se dissolvem na água, aumentam o bolo fecal e aceleram o tempo de trânsito intestinal pela absorção de água, melhorando a constipação intestinal e anulando o risco de hemorroidas e diverticulites (inflamação da parede do intestino).

Importância da água na dieta

Pelo menos 60% do peso do corpo humano é constituído de água, e o organismo depende dela para desempenhar diversas funções. A molécula de água é utilizada nas reações químicas para desempenhar um processo chamado hidrólise (hidro: água; lise: quebra). Quando o organismo está em estado de desidratação, essas reações podem ser afetadas. Além disso, a água é necessária para o controle de temperatura. O corpo perde a maior parte do excesso de calor pela evaporação do suor.

Esse importante líquido é o meio que possibilita ao sistema circulatório o transporte de nutrientes e oxigênio às células e a eliminação de toxinas por meio da urina e da transpiração. Sem água, os seres humanos não sobrevivem mais que 3 dias.

Cerca de 2 ou 3 ℓ de água por dia são consumidos pelas funções básicas, como respiração, suor e urina. Se um indivíduo estiver em um programa de exercícios regular, a quantidade de água evaporada será maior; ele perderá em média 2 ℓ de água em 3 h de exercícios. Se não houver reposição dessa água, podem ocorrer redução de volume de sangue e desidratação, com efeitos negativos sobre o desempenho. Além disso, durante o exercício, há muita queima de gordura, o que aumenta a produção de cetonas no organismo, desidratando os tecidos; por isso, é necessária a ingestão de água durante o exercício.

Sensores localizados no hipotálamo criam a sensação de sede por meio da sensibilidade à concentração de líquidos no corpo. Entretanto, muitas vezes, o mecanismo da sede retarda a verdadeira necessidade da ingestão de água, e o indivíduo só percebe isso quando os efeitos da desidratação começarem a prejudicar seu desempenho.

Muitas pessoas usam o peso corporal como referência para o excesso de gordura e acreditam que a perda de peso seja somente perda de gordura. Contudo, a perda de peso pode ser perda de água; 500 mℓ de água pesam ½ kg, assim, como só as funções básicas do corpo consomem de 2 a 3 ℓ de água, essa perda pode significar 2 a 3 kg de peso. Para manter a ingestão de água adequada, você deve beber, no mínimo, 2 a 3 ℓ de água por dia, o que corresponde a 8 a 12 copos. Indicam-se 1 a 2 copos ao levantar, e o restante distribuídos nos intervalos das refeições, até 30 min antes de cada refeição e 1 a 2 h após, para que não ocorra perda de nutrientes ou má digestão. A urina clara, quase incolor, é a indicação de que uma quantidade adequada de água está sendo ingerida.

Nem todo líquido ingerido durante o dia precisa ser água, já que ela faz parte de 90% da constituição de leite, sucos e outras bebidas. Lembre-se de não incluir nessa conta refrigerantes com cafeína e bebidas alcoólicas, pois estes atuam como diuréticos, aumentando a urina e a perda de líquidos.

pH da água

A água é o melhor solvente que existe, e o pH é determinado por meio de uma escala universal graduada de 0 a 14,0, sendo 7,0 o ponto correspondente à neutralidade. Assim, quando a água tem um pH inferior a 7,0, diz-se que é ácida; se é igual a 7,0, é neutra e, se é superior a 7,0, é alcalina. Portanto, é importante saber que, em condições de saúde, o líquido intracelular e extracelular apresenta um pH que oscila entre 7,35 a 7,45, ou seja, é levemente alcalino. O organismo tende à alcalinidade, e água saudável deve ser água alcalina.

Alguns valores comuns de pH:

- Suco gástrico: 2,0
- Coca-Cola®: 2,5
- Vinagre: 2,9
- Água natural, pura: 7,0
- Água do mar: 8,0
- Cloro: 12,5.

O pH do sangue levemente alcalino aumenta a oxigenação das células e a imunidade, uma vez que vírus e bactérias precisam de um meio ácido para sobreviver. Assim como o fogo precisa de oxigênio para existir, os vírus e as bactérias necessitam de um meio ácido para se manterem vivos.

Quando o pH do sangue está abaixo do normal, o organismo está propenso a qualquer tipo de doença.

➤ **Dica.** A água deve ser tomada constantemente em pequenos goles. Dessa maneira, ela é mais bem distribuída para as células. Quando são ingeridos grandes goles de água, há uma diluição do sangue, sugerindo uma hiper-hidratação (artificial) ao corpo, que fará o rim eliminar esse "excesso" de água na urina. A água hidrata, limpa e desintoxica o organismo.

Chás

- Alcachofra: é um estimulante da secreção biliar, reduz a taxa de colesterol, facilita a digestão das gorduras, estimula as funções do fígado e é diurética
- Boldo: melhora a digestão e é diurético
- Cravo-da-índia: previne gases estomacais
- Camomila: melhora a digestão e é um calmante natural
- Cáscara-sagrada: estimula as funções hepáticas e gástricas, é um laxante leve, regula a flora intestinal e ativa o metabolismo
- Chá-verde: é um excelente antioxidante, tem princípios que auxiliam a desintoxicar o organismo, reduz o risco de doenças cardíacas,

reduz o risco de câncer e aumenta a imunidade
- Chapéu-de-couro: elimina o ácido úrico do corpo e é um excelente diurético
- Erva-doce: atua como calmante natural
- *Ginseng*: é um estimulante natural, combate o estresse e diminui as taxas de colesterol
- Maracujá: é um calmante natural, auxilia no tratamento contra insônias
- Menta: auxilia na digestão
- Quebra-pedra: auxilia no tratamento das doenças das vias urinárias. É um laxante leve.

As folhas e sementes devem ser utilizadas por meio de infusão. Aqueça a água sem deixar ferver, acrescente a erva e tampe o recipiente por 4 min. Coe e beba em seguida.

Os caules, hastes ou cascas precisam passar por cocção. Adicione a matéria-prima na água quente e deixe em ebulição por 10 min. Apague o fogo e espere amornar, coe e beba em seguida.

Os chás não devem ser requentados, pois perdem seus princípios ativos.

Importância das gorduras

As gorduras são nutrientes essenciais para a saúde. É preciso ingerir gorduras, já que o organismo não consegue produzi-las sozinho. Durante muito tempo elas foram demonizadas, a ponto de muitos, ainda hoje, justificarem que fazem uma alimentação saudável dizendo que "não comem gorduras". Definitivamente, a gordura é mais importante para a saúde do que o carboidrato.

A ingestão de gordura não é a causa do aumento do colesterol ruim e dos triglicerídeos no sangue, que levarão à obstrução arterial, às doenças cardíacas e obstrutivas e a óbito precoce. A principal causa desse aumento é a ingestão dos carboidratos, seguida pela ingestão das gorduras industrializadas (artificiais) e, por fim, pela ingestão de gorduras naturais em demasia. Mais de 70% do colesterol ruim e dos triglicerídeos circulantes que entupirão as artérias são produzidos pelo fígado utilizando os carboidratos como matéria-prima.

Todos os povos do mundo (p. ex., os esquimós) que ingerem gorduras naturais (p. ex., gordura de foca), mesmo em grandes quantidades, mas não ingerem carboidratos, não desenvolvem doenças degenerativas. No entanto, se começarem a ingerir carboidratos simples, apresentarão as mesmas doenças cardiovasculares em intensidade maior.

Funções da gordura

- Serve de combustível para o metabolismo e armazena energia
- É parte fundamental da membrana celular, controlando a entrada e a saída das substâncias permitidas

- Protege e isola os órgãos vitais
- É fundamental para a saúde hormonal. Sem gordura, não haveria vida sexual
- É importante na formação da testosterona, que produz aumento da massa muscular em quem faz exercícios
- Transporta e armazena as vitaminas lipossolúveis (A, D, E e K)
- Tem papel importante no crescimento, na imunidade, na reprodução, na reparação dos tecidos e na função das proteínas, entre outros
- Protege contra o frio.

Tipos de gordura

As gorduras se dividem em naturais, encontradas na natureza e importantes para a saúde do organismo, e artificiais, produzidas industrialmente em laboratórios, prejudicam a saúde, e nunca deveriam ser ingeridas. Algumas gorduras naturais são mais saudáveis do que outras. São classificadas de acordo com a quantidade de átomos de hidrogênio:

1. Monoinsaturadas: encontradas em abacate, amendoim, amêndoas, avelãs, nozes etc., além de vários óleos, incluindo azeite de oliva e óleos de linhaça, semente de gergelim, girassol, cártamo, milho e amendoim. Deve-se ressaltar que esses óleos contêm diferentes níveis de gorduras monoinsaturadas, e essas não são as únicas gorduras que os compõem. O restante é uma mistura de gorduras poli-insaturadas e saturadas. O azeite de oliva, por exemplo, contém 75% de gordura monoinsaturada, e o de canola, 60%.
2. Poli-insaturadas (ômega-3): peixes como salmão, cavala, arenque e truta são especialmente ricos em ácidos gordos de cadeia longa ômega-3; nozes, sementes de colza, soja e linhaça, assim como os seus óleos.
3. Saturadas: geralmente são as de origem animal, encontradas principalmente em alimentos como carne vermelha, gema de ovo, leite e derivados, manteiga ou queijo, banhas, carnes defumadas, além de todo produto com gordura de origem animal e de alguns produtos de origem vegetal, como o óleo de coco ou de palma.
4. *Trans*: são as gorduras artificiais, formadas por meio de um processo industrial que eleva o número de átomos de hidrogênio, ligados aos de carbono, processo conhecido como hidrogenação. São as gorduras mais prejudiciais à saúde, responsáveis por aumentar os casos de doenças cardiovasculares e os cânceres. São encontradas em frituras, margarinas, biscoitos, produtos de confeitaria e sorvetes. Conferem sabor agradável ao paladar e, por

isso, são utilizadas em alimentos industrializados. Como o organismo não reconhece a gordura hidrogenada como alimento, e sim como uma toxina, ele não sabe como eliminá-la. As gorduras trans são absorvidas pelas membranas celulares, iniciando uma desordem no metabolismo celular. Consideradas o veneno da sociedade moderna, são os principais agentes das inflamações, da aterosclerose, do diabetes, da obesidade, das disfunções do sistema imunológico e de todas as doenças degenerativas.

5. Interesterificadas: é um novo tipo de gordura, quimicamente modificada, criada para evitar o uso do termo "gorduras *trans*" nos rótulos dos alimentos, uma vez que, agora, sofrem grande índice de rejeição, sendo proibidas em alguns lugares. Como as gorduras *trans*, essas gorduras passam por um tipo de processo de hidrogenação com o rearranjo das moléculas de gordura associadas e um enriquecimento com ácido esteárico. O objetivo é o mesmo que o do processo das gorduras *trans*: tornar o produto mais durável, menos perecível. Pesquisas mostram que os efeitos não são apenas similares aos das gorduras *trans*, mas são ainda piores. Essas gorduras podem levar os níveis de açúcar no sangue a índices ainda mais elevados que as *trans*.
6. Ácidos graxos essenciais: são assim chamados porque o organismo não consegue produzi-los, devendo ser obtidos dos alimentos. O ômega-3, por exemplo, é tão importante que será visto mais adiante.

A importância do bom funcionamento do intestino

Para uma saúde perfeita, é preciso estar atento ao que acontece com os alimentos, após serem ingeridos.

O intestino humano é um órgão fundamental nesse processo. É um tubo simples, que mede 7 m. Por dentro, ele forma muitas dobras, as chamadas vilosidades, que promovem os movimentos peristálticos e aumentam a sua capacidade de absorção.

As condições da mucosa intestinal definem como os alimentos serão selecionados para absorção. Se a mucosa estiver com a função absortiva prejudicada, seja por medicamentos, seja por alimentação inadequada, os alimentos que deveriam ser descartados ou que não estavam adequadamente processados serão absorvidos. Esse processo denomina-se aumento da permeabilidade intestinal.

O intestino é composto por mais bactérias do que todas as células do corpo. Existem bactérias benéficas (lactobacilos e bifidobactérias) e também os agentes patogênicos (*Candida*, *Brucella* e *Toxoplasma gondii*). Em um intestino saudável, esses agentes não causam problemas, pois há maior colonização das bactérias benéficas.

A microbiota intestinal benéfica exerce funções fundamentais para a sobrevivência dos seres humanos, como:

- Proteção: impede a colonização e a proliferação de bactérias patogênicas por meio da produção de bacteriocinas, competição por nutrientes e receptores
- Imunomodulação: as células imunológicas interagem com as bactérias intestinais, o que cria um "estado de alerta" no organismo, fazendo as células de defesa reagirem de maneira rápida, eficaz e equilibrada diante de substâncias nocivas ao organismo
- Benefícios nutricionais: as bactérias intestinais são fonte de vitaminas (complexo B e vitamina K), sintetizam enzimas digestivas, como a lactase, estão relacionadas à redução dos níveis de colesterol plasmático e agem sobre as fibras, formando os ácidos graxos de cadeia curta (AGCC), principal fonte energética para a manutenção de um intestino saudável e bem colonizado.

O equilíbrio entre a microbiota benéfica e a patogênica é crucial para a saúde humana; o desequilíbrio desse ecossistema microbiológico é denominado disbiose intestinal. O quadro de disbiose acarreta em alterações inflamatórias e imunológicas, provocando alguns sintomas como diarreia, dor abdominal, flatulência e constipação intestinal, além de infecções do trato geniturinário, doenças inflamatórias intestinais, intolerância à lactose e queda da imunidade.

A obesidade está ligada ao aumento da permeabilidade intestinal. Cuidando melhor do seu sistema gastrintestinal, muitos indivíduos conseguem emagrecer e controlar o peso. Quando a permeabilidade intestinal é normal, o colesterol da alimentação não é prejudicial, pois não é absorvido. O aumento da permeabilidade intestinal se deve à ingestão excessiva de carboidratos.

A prisão de ventre é causada pela retenção de fezes, ricas em substâncias tóxicas, as quais, ao ficarem retidas no intestino, podem ser reabsorvidas. É importante que o intestino funcione pelo menos 1 vez/dia. Muitas pessoas têm prisão de ventre porque não bebem a quantidade adequada de água, tornando as fezes ressecadas.

A influência do intestino sobre o organismo é tão forte que esse órgão vem sendo chamado de "segundo cérebro". O bem-estar está diretamente ligado ao que ocorre no sistema gastrintestinal, por conta das condições que cada organismo tem de produzir a serotonina, o neurotransmissor responsável pela alegria e pelo prazer.

Esse neurotransmissor não é encontrado apenas no cérebro, como se imaginava. No intestino, é produzida 60% da serotonina; então, distúrbios emocionais, como depressão, irritabilidade constante e síndrome do pânico, agravam-se justamente pelo mau funcionamento desse órgão, e isso infelizmente não é tratado de maneira conjunta.

É a serotonina que regula humor, sono, libido, apetite, ritmo circadiano, temperatura corporal, sensibilidade à dor, atividade motora e funções cognitivas. Sua falta causa ansiedade, irritabilidade, depressão, insônia, baixa autoestima, desânimo, fibromialgia, compulsão, principalmente por doces ou produtos de farinha branca, tensão pré-menstrual (TPM), menopausa precoce e síndrome do pânico. A falta da serotonina leva à diminuição da saciedade, ao aumento da ansiedade e, portanto, ao aumento da ingestão alimentar e consequente aumento de peso.

Para garantir o funcionamento intestinal e o crescimento e a reprodução das bifidobactérias e lactobacilos, é necessário que elas encontrem os substratos ideais, ou seja, fibras solúveis, insolúveis, amido resistente e oligossacarídeos. Esses substratos estão naturalmente presentes em alimentos de origem vegetal, como cebola, alho, tomate, banana, cevada, aveia, trigo, mel, talos, raízes, folhas e sementes de diversos vegetais.

Radicais livres e antioxidantes

Comumente, todas as doenças degenerativas são causadas pelos radicais livres, o principal fator de envelhecimento e um dos principais agentes de agressão a todas as células.

Descobertos em 1954, também são denominados estresse oxidativo, espécie reativa de oxigênio, radical superóxido, peróxido de hidrogênio e radical hidroxila.

Ocorre naturalmente como resultado da utilização do oxigênio em todos os processos metabólicos. Sabe-se que o oxigênio é fundamental para a vida. Normalmente, nas células, a mitocôndria utiliza o oxigênio para produzir energia; ela utiliza 95% do oxigênio que se transforma em energia e libera o resíduo como CO_2. Entretanto, nesse processo, 5% do oxigênio respirado é transformado em radicais livres.

O radical livre é uma molécula de oxigênio que perdeu um elétron e, dessa maneira, torna-se agressiva ao organismo. Uma molécula de oxigênio apresenta os elétrons posicionados em pares (elétrons pareados). No radical livre, perde-se um elétron de um par. Essa molécula que está sem um elétron agride outra molécula vizinha, literalmente roubando o elétron que lhe falta. A molécula vizinha, por sua vez, torna-se um radical livre e ataca outra molécula a seu lado, criando, assim, uma reação em cadeia, que acaba por atingir moléculas de DNA, de proteínas e de lipídios, e provocar o envelhecimento da célula.

Problemas causados pelos radicais livres

As células comprometidas acabam lesando todo o tecido, o que prejudica todos os tecidos e órgãos e provoca doenças degenerativas.

- Geral: envelhecimento, diabetes e fadiga crônica
- Imunológico: inflamação, infecções, doenças autoimunes, alergias, câncer e esclerose múltipla
- Coração: isquemia, infarto, hipertensão e insuficiência cardíaca
- Vascular: aterosclerose, hipertensão e obstrução arterial
- Respiratório: rinite, DBPOC, enfisema, asma, alergia e câncer
- Neurológico: perda de memória, demência senil, AVE, Alzheimer, Parkinson, autismo e câncer
- Digestivo: inflamações, gastrites, constipação intestinal, diarreia, câncer e hemorroidas
- Rins: insuficiência renal e litíase
- Fígado: esteatose, hepatite, litíase, cirrose e câncer
- Olhos: presbiopia, glaucoma, catarata, degeneração macular e degeneração da retina
- Pele: envelhecimento, rugas, manchas, câncer, alergias, dermatites e psoríase
- Articulações: artroses, artrites, reumatismo e edemas.

Fatores formadores de radicais livres

- Respiração e metabolismos do corpo
- Poluição ambiental
- Raios X e radiação ultravioleta do sol (exposição solar)
- Cigarro: fumaça de cigarro e de incensos
- Verduras, legumes e frutas prematuras, pois são pobres em nutrientes
- Radiações eletromagnéticas, fios de alta tensão e micro-ondas
- Poluição atmosférica
- Poluição da água e contaminação de alimentos
- Agrotóxicos, aditivos químicos, hormônios em carnes de gado e aves
- Álcool, bebidas alcoólicas, drogas químicas e sintéticas
- Estresse psicológico e físico
- Medicamentos, quimioterapia
- Frituras, consumo excessivo de gorduras saturadas
- Transplantes de pele ou de órgãos
- Intoxicação por metais pesados.

Antioxidantes

As células do organismo estão constantemente sujeitas a danos pela formação de radicais livres. Não existe uma maneira de não se produzir radicais livres, já que são produzidos ao respirar ou praticar atividades físicas; portanto, o consumo dos chamados antioxidantes é a principal maneira de se prevenir contra a ação das moléculas de radicais livres.

O termo antioxidante é utilizado para denominar a função de proteção celular contra os efeitos danosos dos radicais livres.

Alguns nutrientes, naturalmente presentes ou adicionados nos alimentos apresentam propriedade antioxidante. São vários os nutrientes que têm essa ação no organismo; entre eles, estão as vitaminas C e E, os carotenoides e o zinco. A eficiência dos antioxidantes derivados da alimentação depende de sua biodisponibilidade e da ingestão de quantidades adequadas do nutriente em questão; entretanto, o consumo excessivo de algumas vitaminas antioxidantes pode causar hipervitaminose, uma quantidade exagerada de vitaminas no organismo.

Alguns estudos provaram que uma alimentação rica em hortaliças e frutas está associada com a baixa incidência de doenças crônico-degenerativas – como alguns tipos de câncer (pulmão, mama, próstata) e doenças cardiovasculares –, além de ter efeitos fotoprotetores.

Funções dos antioxidantes

- Estudos indicam que a vitamina A tem apresentado ação preventiva contra vários tipos de câncer, como de mama, estômago, bexiga e pele, e, juntamente com a vitamina C, pode prevenir o câncer retal ou de cólon. Fontes: cenoura, leite, morango e peixes
- Os flavonoides são responsáveis por "eliminar" os radicais livres do organismo e também estão associados à prevenção de doenças cardiovasculares. O licopeno é o principal flavonoide encontrado na alimentação e é bastante associado à prevenção de vários tipos de câncer. Fontes de licopeno: tomate e uvas
- As catequinas podem ser benéficas para algumas doenças, como diabetes tipo 1, cardiopatias e infecções virais. Fonte: chá-verde
- Alimentos como carnes, leite, ovos, peixes, nozes e frutos do mar podem conter enzimas com função antioxidante (coenzima Q10), as quais protegem as membranas celulares.

É importante lembrar que o consumo de alimentos como aveia, linhaça, chá-verde e peixes, denominados alimentos funcionais, revela benefícios potenciais para a prevenção e o tratamento de doenças cardiovasculares, pois eles contêm alguns compostos antioxidantes.

Uma alimentação balanceada, rica em diferentes tipos de hortaliças, cereais, leguminosas e frutas, com quantidades adequadas de produtos, fonte de proteína animal e o uso de óleos vegetais, como gérmen de trigo e oleaginosas, pode suprir as necessidades de ingestão diária, sem que seja preciso lançar mão de suplementos (Tabela 6).

Dieta anti-inflamatória | Saúde por meio dos alimentos

Os alimentos anti-inflamatórios aumentam a imunidade por meio de algumas substâncias com a capacidade de aumentar a liberação de hormônios que inibem ou até mesmo bloqueiam a ação inflamatória para reparar uma lesão. Entre essas substâncias, estão o ácido graxo ômega-3, a alicina, a antocianina e a vitamina C. Por outro lado, as carnes gordurosas, o açúcar em excesso, o *fast-food* e as guloseimas aumentam a inflamação no organismo, por causa das gorduras ruins (*trans* e saturadas) usadas no preparo e no processamento desses alimentos.

Segundo o dr. Wilson Vinueza Galarraga, médico nutrólogo, com uma alimentação errada, inadequada, as células não conseguem metabolizar os excessos de gorduras saturadas, frituras e açúcares, sofrendo uma inflamação. O resultado é cansaço, inchaço e doenças, como alergias, diabetes, artrite e até depressão. As células sobrecarregadas prejudicam o metabolismo do organismo, gastando menos energia, refletindo na balança e na sua saúde. A saída é seguir a dieta anti-inflamatória.

A dieta da maioria dos indivíduos é composta por mais alimentos pró-inflamatórios que anti-inflamatórios, o que acarreta em maior produção de substâncias que inflamam o corpo. Isso prejudica as defesas do organismo e favorece o aparecimento de várias doenças, inclusive a obesidade.

Os remédios anti-inflamatórios são conhecidos por tratar as inflamações, que são reações do organismo a processos inflamatórios e infecções. No entanto, toda medicação tem alguma contraindicação e possíveis efeitos colaterais. Imagine se você pudesse usar alimentos em vez de remédios para prevenir inflamações. Não seria interessante? É isso o que se propõe com a dieta anti-inflamatória. O objetivo é usar alimentos que aumentem as defesas do organismo e, com seus nutrientes, proteger-se de doenças.

Antes de tudo, para iniciar uma dieta anti-inflamatória, deve-se consultar um médico e um nutricionista para saber quais são os alimentos indicados e montar um cardápio individualizado, que privilegie as necessidades de seu organismo.

Muitos alimentos podem ser incorporados à rotina alimentar para aproveitar o benefício anti-inflamatório, e também antioxidante. Entre eles estão:

- Peixes de águas frias e profundas: fontes de proteína e de ômega-3. São exemplos: salmão, atum, arenque, sardinha, cavalinha e truta
- Hortaliças verde-escuras: são ricas em nutrientes que combatem a inflamação e os radicais livres. Exemplos: espinafre, rúcula, brócolis, agrião, escarola e couve-manteiga

Tabela 6 Nutrientes para praticantes de exercícios físicos.

Nutriente	Efeito protetor	Fontes alimentares
Vitamina C	Eficiente fotoprotetor da pele Aumento da atividade imunológica Prevenção de câncer de estômago Prevenção de câncer de pulmão	Acerola, frutas cítricas, tomate, melão, pimentão, repolho cru, morango, abacaxi, goiaba, batata e *kiwi* Instável a calor e álcalis
Vitamina E	Eficiente fotoprotetor da pele Previne doenças respiratórias Aumenta a imunidade celular Auxilia no tratamento de doenças neurológicas	Germe de trigo, óleos vegetais, vegetais de folhas verdes, gordura do leite, gema de ovo e nozes Estável ao calor e aos ácidos
Licopeno (carotenoide)	Previne doenças cardiovasculares Previne o câncer de próstata Previne o câncer de mama	Tomate, pimenta, goiaba, melancia e *grapefruit* Estável ao calor
Betacaroteno (carotenoide)	Eficiente fotoprotetor celular Previne o câncer de mama e de próstata Previne doenças respiratórias Previne a catarata	Cenoura, mamão, abobrinha, vegetais e frutas alaranjadas (laranja e mexerica) Estáveis ao calor
Isoflavona	Previne o câncer de mama Previne o câncer de útero Previne doenças cardiovasculares	–

- Hortaliças alaranjadas: fontes de betacaroteno, um excelente antioxidante. São exemplos: cenoura e abóbora
- Frutas: as cítricas são fontes de vitamina C, que atua como antioxidante. As vermelhas, além da ação antioxidante, atuam contra a inflamação
- Castanhas: castanhas de caju, castanha-do-pará, amêndoas e nozes são alimentos ricos em selênio, que atua como antioxidante, além de terem boas gorduras
- Sementes integrais: são fontes de fibras, vitaminas e minerais. Exemplos: linhaça, gergelim, gérmen de trigo (ação protetora contra a poluição), quinoa (excelente fonte de proteínas e gorduras boas) e amaranto
- Outros alimentos importantes, que não devem faltar no plano alimentar para espantar de vez a inflamação: alho cru, cebola, tomate, pimentão vermelho, feijão, lentilha, ervilha, grão-de-bico, soja, clara do ovo, azeite de oliva extravirgem, óleo de canola, gengibre, couve-flor, nabo, rabanete e repolho
- Bebidas que ajudam na dieta anti-inflamatória: chás de ervas, principalmente o chá-verde e o chá de alecrim, água mineral sem cloro e vinho tinto (moderado).

Alimentos que devem ser evitados

Assim como há os alimentos anti-inflamatórios, existem aqueles considerados pró-inflamatórios, que devem ser evitados ou consumidos com moderação, como:

- Alimentos ricos em ômega-6: como os óleos vegetais de soja, algodão, milho e girassol
- Cereais refinados: como pão francês, massas, arroz polido, bolachas de água e sal ou de maisena, fubá e bolo simples
- Carnes suínas e bovinas gordas
- Embutidos: como salsicha, linguiça e salame, conservas com sal
- Leites e derivados integrais: como queijos amarelos, requeijão, creme de leite e manteiga em excesso
- Refrigerantes
- Bebidas alcoólicas
- Frituras.

Os produtos industrializados também são grandes vilões no desenvolvimento da inflamação, em razão dos diversos corantes, conservantes, aromatizantes, flavorizantes e tantas outras substâncias químicas que os compõem.

Dicas para uma alimentação saudável

- Coma mais peixe e carne vermelha com menos gordura

- Escolha legumes das cores: verde, laranja e amarela para os acompanhamentos das refeições
- Beba bastante água, sucos vegetais, chás de ervas e chá-verde, e consuma frutas 100% frescas
- Fique longe de frituras e opte por grelhados e cozidos
- Utilize como lanches, ao longo do dia, frutas frescas, nozes, sementes e legumes frescos, em vez de biscoitos e doces.

A seguir, são apresentadas três sugestões de cardápios anti-inflamatórios.

1º dia

Café da manhã
- 1 copo (200 mℓ) de leite desnatado ou de soja batido com 1 fruta e 1 col. (sopa) de linhaça torrada
- 1 fatia de pão de cereais, integral ou de linhaça com 2 pedaços pequenos de queijo branco

Lanche da manhã
- 1 xícara de chá-verde
- 1 fruta de sua preferência

Almoço
- 1 prato (sobremesa) de salada de rúcula e tomate-cereja
- 2 col. (sopa) de grão-de-bico temperado a gosto
- 3 col. (sopa) de arroz integral
- 1 pedaço de peixe grelhado
- Sobremesa: 1 fatia de abacaxi

Lanche da tarde
- 1 fruta ou 1 iogurte *light*

Jantar
- 1 prato (sopa) com legumes, verduras e carne magra
- 1 taça de gelatina *light*

2º dia

Café da manhã
- 1 copo (200 mℓ) de leite desnatado ou de soja batido com 1 fruta e 1 col. (sopa) de linhaça torrada
- 1 fatia de pão de cereais, integral ou de linhaça com 1 col. (sobremesa) de requeijão *light*

Lanche da manhã
- 1 copo (200 mℓ) de chá-verde
- 1 fruta de sua preferência

Almoço
- 1 prato (sobremesa) de salada de agrião, tomate e cenoura
- 3 col. (sopa) de arroz integral
- 2 col. (sopa) de feijão
- 1 pedaço médio de frango
- Sobremesa: 1 taça de salada de frutas sem açúcar

Lanche da tarde
- 1 copo de suco de fruta

Jantar
- 1 omelete (com duas claras e uma gema) com queijo branco e peito de peru
- 1 iogurte *light*

3º dia

Café da manhã
- 1 copo (200 mℓ) de leite desnatado ou de soja batido com 1 fruta e 1 col. (sopa) de linhaça torrada
- 1 fatia de pão de cereais, integral ou de linhaça com 1 col. (sobremesa) de requeijão *light*

Lanche da manhã
- 1 castanha-do-pará
- 1 xícara de chá-verde
- 1 fruta

Almoço
- 2 col. (sopa) de salada de abobrinha, maçã e hortelã
- 2 col. (grandes) de salada de acelga em fatias
- 2 col. (sopa) de feijão
- 3 col. (sopa) de arroz integral
- Sobremesa: 1 fatia de abacaxi

Lanche da tarde
- 1 fruta
- 1 iogurte *light*

Jantar
- 1 prato de sopa com legumes, macarrão e carne magra
- 1 iogurte *light*
- Observações: nesse dia, é possível tomar chá de boldo ou carqueja (digestivos), chá-verde ou chá de hibisco nos intervalos.

Alguns adoçantes existentes são: acessulfame-K, aspartame, ciclamato, sacarina, sucralose, frutose, lactose, maltodextrina, manitol, sorbitol, esteviosídeo e xilitol.

Muitos produtos industrializados recebem a adição de edulcorantes para deixar o produto mais "saboroso" e atraente, mesmo que ele não seja *light*. Portanto, no fim das contas, você vai acabar consumindo grandes quantidades.

Alguns adoçantes, como ciclamato ou sacarina, apresentam níveis elevados de sódio, um dos fatores envolvidos na hipertensão arterial.

O aspartame, o acessulfame e o ciclamato devem ser utilizados com muita cautela, pois existem estudos, mesmo que ainda inconclusivos, relacionando essas substâncias com o câncer.

A própria frutose, usada como adoçante, é considerada por alguns autores uma toxina ambiental com implicações na saúde. Em estudo feito com animais, a ingestão de frutose foi considerada um fator de risco para doença renal, que inclui hipertensão glomerular e inflamação renal.

Além disso, há trabalhos em desenvolvimento que buscam uma relação dos adoçantes com o Alzheimer e com a doença de Parkinson, duas patologias que têm se apresentado mais frequentes nos últimos tempos.

Adoçantes engordam

Pesquisas recentes apontam a existência de uma associação entre o consumo de bebidas adoçadas artificialmente e o ganho de peso em crianças. Estudos clínicos controlados com crianças são muito limitados e não demonstram claramente os efeitos metabólicos benéficos ou adversos de adoçantes artificiais. Atualmente, não há nenhuma forte evidência clínica de causalidade a respeito do uso de adoçantes artificiais e os efeitos na saúde metabólica, mas é importante observar que existem possíveis influências desses adoçantes artificiais para o aumento global da obesidade infantil e, inclusive, do diabetes.

A evidência de uma relação causal que liga o uso de adoçantes artificiais a ganho de peso e outros efeitos para a saúde metabólica é limitada. No entanto, estudos recentes em animais revelam dados intrigantes que suportam um papel metabólico ativo de adoçantes artificiais.

Adoçante e fome

Provavelmente, você já deve ter percebido que, ao fazer uma dieta, consegue ficar o dia inteiro comendo alimentos *diet* e *light*, cheios de edulcorantes, mas, quando chega o fim do dia, fica bem mais difícil manter-se controlado.

Muitas vezes, não é isso que faz você desistir da dieta? Isso pode acontecer porque, quando os adoçantes são consumidos, o cérebro é enganado, pois não lhe é dado o que ele mais quer: o açúcar.

Os adoçantes não satisfazem a real necessidade do organismo. Os carboidratos são nutrientes presentes em diversos alimentos que, quando consumidos, liberam glicose, ou seja, açúcar para o corpo utilizar em suas diversas funções, como: respiração, batimento cardíaco, raciocínio etc.

Quando chega o fim do dia, o seu cérebro grita: "Ei, quero açúcar!", portanto, é muito mais interessante controlar as quantidades de carboidratos do que ficar o dia inteiro enchendo seu organismo de adoçantes.

Não é porque há suspeitas quanto ao uso dos adoçantes que se deve passar a usar o açúcar indiscriminadamente. Vale lembrar também que o consumo de açúcares está diretamente relacionado ao aumento da incidência de doenças crônicas não transmissíveis, como diabetes, hipertensão e obesidade.

O melhor amigo da saúde é o equilíbrio. Então, diante de tantas informações, o mais recomendado seria diminuir o consumo de adoçantes e procurar sentir o sabor do que for consumido antes de adicionar os edulcorantes. Assim, aos poucos, você se acostuma e descobre um delicioso sabor no que consome, independentemente da adição de qualquer substância.

Algo muito útil que se pode fazer pela saúde é diminuir o "código de barras", ou seja, consumir o mínimo possível de comidas e bebidas industrializadas. Assim, evita-se o consumo excessivo de corantes, gorduras saturadas, açúcares, sódio e adoçantes.

Temas de saúde

Vitamina D

Embora seja chamada de vitamina, a substância é, na verdade, um pró-hormônio, ou seja, favorece a existência de vários hormônios essenciais para o organismo. Pela importância de suas ações, pode ser chamada de "principal hormônio do corpo".

Para se ter uma ideia, ela atua em 2.776 pontos do genoma humano, influenciando cerca de 10% dos genes. Sua deficiência é um dos fatores que estimulam a manifestação de doenças genéticas, como câncer ou diabetes, e seu nível ótimo inibe essa manifestação.

A vitamina D tem influência direta, comprovada por trabalhos científicos, em mais de 300 enfermidades, como:

- Doenças do metabolismo ósseo: os efeitos no metabolismo ósseo são os mais conhecidos, e sua deficiência causa má absorção do cálcio pelo intestino, osteoporose, raquitismo e osteomalácia
- Doenças degenerativas: obesidade, doença cardíaca, insuficiência cardíaca, hipertensão, diabetes tipo I e II, colesterol e triglicerídeos elevados, síndrome metabólica, aterosclerose, doença arterial periférica, claudicação intermitente, AVE
- Doenças infecciosas, por diminuição da capacidade imunológica: gripe, resfriado, pneumonia, tuberculose, septicemia, meningite, hanseníase, parasitoses e AIDS
- Doenças ortopédicas e inflamatórias: lombalgia, cervicalgia, dor crônica, inflamação crônica, artrites, artroses, fraturas, dores musculares, miopatias, fraqueza, fadiga crônica, fibromialgia e quedas
- Doenças autoimunes: asma, psoríase, lúpus, esclerose múltipla e eczema
- Doenças neoplásicas: melanoma, câncer de cólon, mama, próstata e ovário, mieloma, leucemia, neuroblastoma e retinoblastoma
- Doenças neurológicas: depressão, ansiedade, autismo, Parkinson, esquizofrenia, baixa capacidade cognitiva, dislexia, transtorno bipolar, cefaleia, neuropatias e epilepsia
- Outras: insônia, infertilidade, pré-eclâmpsia, anemia, cárie dental, doença periodontal, miopia, degeneração macular, perda de audição, nefropa-

tia, fibrose cística, doença de Crohn, aumento da mortalidade de doentes graves e aumento de óbito em geral.

Assim, fica demonstrada a importância de manter níveis ótimos da vitamina D no desenvolvimento da saúde. Não basta apenas ter níveis normais; é preciso ter níveis ótimos. A taxa de vitamina D é medida por meio de um exame de sangue.

Níveis de vitamina D

Obtenção de vitamina D (por ordem de importância):

- Exposição solar (ver mais informações no tópico a seguir)
- Alimentação (ideal, mas proporciona somente 20% das necessidades)
- Camas de bronzeamento (proibida a comercialização no Brasil)
- Suplementação (uso comum por praticantes de exercícios físicos).

Suplementação

Nos indivíduos com níveis baixos de vitamina D e no período de inverno, quando os raios solares não estimulam a produção, devem-se ingerir suplementos que contenham vitamina D. Estes devem ser prescritos por médicos ou nutricionistas, com base nos valores encontrados no exame de sangue, e devem ser monitorados, eventualmente, com exames de sangue para corrigir a dose administrada. No inverno, a dose deverá ser maior e, no verão, conforme a exposição ao sol, não será preciso suplementar. O objetivo é ficar com nível de vitamina D [25(OH)D] entre 60 e 70 ng/mℓ.

Use somente a vitamina D_3 na suplementação, nunca a D_2.

A vitamina D pode ser manipulada em cápsulas ou diluída em azeite de oliva, que tem uma absorção mais eficiente, mas tem o gosto do azeite, que é desagradável para algumas pessoas. Existe vitamina D em medicamentos, como a DePura®, que contém 200 UI em cada gota.

A suplementação recomendada por este programa é baseada no resultado do exame de sangue do participante (Tabela 7).

Hipervitaminose D

A suplementação com vitamina D é extremamente segura. Para alcançar níveis de hipervitaminose (nível tóxico), são necessárias doses absurdamente elevadas por muito tempo, algo como 100.000 UI/dia durante 2 ou 3 meses para adultos ou 20.000 a 40.000 UI/dia para crianças.

A intoxicação é muito rara e pode ocorrer por erro de manipulação. Por isso, é importante

Tabela 7 Doses séricas de vitamina D.

Valores	Significado	Suplementação
< 10 ng/mℓ	Deficiência muito grave	10.000
< 20 ng/mℓ	Deficiência grave	5.000
20 a 30 ng/mℓ	Deficiência	4.000
30 a 40 ng/mℓ	Insuficiência	3.000
40 a 50 ng/mℓ	Bom	2.000
50 a 60 ng/mℓ	Ótimo	1.000
60 a 100 ng/mℓ	Níveis elevados	–
> 100 ng/mℓ	Excesso	–

a escolha adequada da farmácia de manipulação. Os sintomas de intoxicação são náuseas, lassidão, vômitos, anorexia, cefaleia, perda de peso, sede, vertigem e sudorese profunda.

Alimentação saudável e vitamina D

Por mais que se capriche na alimentação, o máximo que se consegue absorver de vitamina D é 20% das necessidades diárias. Mesmo assim, os indivíduos devem se esforçar para utilizar essas fontes naturais e diminuir a necessidade de suplementação com cápsulas (Tabela 8).

As fontes e funções dos nutrientes para a pele podem ser vistas na Tabela 9.

Cofatores da vitamina D

São os nutrientes que estimulam a absorção e o metabolismo da vitamina D:

- Magnésio: nozes e sementes, linguado, espinafre, feijão e abóbora e sementes de abóbora
- Vitamina K: vegetais de folhas verdes, azeite de oliva, soja, couve-de-bruxelas, couve-flor, brócolis, café e chá-verde

Tabela 8 Vitamina D nos alimentos (em comparação com a obtenção por meio do sol).

Sol	5 a 10 min	7.000 UI
Óleo de fígado de bacalhau	1 col. (sopa)	1.360 UI
Cogumelo *shiitake*	50 g	800 UI
Salmão	100 g (1 filé)	794 UI
Sardinha	50 g	250 UI
Cavala	100 g	345 UI
Atum	100 g (1 posta)	154 UI
Leite fortificado	200 mℓ	37 UI
Ovo (gema)	1 unidade	26 UI

- Vitamina A: óleo de coco, manteiga, abacate e coco
- Zinco: ostras (têm o maior teor de zinco entre todos os alimentos), carne vermelha, aves e feijão
- Boro: frutas e vegetais frescos, nozes, sementes, mel e frutas secas, especialmente as ameixas.

Exposição ao sol | O maior agente natural de saúde

Para começar, sem o sol não haveria vida na Terra.

A maior mentira da Medicina, talvez a que causou – e ainda causa – o maior número de mortes, é a demonização do sol, na qual se afirma que deve ser evitada qualquer exposição e sempre usar

Tabela 9 Fontes e funções dos nutrientes para a pele.

Nutrientes	Fontes	Funções
Betacaroteno	Beterraba, espinafre, cenoura, brócolis e repolho	Auxilia na formação de melanina, promovendo a cor do bronzeado
Licopeno	Tomate, mamão, pitanga e goiaba	Potente antioxidante; protege as células
Vitamina E	Semente de girassol, avelã e amendoim	Protege as estruturas celulares importantes contra o ataque dos radicais livres
Vitamina C	Laranja, mamão, kiwi, melão, e manga	Protege as estruturas celulares e participa da produção de colágeno

filtros e protetores solares. Com essa orientação, a Medicina condenou a grande maioria das pessoas a viver com níveis muito baixos de vitamina D, sujeitas a manifestar mais de 300 doenças diferentes.

Ainda bem que os médicos mais atualizados, há vários anos, começaram a entender a importância da vitamina D e que a exposição ao sol é a principal fonte desse pró-hormônio. Atualmente, já está provado que não é o sol que causa câncer, e sim a falta ou a exposição exagerada a ele.

O pior câncer de pele, o melanoma, manifesta-se nas zonas do corpo que recebem menos sol, como a axila ou os seios. A exposição frequente ao sol eleva o índice de vitamina D, protegendo o indivíduo contra esse e vários outros tumores.

O estudo "Exposição Solar Ocupacional e Câncer de Pele Não Melanoma", uma revisão integrativa de estudos epidemiológicos publicados no *Jornal Europeu de Câncer*, em 2012, apresentou que quase todos sugerem que a exposição crônica ao sol está associada a risco reduzido de câncer colorretal, de mama, de próstata, de ovários, entre outros.

Benefícios da exposição ao sol

Os benefícios do contato direto com os raios solares, independentemente dos efeitos da vitamina D, são:

1. Melhoria do humor e da energia por meio da liberação de endorfinas.
2. Estímulo da produção e da liberação de melatonina, o hormônio da juventude e do sono.
3. Alívio da dor em processos inflamatórios, como a fibromialgia.
4. Indução da produção de óxido nítrico (NO), que ajuda a proteger a pele contra os danos UV e oferece proteção cardiovascular.
5. Utilização no tratamento de doenças da pele, como psoríase, vitiligo, dermatite atópica e esclerodermia, e no tratamento da icterícia neonatal.
6. Diminuição dos sintomas da esclerose múltipla.
7. Provoca a esterilização das axilas e a diminuição do odor desagradável.
8. Diminui sensivelmente o risco das centenas de doenças.

Sono | Um agente da saúde

"A principal causa de todas as doenças degenerativas é um sono inadequado", TS Wiley.

Para um sono adequado, é mais importante o horário de deitar do que o número de horas de sono.

Você desperta exuberante, energizado, com enorme disposição para enfrentar o dia? Se sua resposta foi "não", seu sono está inadequado. A disposição de quando se desperta é uma evidência da qualidade do sono.

O sono não tem o objetivo apenas de descansar e repousar. Importantes funções acontecem durante esse processo. Durante o sono reparador, ocorrem milhões de reações, como reparos em todos os órgãos vitais e elaboração de substâncias hormonais e de novas células, que se agregarão aos tecidos dos órgãos (fígado, baço, pâncreas, cérebro e coração), renovando-os. Tudo isso é imprescindível para despertar "novo em folha" e para que se tenha um novo dia com a máxima capacidade de disposição, entusiasmo, otimismo e positividade.

Funções do sono

1. Aumentar as defesas imunológicas.
2. Reparar os múltiplos tecidos do corpo.
3. Renovar as células danificadas.
4. Promover reparos em todos os órgãos vitais, principalmente fígado, baço, pâncreas, cérebro, pulmões, intestinos e coração, renovando-os.
5. Produzir e liberar hormônios e neuropeptídeos.
6. Restaurar os processos cerebrais.
7. Processar informações e conhecimentos adquiridos durante o dia (o sono favorece a aprendizagem).
8. Liberar melatonina, um potente antioxidante e anticancerígeno.
9. Combater as inflamações crônicas e as doenças autoimunes.
10. Combater o estresse, diminuindo a produção de cortisol.
11. Favorecer a produção de hormônio do crescimento, que, por sua vez, favorece a queima de gordura, a construção de massa magra, a construção de colágeno e a melhora da densidade óssea.
12. Melhorar a capacidade mental e emocional.
13. Aumentar a longevidade (a característica mais comum entre todas as pessoas longevas é terem tido um sono adequado durante a vida).
14. Proporcionar a beleza. Uma pesquisa, em que foram tiradas fotos depois de uma boa noite de sono e depois de uma noite com poucas horas de sono, mostrou que um bom sono faz acordar mais bonito.
15. Combater o envelhecimento. A melatonina é considerada o mais potente varredor endógeno de radicais livres. Ela tem um grande poder de retardar o envelhecimento e combater o efeito do estresse e de auxiliar na indução do sono.

Existe uma ligação entre a restrição do sono e o aumento ao estímulo de consumo alimentar (*American Journal of Clinical Nutrition*), ou seja, um bom sono auxilia no emagrecimento.

➤ Observação. A melatonina tem grandes benefícios para os atletas e para quem faz exercícios, como a regeneração das células do corpo, promovendo o crescimento do tecido muscular e a perda de gordura. Um sono inadequado prejudica a produção de melatonina, de outros 10 hormônios e de mais de 10 neurotransmissores, além de aumentar a pressão arterial e piorar quadros de diabetes, doenças cardiovasculares, obesidade e outras doenças degenerativas.

Estágios do sono

Os seguintes estágios ocorrem 4 vezes durante 8 h de sono:

- Superficial: 2 a 5%
- Profundidade intermediária: 45 a 55%
- Sono profundo: 3 a 8% (libera o hormônio de crescimento)
- Mantém-se profundo: 10 a 15% sem liberação do hormônio de crescimento
- Sono REM: 20 a 25% (no qual se dão os sonhos).

Observações sobre o sono:

- O bom sono deve ser profundo e não pode ser interrompido
- Um sono insuficiente não tem como ser compensado
- É durante o sono que todo o trabalho realizado para melhorar a saúde do corpo (musculação) será assimilado e executado
- A melhor hora para se deitar é ao escurecer, como dizem os idosos: "Devemos dormir com as galinhas"
- Em torno de 80% do hormônio do crescimento é secretado entre às 23 h e à 1 h.

25 dicas para um sono melhor

1. Quanto mais escuro, melhor. Qualquer claridade diminui os efeitos que ocorrem durante o sono. Um trabalho da Universidade de Ohio[3] revela que mesmo a luz fraca durante a noite pode provocar sintomas depressivos porque reduz a possibilidade da liberação do hormônio melatonina.
2. Se precisar levantar à noite, não acenda uma luz forte. Use uma luz leve, de preferência azul.
3. Cubra o radiorrelógio e afaste (ou esconda) os eletrônicos do quarto. Não fique a menos de dois metros do celular. Não tenha base de telefone sem fio no quarto.
4. Não tenha TV no quarto. Não assista a filmes pesados, com violência ou muita ação, à noite.
5. Deite-se cedo, antes das 23 h.
6. É discutível o número de horas ideal para dormir. Varia de pessoa para pessoa. Descubra a quantidade de horas necessária para seu repouso adequado. Nuno Cobra[4] defende que se deve dormir 1 h a mais do que o necessário, mesmo que demore 2 meses para se acostu-

mar. Antes do advento da luz elétrica incandescente, todos dormiam dez horas, em média. Um trabalho da Universidade de Chicago[5] afirma que dormir menos de 6 e mais de 8 h aumenta o risco cardíaco.

7. Use o quarto apenas para dormir e fazer sexo.
8. Faça respiração consciente, relaxamento ou meditação 15 a 20 min antes de se deitar.
9. Diminua a luminosidade da casa à noite. Use velas.
10. Escute músicas lentas.
11. Tome um banho morno.
12. Tenha um ambiente adequado: escuro, ventilado, limpo, silencioso, com temperatura fresca.
13. Tenha uma cama confortável, com colchão (firme) e travesseiros adequados.
14. Adote uma posição adequada. Evite dormir de bruços.
15. Tenha horários para dormir e levantar. Durma somente o necessário. Não estique o sono.
16. Não leve trabalho para casa. Não faça a revisão das tarefas do dia e nem programe o dia posterior.
17. Alimente-se adequadamente nas 4 h anteriores. Não coma na cama.
18. Evite levantar-se à noite. Diminua a ingestão de água após as 18 h.
19. Evite o uso de despertador. Se necessário, use um com menor volume.
20. Exercícios melhoram o sono quando feitos regularmente, e exercício isolado prejudica. Exercícios aeróbicos devem ser feitos com intervalo de mais de 6 h antes de se deitar. Musculação pode ser feita à noite.
21. O sexo apazigua o espírito e traz uma boa noite de sono.
22. Sonolência crônica durante o dia pode ser sinal de baixos níveis de vitamina D.
23. Tirar uma sesta de até 20 min é benéfico, assim como tirar pequenos cochilos durante o dia.
24. Programe os sonhos que quer ter, mantendo na mente apenas temas adequados. Escolha leituras e filmes com os quais você gostaria de sonhar.
25. Fazer alguma exceção 1 dia por semana não prejudica a saúde e o bom hábito.

Sono × alimentação

Há, basicamente, dois hormônios que fazem a regulação do apetite/da saciedade e do sono: a serotonina e a melatonina, respectivamente. A serotonina é um hormônio cuja principal função é atuar na regulação do apetite, da ansiedade, da atividade motora, do ritmo biológico, da aprendizagem e da memória. É justamente nas alterações desse hormônio que aparecem depressão e tensão pré-menstrual. A partir da serotonina, sintetiza-se o outro hormônio, a melatonina, que, por sua vez, participa de diversos processos, como o controle do ritmo circadiano, do ciclo sono-vigília e da resposta imunológica, além de ser antioxidante.

Quando se é privado de sono, o metabolismo da melatonina fica alterado, o que, consequentemente, altera a serotonina. Ao despertar com a produção de serotonina alterada, não há controle adequado do mecanismo de fome/saciedade, e o indivíduo ingere quantidades maiores de alimentos. Isso, por sua vez, altera a produção de melatonina no final do dia, desregulando novamente o sono, promovendo uma reação em cascata com a serotonina. Assim, há alteração de todas as funções exercidas por esses dois hormônios. Por isso, uma boa noite de sono é fundamental para garantir não somente a regulação e harmonia da fome/saciedade, como também de diversos outros processos, contribuindo para o equilíbrio do organismo.

Um estudo[6] demonstrou que apenas uma noite de privação de sono aumenta o consumo alimentar e de gorduras saturadas e, por consequência, as concentrações de grelina (hormônio que aumenta a palatabilidade alimentar).

Para a sintetização da serotonina e da melatonina, é preciso vários nutrientes. A serotonina é diretamente sintetizada a partir do aminoácido triptofano, encontrado principalmente em banana, feijão-preto e oleaginosas. Para que essa reação seja eficiente, são necessários os seguintes nutrientes:

• Ácido fólico: encontrado em vegetais folhosos verde-escuros e gema de ovo
• Vitamina B_{12}: encontrada em produtos de origem animal
• Vitamina B_6: disponível em cereais integrais, oleaginosas e aveia
• Magnésio: presente em vegetais folhosos verde-escuros, oleaginosas e cereais integrais.

Como esses hormônios exercem papel importante na regulação de outras funções, uma noite bem-dormida garante também outros benefícios: promove melhora no humor, previne depressão, melhora a atividade anti-inflamatória e prevenindo desordens de origem inflamatória (obesidade, diabetes melito, hipertensão etc.), entre muitos outros.

Também é importante salientar que a ingestão de alimentos com xantina e cafeína, os quais estimulam o sistema nervoso central, como chocolate, café, chá-preto ou mate, refrigerante à base de cola, guaraná e bebidas alcoólicas, pode causar uma noite agitada, de sono perturbador.

Vale lembrar que há fatores endógenos e ambientais influenciadores na produção e na liberação desses hormônios, como o estresse e a presença de toxinas no organismo. Assim, dormir adequadamente, ter uma alimentação equilibrada, rica em nutrientes e evitar a sobrecarga dos locais frequentados no dia a dia são as melhores formas de controlar a ingestão de alimentos, manter o peso adequado, prevenir doenças e garantir qualidade de vida.

Referências bibliográficas

1. Bryce A. The law of life and health. Lancet; 2009.
2. Coury ST, Silva DL, Azevedo E. Dietoterapia chinesa, vegetarianismo e nutrição antroposófica. In: Mura JDP, Chemin SMSS (orgs.). Tratado de alimentação, nutrição e dietoterapia. São Paulo: Roca; 2007. p. 1.017-35.
3. Sasso EM. Avaliação do efeito da dessincronização circadiana sobre o câncer de mama e utilização terapêutica de melatonina em ratas sprague-dawley. [Dissertação]. Porto Alegre: Universidade Federal do Rio Grande do Sul; 2013.
4. Rodrigues LOC, Magalhães FC. Automobilismo: no calor da competição. Rev Bras Med Esporte. 2004;10(3).
5. Da Silva Junior JV. Vida Longa. Clube de Autores; 2010.
6. Mesquita CG. Sobrepeso e obesidade infantil. 2010.

Bibliografia

Camporez D. Associação dos Polimorfismos MTHFR, PICALM, EPHA1, CATD e ECA na Doença de Alzheimer. [Dissertação de Mestrado]. Vitória: Universidade Federal do Espírito Santo; 2014.

Ceballos AGC, Santos SL, Silva ACA, Pedrosa BRV, Camara MMA, Silva SL. Exposição Solar Ocupacional e Câncer de Pele Não Melanoma: Estudo de Revisão Integrativa. Revista Brasileira de Cancerologia. 2014;60(3):251-8.

Coury SVT. Nutrição vital: uma abordagem holística da alimentação e saúde. Brasília: Lge Editora; 2004.

Gasperi P, Raduns V, Ghiorzi ÂR. A dieta ayurvédica e a consulta de enfermagem: uma proposta de cuidado. Ciências & Saúde Coletiva. 2008;13(2):495-506.

Montignac M. Vinul. Michel Montignac. Trad. Anca Calangiu. Bucuresti: Litera International; 2010. p. 192-204.

Muniz LC, Schneider BC, Silva ICM, Matijasevich A, Santos IS. Fatores de risco comportamentais acumulados para doenças cardiovasculares no sul do Brasil. Revista de Saúde Pública. 2012; 46(3):534-42.

Pimenta F et al. O peso da mente – Uma revisão de literatura sobre factores associados ao excesso de peso e obesidade e intervenção cognitivo-comportamental. Análise Psicológica. 2009;27(2):175-87.

Reis Filho AD dos et al. Efeitos do treinamento em circuito ou caminhada após oito semanas de intervenção na composição corporal e aptidão física de mulheres obesas sedentárias. Revista Brasileira de Obesidade, Nutrição e Emagrecimento (RBONE). 2008;2(11):10.

Vinueza Galárraga JC. Imobilização multipontual das peroxidases da casca da soja e chuchu em suportes alternativos de pó de sabugo de milho e celulose bacteriana. [Tese]. Araraquara: Faculdade de Ciências Farmacêuticas da Universidade Estadual de São Paulo; 2012. 103 p.

Wiley TS, Bent Formby. Lights out: Sleep, sugar, and survival. New York: Simon and Schuster; 2001.

Apêndice 2

Gastronomia e Nutrição | Receitas Aplicadas nas Consultas de Enfermagem

Julia Silveira Dovera e Themis Maria Dresch da Silveira Dovera

Almôndegas de Frango

Ingredientes

- 1 peito de frango
- 340 g de molho de tomate
- Ervas finas a gosto
- Sal a gosto

Modo de preparo

Bata o frango cru no processador ou no liquidificador já com os temperos.

Quando a massa estiver homogênea, molde as almôndegas, que devem ser cozidas no molho de tomate.

Nota
- Ideal para as refeições principais.

Barra de Proteína Caseira

Ingredientes

- 4 tâmaras sem caroço
- 1 col. de açúcar demerara
- 1 col. (sopa) de cacau em pó
- ½ copo de granola
- ½ copo de *mix* de castanhas (caju, castanha-do-pará, amêndoas etc.)
- 1 clara
- 1 *scoop* de *whey protein*
- 2 col. (sopa) de biomassa de banana verde

Modo de preparo

Bata as tâmaras com o açúcar, o cacau e a biomassa no processador até virar uma massa. Retire a mistura e coloque-a em uma vasilha. Acrescente a granola, o *mix* de castanhas e, por último, o *whey protein* e a clara de ovo. Misture até virar uma pasta.

Unte uma forma grande de silicone ou formas para barras de cereal e leve ao forno por 15 min.

Notas
- Rende 6 barras
- Ideal para lanches
- Pode-se substituir a biomassa de banana verde por inhame cozido
- Contém carboidratos, proteínas e gorduras boas, que são ideais para manter o equilíbrio de uma alimentação saudável.

Biomassa de Banana Verde

Ingredientes

* 1 cacho de bananas-prata verdes (6 unidades)
* Água

Modo de preparo

Corte as bananas do cacho sem retirar suas pontas (mantenha os caules fechados) e coloque-as em uma panela de pressão com água suficiente para submergi-las. Após o início da pressão, espere 8 min para retirá-las.

Descasque as bananas e bata no processador, acrescentando meio copo de água até virar um creme pegajoso.

Notas
* Pode ser conservado por até 7 dias no refrigerador ou congelado por até 3 meses
* Melhora o funcionamento intestinal e recupera o sistema imunológico
* Rica em fibras, promove a saciedade
* Serve como espessante para molhos e doces. Deixa massas mais fofas e nutritivas.

Bolinho *Low-carb*

Ingredientes

- 3 claras
- 1 gema
- 1 col. (sopa) de farinha de coco
- ½ col. (sopa) de amaranto
- ½ col. (sopa) de chia para bolo
- 4 col. (sopa) de água
- 1 col. (sopa) de sucralose
- 1 col. (chá) de fermento

Modo de preparo

Bata as claras em neve. Misture as farinhas, a sucralose, a gema e, depois, junte as claras em neve. Adicione água até passar de pastosa para líquida. Coloque em duas formas de silicone e asse até o bolo ficar dourado em cima.

Notas
- Ideal para lanches e dietas com pouco carboidrato
- Preparo fácil e rápido
- Pode ser feito no micro-ondas.

Bolo de Cenoura *Fit*

Ingredientes

- 1 cenoura grande (ou 2 médias)
- 4 claras
- 2 gemas
- 2 col. de óleo de coco (ou óleo de soja, milho ou canola)
- 1 xícara de farinha de coco
- 1 xícara de farelo de aveia
- 8 col. de adoçante ou açúcar demerara
- ½ (ou 1) copo de leite desnatado, zero lactose ou vegetal
- 1 col. (sopa) de fermento

Modo de preparo

Rale a cenoura. Bata todos os ingredientes no liquidificador, com exceção do fermento, e até ficar homogêneo. Acrescente o fermento e bata por mais 2 min. Em uma forma untada, despeje a massa e leve ao forno por 20 a 30 min.

Nota
- Ideal para lanches infantis ou da tarde.

Bolo Saudável de Coco Gelado

Ingredientes

- 3 claras
- 2 gemas
- 3 col. (sopa) de adoçante sucralose ou açúcar demerara
- 100 ml de leite desnatado
- ½ xícara de farelo de aveia
- ½ xícara de farinha de coco
- 1 col. (sopa) de fermento em pó
- 1 col. (sopa) de essência de baunilha
- 80 ml de leite de coco *light*

Modo de preparo

Bata as claras em neve até ficar consistente e reserve.

Bata as gemas com o adoçante e a essência. Acrescente o leite desnatado, o leite de coco, o coco ralado, a farinha de coco e o farelo de aveia e bata bem, à mão ou no liquidificador. Por último, delicadamente, acrescente o fermento e as claras em neve, fazendo movimentos de baixo para cima.

Em uma forma untada (ou com fundo removível), despeje a massa e leve ao forno pré-aquecido a 200°. Deixe assar por 30 min ou até ficar totalmente cozido e com uma casquinha na superfície levemente dourada.

Nota
- Pode ser consumido em lanches.

Bolo *Fit* de Frutas

Ingredientes

- 4 ovos
- 3 bananas
- 1 maçã (sem casca)
- 1 xícara de aveia em flocos
- ½ xícara de açúcar mascavo
- 3 col. (sopa) de canela em pó
- 2 col. (café) de fermento
- 1 col. (café) de bicarbonato de sódio
- ⅓ de xícara de uva-passa
- ⅓ de xícara de coco ralado
- 1 tampa de essência de baunilha

Modo de preparo

Em um *bowl*, misture todos os ingredientes secos, exceto o bicarbonato de sódio e o fermento. Depois, acrescente os ingredientes molhados aos poucos e misture bem com uma colher. Corte as frutas em pedaços pequenos e acrescente na massa. Por último, adicione o bicarbonato dissolvido em 2 colheres de água quente, e também o fermento em pó.

Despeje a massa em uma forma untada e leve ao forno à 205° durante cerca de 20 a 25 min.

Notas
- Opcional: acrescente granola ou castanhas à massa
- Ideal para lanches entre as refeições.

Bolo Funcional de Chocolate

Ingredientes

- 5 ovos
- 1 xícara de polvilho doce
- ½ xícara de farinha de linhaça dourada
- ½ xícara de farinha de chia
- 1 xícara de açúcar de coco ou mascavo
- 1 xícara de leite sem lactose
- 1 xícara de coco ralado
- 2 col. (sopa) de óleo de coco
- 1 col. (sopa) de cacau em pó
- 1 col. (chá) de fermento em pó

Modo de preparo

Misture todos os ingredientes secos. Adicione os ovos e o leite, e mexa até ficar homogêneo. Acrescente o fermento em pó. Despeje a massa na forma e leve ao forno por 20 a 30 min, até que crie uma crosta dourada na superfície.

Nota
- Ideal para lanches.

Bolo Saudável de Cacau

Ingredientes

- 4 ovos
- ½ xícara de açúcar demerara, mascavo ou de coco
- 2 xícaras de farinha de coco
- 5 col. de óleo de coco
- 1 xícara de cacau em pó
- ½ xícara de água quente
- 1 col. (sopa) de fermento

Modo de preparo

Bata os ovos com o açúcar na batedeira até a mistura ficar homogênea. Acrescente a farinha aos poucos, depois a água quente e o fermento, até que a massa fique bem firme e seca. Despeje em uma forma para bolo redonda ou de silicone para *cupcakes* e leve ao forno por 25 a 30 min, até criar uma crosta na superfície.

Notas
- Ideal para lanches
- Sem glúten e sem lactose.

Brigadeiro de Biomassa

Ingredientes

- 2 col. (sopa) de biomassa de banana verde
- 2 col. (sopa) de cacau em pó
- 3 col. (sopa) de açúcar demerara
- 3 col. de leite em pó desnatado

Modo de preparo

Bata todos os ingredientes no liquidificador até ficar uma massa homogênea. Despeje em uma vasilha de vidro e leve ao micro-ondas – a cada 1 min, certifique-se de que o brigadeiro ficou consistente. Leve à geladeira.

Notas

- Pode ser servido em copinhos de festa
- Ideal para comer de colher
- Dica: adicione castanhas picadas ou coco ralado.

Brigadeiro de Cacau

Ingredientes

* 2 col. (sopa) de leite em pó desnatado
* 1 col. (sobremesa rasa) de cacau em pó
* 1 col. (sopa) de adoçante sucralose ou açúcar demerara
* 1 col. (rasa) de amido de milho
* ½ copo de água

Modo de preparo

Em uma panela, coloque apenas o cacau, o leite em pó e o adoçante ou açúcar demerara. Misture os ingredientes secos e acrescente a água ainda com o fogo apagado. Acenda o fogo e mexa até começar a ferver.

Adicione, então, o amido diluído em um pouco de água fria e mexa até engrossar.

Nota
* Ideal para saciar a vontade de doces.

Brigadeiro de Chuchu

Ingredientes

- 1 chuchu (médio)
- 6 col. (sopa) de leite em pó desnatado
- 2 col. (sopa) de açúcar mascavo
- 1 gema
- 1 col. (sopa) de amido de milho
- 1 col. (sopa) de cacau em pó

Modo de preparo

Cozinhe o chuchu sem a casca, pique e bata no liquidificador com o leite em pó, as gemas e o açúcar mascavo. Após bem batido, leve a mistura ao fogo e adicione o cacau e o amido. Cozinhe em fogo baixo até engrossar (cerca de 3 min no máximo).

Nota
- Ideal para lanches ou petiscos de festas.

Chips de Batata-doce

Ingredientes

* 100 g de batata-doce crua (com casca)
* Azeite de oliva a gosto
* Orégano a gosto

Modo de preparo

Corte a batata-doce em rodelas finas e distribua em uma forma de silicone. Acrescente um fio de azeite por cima. Leve ao micro-ondas por cerca de 5 a 7 min, até que fiquem sequinhas. Quando estiverem douradas, vire as batatas na forma e leve novamente ao micro-ondas por mais 30 segundos. Para finalizar, orégano a gosto.

Nota
* Ideal como *snack*, para pré-treino ou até mesmo nas refeições principais.

Chocolate Proteico Gelado

Ingredientes

- 1 pacote de *mousse* de chocolate *diet*
- 1 *scoop* de *whey protein*
- 200 ml de leite desnatado

Modo de preparo

Bata todos os ingredientes na batedeira por 10 min e depois distribua em formas de gelo. Leve à geladeira.

Notas
- Ideal para dias quentes
- Pode ser congelado e batido com *shake* proteico.

Chocolate Quente *Fit*

Ingredientes

- 250 mℓ de leite desnatado
- 1 col. (sobremesa) de cacau
- 50 g de chocolate meio amargo
- 1 col. (sobremesa) de amido de milho

Modo de preparo

Misture todos os ingredientes e leve ao micro-ondas por 2 a 3 min, até ficar cremoso.

Notas

- O leite desnatado pode ser substituído por leite sem lactose
- Ideal para cafés da manhã e em dias frios.

Cookies de Amendoim

Ingredientes

- 200 g de amendoim descascado e torrado
- 3 col. (sobremesa) de açúcar demerara
- 1 ovo

Modo de preparo

Bata o amendoim no processador até virar uma farinha. Retire e coloque em um *bowl*, adicionando o açúcar e o ovo e misturando os ingredientes com as mãos.

Molde os *cookies* e distribua em uma forma untada. Leve ao forno até que as bordas fiquem douradas.

Notas

- Não contém glúten
- Rendimento: 8 a 10 *cookies*
- Ideal como acompanhamento de lanches
- Ideal como lanche para crianças em fase escolar.

Cookies Proteicos

Ingredientes

* 1 ovo
* 1 *scoop* de *whey protein*
* 1 col. (sopa) de cacau em pó
* 1 col. de açúcar demerara
* 1 col. (sopa) de farinha de coco
* 1 col. (sopa) de chia
* 1 col. (sopa) de castanha, amêndoa ou amendoim triturado
* 1 col. de biomassa de banana verde

Modo de preparo

No processador, bata a biomassa com o *whey protein*, o cacau e o açúcar demerara até virar uma pasta. Acrescente o restante dos ingredientes e, após bater novamente, molde os *cookies*. Leve ao forno por 20 min.

Notas

* Rende 8 *cookies*
* Ideal para lanches de fim de semana
* Pode-se substituir a biomassa de banana verde por purê de batata-doce, inhame ou cará cozidos
* Dica: acrescente caldas Walden Farms® (sem calorias) por cima dos *cookies*.

Cookies Proteicos de Aveia

Ingredientes

- 2 claras
- ½ xícara de aveia em flocos grossos
- 1 col. de cacau em pó
- 2 col. de *whey protein* de chocolate ou 1 colher de açúcar mascavo
- 1 col. de leite em pó desnatado
- Castanhas-do-pará

Modo de preparo

Em uma travessa, adicione a aveia, o cacau em pó e o *whey protein*, ou o açúcar mascavo, e misture. Acrescente os demais ingredientes secos e, depois, as claras, até obter uma massa grudenta. Molde os *cookies*.

Unte uma forma e leve os biscoitos ao forno, pré-aquecido, por 15 min.

Nota
- Ideal para lanches.

Coxinha Maromba

Ingredientes

- 150 g de peito de frango cozido, desfiado e temperado (sal, limão e pimenta-do-reino a gosto)
- 100 g de batata-doce cozida e amassada
- 2 ovos
- 50 g de farelo de aveia
- Farofa de milho (para polvilhar)

Modo de preparo

Misture todos os ingredientes com as mãos ou em uma batedeira até obter uma massa homogênea. Coloque em um recipiente com tampa e leve ao *freezer* por 20 a 30 min, até que tenha consistência para modelar. Molde as coxinhas e leve ao forno a 200° por 20 min.

Notas

- Dica: acrescente mais frango desfiado ou requeijão *light* como recheio
- Ideal para lanches.

Doce de Maçã

Ingredientes

- 1 maçã
- Canela em pó a gosto
- Água
- 2 col. de aveia em flocos grossos

Modo de preparo

Corte a maçã ao meio. Dilua a canela em pó em um pouco de água e a coloque por cima da maçã. Leve ao micro-ondas por 2 min. Acrescente mais canela e a aveia por cima ao final.

Nota
- Ideal para lanches.

Gelatina Proteica

Ingredientes

- 1 pacote de gelatina zero sabor morango
- 1 *scoop* de *whey protein* de morango ou baunilha
- ½ copo de água

Modo de preparo

Faça a gelatina normalmente. Depois, bata no liquidificador com a água e o *whey protein*. Leve novamente à geladeira até endurecer.

Notas

- Ideal para lanches intervalados
- Dica: misture também com iogurte ou frutas.

Hambúrguer de Frango

Ingredientes

- 100 g de peito de frango cru
- 1 col. (chá) de chá-verde moído
- ½ col. (chá) de açafrão
- Cebolinha picada
- Lascas de gengibre
- 1 pitada de sal

Modo de preparo

Bata todos os ingredientes em um processador até virar uma massa homogênea [se ficar muito mole, acrescente 1 colher (sobremesa) de aveia em flocos]. Em uma frigideira com óleo quente (cuidado com o excesso), coloque os hambúrgueres e sele cada um dos lados. Quando o óleo secar, acrescente água até o hambúrguer ficar bem frito.

Notas
- Gengibre e chá-verde moído são alimentos antioxidantes
- Pode ser consumido com pão ou como acompanhamento de saladas ou molhos.

Leite Condensado Caseiro

Ingredientes

- 1 copo de leite em pó desnatado
- ½ copo de adoçante culinário, açúcar de coco, mascavo ou demerara
- ½ copo de água (fervida)
- 1 col. de óleo de coco ou margarina *light*

Modo de preparo

Bata todos os ingredientes no liquidificador até o creme se tornar homogêneo.

Nota
- Pode ser usado em outros doces ou como cobertura.

Leite de Amêndoas

Ingredientes

- 1 xícara de amêndoas
- 1 col. (sobremesa) de essência de baunilha
- 1 col. de canela em pó
- 7 xícaras de água

Modo de preparo

Coloque as amêndoas e 3 xícaras de água em um recipiente com tampa e reserve por 12 h. Retire-as e descarte a água.

Bata as amêndoas no liquidificador, acrescentando 4 xícaras de água. Com um coador de pano, coe essa mistura para obter o leite. Acrescente a essência e a canela.

Nota

- Ideal para substituir leites com lactose; também pode ser usado em receitas em substituição ao leite em quantidade equivalente.

Macarronada de Abobrinha

Ingredientes

* 1 abobrinha ralada
* 2 col. de molho de tomate
* Tomate-cereja
* Orégano
* Manjericão

Modo de preparo

Rale a abobrinha até chegar ao início do miolo (não rale as sementes).

Ferva a água e coloque as abobrinhas para cozinhar por 1 min.

Retire as abobrinhas e sirva com molho, manjericão, tomates-cereja e orégano.

Nota

* Ideal para jantar com baixo carboidrato.

Maionese do Bem Caseira

Ingredientes

- 200 g de ricota
- 5 folhas de manjericão
- 1 col. (chá) de chá-verde moído
- 2 col. (chá) de amido de arroz ou milho
- Cebolinha picada
- Sal a gosto
- Água

Modo de preparo

Bata a ricota, o manjericão, a cebolinha e o chá-verde no liquidificador com um pouco de água até virar uma pasta. Acrescente o sal aos poucos. Adicione mais um pouco de água e bata novamente. Reserve esse creme em uma panela.

Dilua o amido com um pouco de água e adicione no creme até obter uma pasta com aspecto de maionese.

Nota
- Ideal para pães, grelhados e tortas.

Massa para Quiche Saudável

Ingredientes

- 1 ovo
- Água
- 1 xícara de farinha de arroz
- ½ xícara de fécula de batata
- ½ xícara de polvilho doce
- 5 col. (sopa) de azeite
- 2 col. (sopa) de margarina ou manteiga gelada
- ½ copo de chia ou linhaça

Modo de preparo

Misture todos os ingredientes com as mãos até a massa ficar homogênea, mas não quebradiça (caso fique, adicione mais margarina ou manteiga ou água). Coloque em uma forma para quiche e leve ao forno até ficar durinha e dourada.

Notas
- Não contém glúten
- Ideal para almoços ou, em porções individuais, para lanches entre as refeições.

Mini *Pizza Low Carb*

Ingredientes

- 1 peito de frango cozido e desfiado
- 100 g de peito de peru ralado
- 2 claras
- 1 col. de iogurte desnatado
- Molho de tomate
- 100 g de ricota ou queijo minas ralado

Modo de preparo

Bata no processador o peito de frango e o de peru, as claras e o iogurte até formar uma massa (cerca de 5 min).

Modele a massa em formato de *pizza* e coloque para assar. Antes de assar por completo, acrescente o recheio de sua preferência e leve novamente ao forno.

Nota
- Ideal para qualquer refeição, incluindo lanches.

Molho Branco *Fit*

Ingredientes

- ½ cebola picada
- ½ pacote (ou 200 g) de ricota
- 2 col. (sopa cheias) de requeijão
- 200 mℓ de água quente
- ¼ de copo de leite desnatado
- Alho-poró (opcional)

Modo de preparo

Bata a ricota no liquidificador, adicionando, aos poucos, o leite e a água até obter aspecto de creme.

Adicione o requeijão e bata novamente. Refogue a cebola e o alho-poró em uma frigideira e despeje a mistura do liquidificador, mexendo até ferver.

Nota

- Ideal para molhos de carnes e saladas.

Molho de Tomate Caseiro

Ingredientes

- 5 tomates (maduros)
- 1 cebola ralada
- 1 col. (sopa) de óleo de soja, milho ou canola
- 2 col. (chá) de sal
- 10 folhas de manjericão
- 200 mℓ de água

Modo de preparo

Corte os tomates em pequenos pedaços, separe as folhas do manjericão e bata no liquidificador junto com a água, até formar um suco com pedaços.

Em uma panela, refogue a cebola até ela soltar água. Junte o suco de tomate e leve ao fogo por aproximadamente 8 min ou até engrossar.

Nota
- O uso de molhos de tomate caseiros evita o consumo de conservantes e o excesso de sódio contidos em produtos industrializados.

Mousse de Maracujá *Fit*

Ingredientes

* 1 clara
* 1 *scoop* de *whey* de baunilha
* 1 col. (rasa ou 5 g) de leite em pó desnatado
* ½ pacote de Clight® de maracujá

Modo de preparo

Na batedeira, bata a clara até ficar bem consistente e acrescente o Clight®, o leite em pó e o *whey*. Assim que ficar homogênea, retire a mistura e leve à geladeira.

Notas

* Ideal para lanches e sobremesas
* Dica: acrescente castanha-do-pará à mistura.

Mousse de Morango *Fit*

Ingredientes

- 1 xícara de leite em pó desnatado
- 1 pacote de Clight® de morango
- ¾ de xícara de água

Modo de preparo

Bata todos os ingredientes no liquidificador até o ponto de maionese (3 a 5 min), acrescentando a água aos poucos, até a mistura obter um aspecto cremoso. Distribua em potinhos ou em uma taça e leve à geladeira.

Notas
- Rendimento: 4 porções
- Ideal para sobremesas de fim de semana.

Nuggets Saudáveis

Ingredientes

* 1 peito de frango cru
* Temperos a gosto (p. ex., ervas finas, cebolinha etc.)
* 1 ovo
* Farofa de milho
* Sal a gosto

Modo de preparo

Corte o peito de frango em cubos e bata no liquidificador ou no processador até obter um aspecto de massa. Molde os *nuggets* (dica: para o frango não ficar grudento, mantenha as mãos molhadas) e cozinhe em água fervente. Nesse momento, o frango vai ficar com aspecto compacto. Retire e empane os *nuggets* com o ovo e a farofa. Podem ser assados no forno ou no *grill.*

Nota
* Ideal para lanches.

Omelete de Forno *Lowcarb*

Ingredientes

- 3 claras
- 1 gema
- 1 berinjela
- 1 abobrinha
- 100 g de queijo minas em cubos
- Temperos a gosto

Modo de preparo

Corte a berinjela e a abobrinha em cubos pequenos e distribua em formas de empada ou de silicone. Em uma vasilha, bata as claras e a gema e despeje essa mistura por cima das berinjelas e abobrinhas. Leve ao forno a 200° por 10 min.

Nota
- Dica: acrescente tomates-cereja
- Ideal para lanches ou acompanhamento de salada.

Panqueca Proteica

Ingredientes

- 4 claras
- 1 gema
- 1 banana em rodelas
- 1 col. (rasa) de cacau em pó
- 2 col. de aveia em flocos finos ou farinha de aveia
- 2 a 3 col. de *whey protein* (opcional)

Modo de preparo

Bata as claras, a gema, o cacau, a aveia, o *whey* e a canela no liquidificador.

Despeje a massa em uma frigideira quente e untada. Acrescente a banana em rodelas.

Notas

- Rendimento: 2 panquecas
- Dica: acrescente canela
- Ideal para café da manhã ou pré-treino.

Panquecas de Aveia

Ingredientes

- 1 ovo
- 1 col. de aveia em flocos
- Tempero Mrs. Dash®
- Sal a gosto

Modo de preparo

Bata o ovo com a aveia à mão e acrescente o tempero e o sal. Em uma frigideira quente e untada com óleo, despeje a panqueca. Recheie a gosto.

Notas
- Ideal para um pré-treino, pois a aveia é um carboidrato de lenta absorção e ajuda no retardo do aumento da glicemia, em especial para treinos de longa duração
- É possível fazer panquecas doces ou salgadas. São sugestões de recheios: banana com canela (no caso de frutas, usar 3 claras para 1 gema), frango desfiado ou carne moída
- É possível colocar todos os ingredientes de uma só vez na frigideira ou fazer as panquecas e rechear no final da preparação.

Pão de Ervas sem Glúten

Ingredientes

* 3 ovos
* 5 col. (sopa) de azeite
* 1 xícara de água ou bebida de vegetal (aveia, soja, inhame ou arroz)
* 1 col. (sobremesa) de sal
* 2 col. (sopa) de farinha de linhaça
* 1 ½ xícara de farinha de arroz
* ½ xícara de polvilho doce
* ½ xícara de fécula de batata
* 1 col. (sopa) de fermento para bolo

Modo de preparo

No liquidificador, bata primeiramente os ingredientes líquidos – ovos, azeite e água ou bebida de vegetal – até a mistura ficar homogênea.

Acrescente as farinhas e o restante dos ingredientes, exceto o fermento, que deve ser colocado no final. Bata até a massa ficar homogênea e lisa.

Despeje a mistura em uma forma para pão e deixe assar por 30 min.

Notas

* Ideal para intolerantes a glúten
* Ótima opção de lanche saudável
* Pode-se congelar logo após pronto (ainda quente)
* Adicione manjericão ou temperos a gosto, como cebolinha ou salsa, à massa
* Substituições: 2 colheres de chia ou linhaça para cada ovo.

Pão de Micro-ondas sem Glúten

Ingredientes

- 1 ovo
- 1 col. (sobremesa) de goma de tapioca
- 1 col. (sobremesa) de farinha de arroz integral
- 1 col. fermento em pó
- Sal a gosto
- Temperos a gosto (orégano, manjericão etc.)

Modo de preparo

Misture todos os ingredientes em um recipiente e distribua a massa em formas de silicone. Leve ao micro-ondas por 1 min.

Retire e coloque em *grill*, torradeira ou frigideira até fazer uma crosta na superfície. Adicione um fio de azeite.

Nota
- Ideal para lanches e café da manhã.

Pão de Queijo de Frigideira

Ingredientes

* 1 ovo
* 1 col. (sopa) de polvilho doce
* 1 col. (sopa) de polvilho azedo
* 1 col. (sopa) de chia ou linhaça
* ⅓ de copo de água
* 1 col. (sopa) de queijo parmesão ralado

Modo de preparo

Misture todos os ingredientes em uma vasilha. Unte uma frigideira e adicione a massa.

Notas

* Ideal para lanches saudáveis e café da manhã
* Sem glúten.

Pão de Queijo *Fit*

Ingredientes

* 2 gemas
* 3 claras
* 6 col. (sopa) de leite em pó desnatado
* 4 col. (sopa) de queijo *cottage*
* 1 col. (sopa) de requeijão *light*
* 2 col. (café) de fermento em pó
* Queijo branco (ou outro tipo de queijo magro) em cubos

Modo de preparo

Bata as claras em neve e reserve; bata as gemas, o leite em pó, o queijo *cottage*, o requeijão, o sal e, por último, o fermento. Aos poucos, delicadamente, acrescente as claras em neve à mistura.

Coloque a massa em formas de silicone ou untadas com óleo vegetal. Coloque o queijo em cubos. Leve ao forno por cerca de 20 a 30 min.

Notas
* Pode ser consumido em lanches
* Não contém glúten.

Pão do Bem

Ingredientes

- 3 ovos
- 1 xícara (200 mℓ) de leite zero lactose
- 4 col. (sopa) de azeite de oliva
- 1 xícara (200 mℓ) de farinha de arroz integral
- 1 xícara (200 mℓ) de farinha de banana verde
- ½ xícara (100 mℓ) de fécula de mandioca
- 1 col. (sopa) de fermento para bolo
- ½ xícara (100 mℓ) de polvilho doce
- 4 col. de açúcar de coco
- 1 xícara de uvas-passas
- ½ xícara de coco ralado sem açúcar
- 2 col. de chia
- 2 col. de amaranto

Modo de preparo

Bata todos os ingredientes no liquidificador, exceto o fermento. Quando a massa estiver homogênea, despeje-a em um *bowl* e acrescente o fermento. Distribua em duas formas para pão e leve ao forno a 200° por 20 min.

Notas

- Rendimento: 2 pães
- Sem glúten
- É possível fazer *bruschetta*, lasanha de pão ou torradas.

Pãozinho de Batata-doce

Ingredientes

* 1 batata-doce média
* 1 ovo
* 4 col. (sopa cheias) de polvilho azedo
* 5 col. (sopa cheias) de polvilho doce
* 2 col. (sopa) de azeite de oliva
* 2 col. (chá) de sal
* 2 col. (sopa) de chia ou linhaça

Modo de preparo

Descasque a batata-doce, molhe e enrole em um papel filme. Fure-a com um garfo e leve ao micro-ondas por 3 min.

Depois de cozida, amasse-a com um garfo. Adicione o ovo, o azeite e o polvilho aos poucos. Misture tudo com a mão até desgrudar. Por último, acrescente a chia. Molde os pãezinhos e leve ao forno a 200° por 20 min.

Nota

* Ideal para lanches saudáveis, café da manhã e lanches infantis.

Pizza de Arroz sem Glúten

Ingredientes

* 1 copo de leite desnatado ou zero lactose
* 2 ovos
* 2 col. de queijo ralado
* 2 copos de arroz cozido

Modo de preparo

Bata no liquidificador o leite, os ovos e o queijo ralado. Acrescente o arroz aos poucos, até formar uma massa.

Unte uma forma para *pizza* ou formas de silicone, acrescente uma camada fina da massa e asse por 20 min. Retire quando estiver com as bordas e a superfície douradas.

Nota
* Ideal para reaproveitamento de arroz cozido.

Pudim de Leite *Fit*

Ingredientes

Pudim
- 2 col. (sobremesa) de açúcar mascavo
- ½ pote de requeijão zero Danúbio®
- 3 claras
- 1 gema
- 1 col. (sobremesa) de leite em pó
- 1 col. (sopa) de essência de baunilha

Calda
- 1 col. (sobremesa) de açúcar mascavo
- ⅓ de copo de água quente

Modo de preparo

Para a calda, distribua o açúcar na forma de pudim e leve ao forno. Depois que estiver queimando, adicione água quente. Leve ao *freezer*.

Bata todos os ingredientes do pudim no liquidificador e coloque a mistura na forma, já com a calda endurecida. Leve ao fogo em banho-maria.

Notas
- Ideal para lanches e sobremesas
- Espere esfriar bem para desenformar.

Pudim Proteico

Ingredientes

- 1 sachê de pudim de chocolate zero
- 500 ml de leite desnatado ou zero lactose
- 1 *scoop* de *whey* chocolate

Modo de preparo

Em uma panela, cozinhe todos os ingredientes em fogo brando. Quando começar a engrossar, retire do fogo e distribua em recipientes ou formas. Leve à geladeira até endurecer.

Nota
- Ideal para lanches intervalados.

Rocambole *Fit*

Ingredientes

- 4 claras
- 2 gemas
- 1 col. de açúcar mascavo
- 4 col. de farinha de aveia ou farinha de coco
- 15 gotas de essência de baunilha
- 1 col. (sobremesa) de óleo de coco
- 1 col. (chá) de fermento

Modo de preparo

Bata as claras em neve e adicione as gemas. Depois, acrescente o óleo de coco, o açúcar mascavo e a essência de baunilha. Adicione a farinha e o fermento e mexa. Coloque em uma forma untada e asse por 10 min.

Notas
- Ideal para sobremesas
- Sugestões de recheio: frutas ou creme de chocolate com biomassa de banana verde.

Rolê de Frango *Fit*

Ingredientes

* 1 filé de peito de frango
* 4 col. (sopa cheias) de queijo *cottage* ou ricota
* 150 g de brócolis ou espinafre cozidos
* Sal a gosto
* Temperos a gosto

Modo de preparo

Corte o filé em bifes bem finos e junte o sal e os temperos. Bata o queijo *cottage* com o brócolis (ou o espinafre) no liquidificador. Recheie os bifes com a mistura, enrolando-os e espetando um palito de dente para fixar os rolês. Depois, leve os rolês ao forno por cerca de 30 a 45 min.

Nota
* Ideal para as refeições principais.

Shake Proteico

Ingredientes

- 1 *scoop* de *whey cookies*
- ½ col. de cacau em pó
- ½ banana congelada
- Canela em pó

Modo de preparo

Bata todos os ingredientes no liquidificador e leve à geladeira. Sirva gelado.

Notas

- Ideal para pós-treino e lanches rápidos
- Adicione gelo à mistura para deixar o *shake* mais cremoso.

Suflê de Atum

Ingredientes

- 1 lata de atum *light*
- 2 claras
- 2 xícaras de leite desnatado
- 2 col. de aveia em flocos
- 1 col. (sobremesa) de queijo ralado
- Sal a gosto
- Temperos a gosto

Modo de preparo

Bata as claras em neve e reserve. Leve ao fogo a aveia em flocos e o leite desnatado e mexa até engrossar (cerca de 10 min). Misture o atum, os temperos e o sal. Aos poucos, introduza as claras em neve na mistura e mexa.

Distribua em formas pequenas (ou uma maior), coloque o queijo ralado por cima para gratinar e leve ao forno a 200° por 20 min.

Nota

- Ideal para as refeições principais, como almoço e jantar.

Suflê de Batata-doce com Frango

Ingredientes

- 1 batata-doce (100 g) cozida (em rodelas)
- 70 g de frango desfiado e temperado a gosto
- 3 col. de creme de ricota
- 1 clara
- 1 col. de molho Alfredo Cheesy Ragú® (opcional)

Modo de preparo

Bata a clara em neve e reserve. Em uma travessa pequena de pirex, faça uma camada de rodelas de batata-doce
como base, coloque o frango desfiado e o creme de ricota
e cubra com clara em neve e queijo ralado para gratinar.

Leve ao forno pré-aquecido por cerca de 20 min.
Quando estiver pronto, coloque o molho e leve ao forno
por mais 1 min.

Nota
- Ideal para pré e pós-treinos e refeições principais.

Torrada Proteica Sem Glúten

Ingredientes

* 1 col. (sobremesa) de goma de tapioca
* 1 col. (sopa) de *whey protein* sem sabor (proteína sem sabor)
* 1 ovo
* 1 col. de fermento em pó
* Sal a gosto
* Temperos a gosto (orégano, manjericão etc.)

Modo de preparo

Misture todos os ingredientes em um recipiente e distribua a massa em uma forma de silicone. Leve ao micro-ondas por 1 min.

Retire a massa e coloque em um *grill*, torradeira ou frigideira para fazer uma crosta. Adicione um fio de azeite.

Nota

* Ideal para lanches, cafés da manhã e acompanhamento de salada.

Trufas de *Whey Protein*

Ingredientes

* 5 tâmaras sem caroço
* 1 *scoop* de *whey protein*
* ½ copo de *mix* de castanhas (caju, castanha-do-pará, amêndoas etc.)
* 1 col. (sopa) de cacau em pó
* ⅓ de copo de água
* 2 col. de coco ralado
* Farelo de amêndoas

Modo de preparo

Bata as tâmaras com o *whey protein*, o cacau em pó e a água. Acrescente o *mix* de castanhas e o coco ralado.

Com as mãos untadas em óleo de coco ou margarina, molde as trufas e confeite-as com cacau em pó, amêndoas e coco ralado.

Notas

* Rendimento: 18 a 20 trufas
* As trufas são adoçadas pelas tâmaras, que têm grandes propriedades nutricionais benéficas à saúde; também contêm gorduras boas provenientes das castanhas e são livres de gorduras saturadas
* Ideais para os "dias de lixo" e para indivíduos que adoram doces.

Índice Alfabético